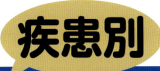

# 疾患別 在宅看護ポイントブック

生命と生活をどう守る？

編著 ● 山岡栄里

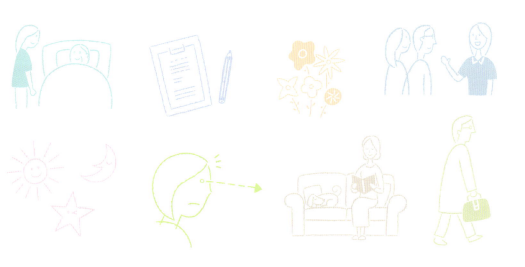

照林社

■編集

山岡栄里　　　日本訪問看護財団立あすか山訪問看護ステーション

■執筆(執筆順)

日本訪問看護財団立あすか山訪問看護ステーション　訪問看護師

| 山岡栄里 | 坪坂由希 | 前田あゆみ |
| 中島奈々子 | 小林弘美 | 瀧井　望 |
| 永井千恵 | 斎藤　萌 | 齊藤泰子 |

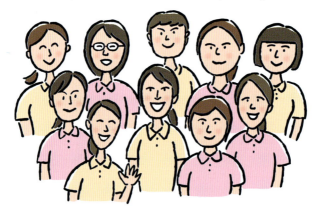

# はじめに

　私たち訪問看護師は、疾患や障害を抱えながら自宅で生活している利用者・家族のもとにうかがい、その人らしく療養生活が継続できるよう支援しています。

　日本は諸外国に類を見ないほどの早さで高齢化が進み、病院でなく住み慣れた自宅で、できる限り療養を続ける人が増えています。また新生児の救命率向上など小児医療の進歩に伴い、高度医療を必要とする児が増加し、重症の小児が自宅で両親とともに療養することも多くなってきています。そのような背景から、訪問看護師が出会う利用者は小児から高齢者まで幅広く、疾患も病期も、多岐にわたっています。

　訪問看護師には、人間本来の身体のはたらき、疾患により生じる障害と治療を理解し、病気や障害があってもその人らしい生活が成り立つように、利用者の身体に直接はたらきかけたり、利用者・家族をとりまく環境を調整することが求められます。特にその人らしい生活を実現するためには、生命維持の根幹となる、食べる、眠る、排泄するといった生理的なことに加え、社会とかかわりをもち生活を営む人として必要なコミュニケーションや、家族との関係、生きがいなどに対する配慮やはたらきかけがとても重要です。

　本書は、訪問看護でみることが多い疾患を取り上げ、さらにその疾患を病期ごとに分けてケアをまとめています。生命を守り、生活を支えるという在宅療養で大切な視点から、ケアの項目を「呼吸をする」「体温を維持する」「食事をする」「排泄する」「休息する」「動く」「環境を整える」「清潔を保つ」「安全を保つ」「コミュニケーションをとる」「家族・社会とのつながりをもつ」「QOLを維持する」として整理しました。

　執筆を担当したのは、訪問看護の現場で日々実践を積んでいる看護師です。そのため、疾患の特徴が身体に引き起こす変調だけでなく、変調によって起こった生活への障害や、それに伴い利用者・家族が直面しやすい困難への対応、起こりうる困難を予防するためのケアについて実践的に書かれています。経験のみに偏らず、可能な限りエビデンスを確認しながらまとめました。

　本書が多くの訪問看護師の皆さんの助けとなり、多くの利用者・家族が、希望をもちながら在宅での療養生活を継続していくことにつながれば幸いです。

2016年10月

山岡栄里

# CONTENTS

本書の構成と在宅でよくみる疾患の看護のポイント　　山岡栄里　iv

## Ⅰ　大腸がん（末期）　　中島奈々子　1

- 在宅ではココが重要!　2
- 導入期　4
- 安定期（進行期）　13
- 増悪期　22

## Ⅱ　脳卒中　　永井千恵　31

- 在宅ではココが重要!　32
- 導入期　36
- 安定期　49
- 増悪期　55

## Ⅲ　慢性心不全（心筋梗塞後）　　坪坂由希　61

- 在宅ではココが重要!　62
- 導入期　65
- 安定期　71
- 増悪期　75

## Ⅳ　慢性閉塞性肺疾患（COPD）　　小林弘美　79

- 在宅ではココが重要!　80
- 導入期　84
- 安定期　91
- 増悪期　96

## Ⅴ　認知症　　斎藤　萌　101

- 在宅ではココが重要!　102
- 導入期（認知症初期）　106
- 進行期（認知症中期）　115
- 増悪期（認知症後期）　124

## VI 統合失調症　　山岡栄里　133

- 在宅ではココが重要！　134
- 導入期　138
- 安定期　147
- 増悪期　152

## VII 筋萎縮性側索硬化症（ALS）　　前田あゆみ　157

- 在宅ではココが重要！　158
- 導入期　161
- 進行期　166
- 安定期　170
- 増悪期　174

## VIII パーキンソン病　　瀧井望　177

- 在宅ではココが重要！　178
- 導入期　181
- 安定期　190
- 増悪期　196

## IX 小児の脳性麻痺　　齊藤泰子　201

- 在宅ではココが重要！　202
- 導入期　205
- 進行期　214
- 安定期（増悪期）　220

## X 超低出生体重児　　齊藤泰子　225

- 在宅ではココが重要！　226
- 導入期　228
- 安定期　234
- 軽快期　238

在宅でのケアに役立つ資料　241
索引　244

- 本書で紹介しているアセスメント・ケア方法などは、各執筆者が臨床経験をもとに展開しています。
- 実践により得られた方法を普遍化すべく努力しておりますが、万一本書の記載内容によって不測の事故等が起こった場合、執筆者、出版社はその責を負いかねますことをご了承ください。

# 本書の構成と在宅でよくみる疾患の看護のポイント

山岡栄里

## 在宅でよくみる主な疾患

- ❗ 訪問看護の利用者の疾患別内訳では循環器系（脳血管疾患、心疾患など）、神経系（神経難病、パーキンソン病など）精神疾患、認知症、呼吸器系（COPDなど）、がんなどが多い。

- ❗ がんの中では、大腸がんが罹患率・死亡率の増加とともに訪問看護利用者も増えている。特にがん末期になり病院での積極的治療から緩和を中心にした療養に移行する人が多い。本書でも疾患の1つに大腸がんを取り上げ、末期がんのケアを中心にまとめている。

- ❗ 在宅看護の対象は幅広い。
  - 小児から高齢者まで
  - 予防的な看護から医療処置が多く占める看護まで
  - 生命を守り育むことから安らかな死まで

- ❗ 最近は小児救命率向上に伴い重症児が在宅に戻ってくることも多くなった。

## 在宅看護がめざすもの

- ❗ 疾患による症状の悪化を最大限防ぎながら、自宅で"その人らしい"生活を実現する。

- ❗ "その人らしい"とは、単に症状がコントロールされて在宅生活が継続できることでなく、小児期であれば成長発達、壮年期では家族機能の維持や社会参加、また終末期であれば本人の意向に沿った療養の場や方法の選択なども含まれ

る。これは、国際生活機能分類（ICF）の考え方と共通する。生活機能を疾患のコントロールや治癒だけでなく多面的にとらえ、支援することで生活機能の向上、ひいてはQOL維持向上につなげる。

## 本書で取り上げるケア項目と優先度

❗ 本書では、生命と生活を支えるという視点からケア項目を以下に分類し、取り上げている。

| | |
|---|---|
| 呼吸をする | ・変調は生命危機にもつながる<br>・在宅酸素、人工呼吸器、吸引といった医療機器を使用した在宅療養では本人、家族介護者が安全に扱えるよう指導も行う |
| 体温を維持する | ・変調は生命危機にもつながる<br>・在宅の高齢者は脱水、感染症のほか、うつ熱も多く、衣類や室温の影響も考慮する |
| 食事をする | ・生命維持に欠かせない<br>・栄養補給の意味だけでなく家族との交流や楽しみも含んだ工夫も必要<br>・高齢者は嚥下機能低下も考え、誤嚥予防をする<br>・食事の準備から片づけまで一連の行動を含め、支援する |
| 排泄する | ・排便コントロールは快適な療養に欠かせない。便秘や下痢は本人が不快であると共に介護者にも負担になる<br>・便秘予防のための食事、生活習慣、排便環境と姿勢、腸蠕動を促すマッサージや温罨法などを積極的に行う<br>・排泄行動に合わせた福祉用具の使用などで可能な限り自立をめざす |
| 休息する | ・良質な休息はQOLにも影響する<br>・痛みや苦痛の緩和には積極的に取り組む<br>・訪問看護師は訪問中の生活しか知らないため、24時間の生活ぶりについては家族などからも情報を得る |
| 環境を整える | ・施設よりも個々の家による環境の違いは大きい<br>・家庭によって室温、換気、家具配置などに違いやこだわりがある |
| 動く | ・疾患、障害の程度にかかわらず、最大限の運動機能の維持はQOLに影響する<br>・褥瘡予防・拘縮予防は早期から対応する<br>・介護者に介助方法の指導をする |
| 清潔を保つ | ・身だしなみはQOLにも影響する<br>・ADLに応じ、家庭の道具を使い行う<br>・家族にも方法を伝え、負担にならない範囲でケア参加の機会にする |
| 安全を保つ | ・在宅は施設より行動範囲が広がり、危険のリスクは高まっている<br>・ADLに合わせた転倒の予防を福祉用具の使用や室内環境の工夫で行う<br>・高齢者の夜間トイレ歩行や医療機器を使用しての歩行は転倒リスクになりやすい |

| | |
|---|---|
| コミュニケーションをとる | ・本人が家族、介護者、支援者と関係を構築するために重要である<br>・障害がある場合の意思伝達方法を工夫する |
| 家族・社会とのつながりをもつ | ・その人らしく生きるために、人とのつながりは欠かせない<br>・疾患や障害によりつながりが途切れないよう、社会資源の活用など試みる |
| QOLを維持する | ・疾患や障害があっても希望や夢をもち、それに向かって進むことは生きるうえで重要である<br>・利用者の希望や夢の実現に向けて、本人のみでなく家族、地域など多くの人と共有して支援する<br>・さまざまな場面で本人の尊厳を守る |

❗ ケア項目の 優先度 は★マークで示した

★★★ **優先度がとても高い**
利用者の生命維持に不可欠なこと、現在ある苦痛や困難の軽減緩和のためのケア

★★☆ **優先度がやや高い**
利用者の一層の安全安楽保持、今後起こりうる苦痛や困難を最小限にするためのケア

★☆☆ **優先度が高い**
利用者に今後起こりうる課題の早期発見のためのケア

※あくまで目安であり、病態や状況により異なる

# 訪問時のケアのチェックポイント

**初回訪問時**

❗ 利用者との関係を築くため、自分自身の表情や声のトーンなど第一印象に気をつけること、また本人や家族の表情、雰囲気を敏感に感じ取ることに気を配る。

❗ 疾患をもった療養者の現在の身体状況や、今後予測される状況に、療養環境が適しているかアセスメントする（介護ベッド・マットレス、ポータブルトイレ、手すり、入浴用の手すり、シャワーチェアなど）。

❗ 疾患・治療・病院での環境の変化により、身体的・精神的な障害が生じ、生活障害やQOL低下を引き起こしていないか、ていねいなフィジカルアセスメントをもとに理解する。

- 療養を支える家族の意向を把握する。

### 導入期

- 訪問看護導入のタイミングは訪問看護の目的や家族の状況によって違いがある。一般的には医療処置が必要となり導入となることが多い。
- 医療機器がある場合は家族に手技の確認と共にトラブル時の対応方法も伝えておく。
- 家族の支援で療養生活を維持していた利用者への訪問導入では、本人・家族が培ったやり方がある場合もあり、まずはそれを尊重するようにかかわる。
- 看護師は疾患による生活上の障害の現状と今後について予測し、本人・家族の希望も含みアセスメントし、必要なケアを構築する。
- 早くから多職種との連携を行うことで、今後起こる状態の変化にも臨機応変に対応が可能となる。
- 退院直後は本人・家族共に慣れない療養生活で不安になることが多いことを留意する。

### 安定期

- 疾患による身体状況の変化をコントロールし、安定期をできるだけ維持できる支援をする。
- 療養生活が長くなることで起こる本人の心理的な負担、家族の疲弊への配慮が必要である。
- 療養生活に慣れが起こりやすく、疾患による生活制限が守られなくなることもある。
- 安定している時期なので本人・家族の希望に応じた活動が可能になる。
- 現在の身体状況と今後起こりうることを本人・家族に説明しておく。
- 身体状況が変化したときは、すぐに環境調整や介護調整ができるように多職種との連携をとっておく。

### 増悪期

- 症状による苦痛の緩和を積極的に行う。
- 本人・家族に現在の心身の状態を説明し、今後起こりうることを説明する。
- 症状の変化を的確にアセスメントし、本人と家族に伝えたうえで、必要時すみやかに往診医に報告する。
- 本人の安楽のため家族、介護者ができることを説明する。
- 本人・家族の不安を軽減するため、24時間の連絡体制を確認し説明する。
- 家族の負担軽減のため、ヘルパーなどの調整を行う。

### ※終末期では…

- パンフレットなどを使用して、終末期の身体の変化を説明する。
- 本人・家族の希望する療養方法や療養場所について話す機会をもつ。
- 本人と家族の価値観が一致しない場合もあることを考慮しておく。
- 本人がスピリチュアルペインを抱くことを理解しておく。
- 本人、家族の意思決定は揺れ動く。そのつど受容し、必要な情報を提供する。
- 看護師自身の価値観とも一致しない場合がある。それをふまえて偏りのない情報提供を行う。
- 家族の悲嘆を受けとめ、悲しみを表出できるように受容的態度で接する。

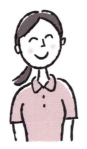
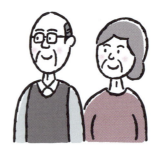

# I 大腸がん
## （末期）

経過別 ケア項目：解説ページ

| ケア項目 | 導入期 | 安定期<br>（進行期） | 増悪期 |
|---|---|---|---|
| 呼吸をする | p.11 | p.20 | p.26 |
| 体温を維持する | p.11 | p.19 | p.27 |
| 食事をする | p.9 | p.19 | p.28 |
| 排泄する | p.10 | p.18 | p.29 |
| 休息する | p.9 | p.17 | p.27 |
| 環境を整える | p.12 | p.18 | p.24 |
| 動く | p.11 | p.18 | p.24 |
| 清潔を保つ | p.11 | p.20 | p.28 |
| 安全を保つ | p.7 | p.16 | p.23 |
| コミュニケーションをとる | p.12 | p.17 | p.26 |
| 家族・社会とのつながりをもつ | p.7 | p.17 | p.23 |
| QOLを維持する | p.6 | p.13 | p.22 |

# 大腸がん 在宅ではココが重要！

## 疾患の特徴

- 大腸がんとは、結腸、直腸、肛門の粘膜から生じる悪性腫瘍の総称である。進行に従ってリンパ節や肝臓、肺などの臓器に転移する。
- 早期では、多くの場合が無症状だが、進行すると発生部位により出現する症状が異なる。

  - 盲腸、上行結腸、横行結腸がんの場合
    通過障害が起こりにくいため、腫瘍が増殖することによる腸閉塞症状、腫瘍からの出血による貧血症状、肺や肝臓への転移が腫瘤として発見されることが多い。
  - 下行結腸、S状結腸、直腸がんの場合
    血便、下血、下痢と便秘の繰り返し、便が細い、残便感、腹部膨満感、腹痛などの症状が起こりやすく、早期に発見されることが多い。

| 治療や処置、主な症状 | 引き起こされる困難 |
|---|---|
| ● 手術、ストーマ造設 | ● 排泄経路の変更による生活の制限<br>● ストーマの皮膚トラブル、漏れ<br>● ケアの自己管理が必要となる |
| ● 補助療法<br>（化学療法・放射線療法） | ● 食欲不振、吐き気、倦怠感、易感染状態 |
| ● がん細胞増殖による低栄養状態<br>● CVポート留置 | ● 感染リスク<br>● 褥瘡発生リスク<br>● 自己管理が必要となる |
| ● 多（他）臓器転移による症状出現 | ● 疼痛、呼吸困難、浮腫、倦怠感、活動の低下など |
| ● がん罹患による精神的負担 | ● 抑うつ症状 |

# 看護のめざすゴール

- 病状の進行と共に出現する、疼痛をはじめとするさまざまな苦痛症状の緩和ができ、暮らしの中で安心して医療的ケアを行いながら生活できる。
- スピリチュアルペインの緩和ができ、精神的な安寧を得ながら、意思決定支援により、その人らしい最期、安らかな死を迎えることができる。それぞれの成果として、グリーフケアが継続でき、残された家族の悲嘆に寄り添い新たな人生の一歩を踏み出せるような支援をする。

**導入期**
- 疼痛コントロールができる。
- 夜間の睡眠が得られる。
- 困っていることや不安の表出ができる。
- 安全な自宅環境下で療養できる。

**安定期（進行期）**
- 疼痛コントロールができる。
- 苦痛症状を緩和できる。
- 本人と家族の希望に沿った意思決定支援ができる。
- スピリチュアルペインへのケアができる。
- 本人と家族の希望をかなえる支援ができる。

**増悪期**
- 疼痛コントロールができる。
- 苦痛症状を緩和できる。
- 本人、家族の希望に沿って最後まで寄り添う（在宅で看取り希望でなければ、病院との連携により適切な時期にスムーズな入院ができる）。
- 喪失体験後の家族に寄り添う（グリーフケア）。

# 在宅看護のケアポイント

- **タイムリーな症状緩和と精神的支援を行う。**
    - 大腸がんに対する積極的治療を終え、しばらく静かな日々を送るが、がん特有の疼痛や苦痛症状が出現し始める。身体的苦痛や精神的苦痛が急激に悪化し最期を迎えるため、タイムリーな症状緩和と精神的支援が必要である。
    - 困難な症状の緩和には、医師と直接話し合うこと、医師との信頼関係も重要である。
- **「その人らしい最期を迎える」ためには、早期からの信頼関係の構築は欠かせない。**
- **病状把握や医療的ケアが多くあり、病院との連携が必要となる。**

導入期

## 導入期 この時期は?

▶ 終末前期（生命予後1～6か月）。
▶ がん告知を受け、病巣切除などの積極的治療を終え、補助療法などの緩和ケアに移行する時期。
▶ オピオイドが導入されて疼痛コントロールを図り、さまざまな症状コントロールができている状態。

## 看護の目標

- 疼痛コントロールができる。
- 夜間の睡眠が得られる。
- 困っていることや不安の表出ができる。
- 安全な自宅環境下で療養できる。

## 1 初回訪問のポイント

★ 退院日に合わせる。

★ 退院処方の確認をする（緊急時使える薬の把握をする）。

★ 環境調整を行う。

> **CASE** 70歳代女性　独居　「退院しなければよかった」
> 　退院後の生活も「1人で大丈夫！」と自信満々に退院。事前にマットレスの導入やシャワーの介助などの提案をしていたが、本人の意向は24時間点滴をしており、「この針の交換だけお願い」と週に1度の訪問看護の依頼であった。
> 　退院3日目「病院にいたほうがよかった」「食欲もわかない」との言動があり、居室で自由に動けなくなってしまった。自分の体力の衰えを痛感していた。布団も硬く眠れない。起き上がれない。シャワー室の段差が上がれないという苦痛が出現し、さらに孤独感に襲われた。
> 　即日中にベッド、機能マットレスを導入。ケアの内容もリラクゼーションケア、清潔ケアを開始した。「つらかったこと」が緩和され、身体的・精神的にも安楽な生活となり、在宅療養を継続された。
> ［対応のポイント］
> 　退院後の療養者はがん治療による体力や身体機能の低下、医療的ケアの負担により生活のしづらさを実感し、同時に精神的な苦痛も大きくなる。
> 　事前に策が取れることは理想的だが、経済面なども絡んでくるため、提案後すぐに受け入れてもらうのは難しいことが多い。問題が起きてから依頼されることが多いのが現実である。早急に苦痛を緩和できるように対応する。
> 　療養者の病態、精神状態をもとに、「～になるかもしれない」という"予測"が大切である。

## 【考えておきたいこと】

- 退院当初は生活環境の変化に慣れるまで、身体的にも精神的にも不安定になりやすい。
- 本人と家族のつらさに共感しねぎらうこと、癒すことを忘れてはならない。
- 急な症状出現やコントロール困難な疼痛に対して、タイムリーに対応できるように事前の準備をすべく、情報収集にとどまらず、情報を分析しアセスメントをする。

## 【看護師の注意点と本人・家族に伝えること】

- 食欲低下やさらなる苦痛症状の出現により、一層低下していく体力を考慮し、生活動線を中心に環境の観察を行う。
- がん治療（手術や化学療法、放射線療法など）により低下したパフォーマンスステータス（日常生活を行えるかどうかの全身状態を表す）に合わせた環境調整を、本人・家族の希望を聞きながら行う（ベッド、機能マットレスの導入、手すり設置、浴室、トイレの確認など）。
- 主疾患のみならず、今後、療養中に転移したがん細胞の増殖に伴いさまざまな症状が出現する可能性もあるため、退院時のフィジカルアセスメントは重要である。
- 大腸がんの場合は肝臓や肺への転移が多いため、肝臓の腫大はないか、呼吸音の左右差はないか、痰の量や正常はどうかなど注意深く観察や問診を行う。
- ベッドにいる時間が多くなれば褥瘡発生リスクも高くなる。褥瘡好発部位の皮膚の状態、異常な骨突出がないかなどの観察も重要である。
- 疼痛コントロールや突然の体調悪化に対する相談や直接の対応ができる「24時間緊急訪問看護」についての説明をし、希望や必要があれば契約を行う。
- 在宅看取り予定でも、病院に再入院の予定であっても、日々の生活に緩和ケアの要素が取り込まれているべきだと考える。そのためにも、療養者のサービスにあたるスタッフは緩和ケアチームの一員であることを認識できるように、訪問看護師が多職種連携のリーダーシップをとって、それぞれのケアの意味を伝える必要がある。

> **MEMO　アドバンス・ケア・プランニング（ACP）**
>
> 状況変化が予想される将来について、療養者本人・家族・医療者が今後の医療や療養、ケアについて、あらかじめ話し合いをするプロセス全体をACPという。療養者を取り巻く人たちが患者の価値観を共有することに意義がある。「自律性の尊重」という倫理原則を見直す必要がある。
>
> 最終決定が本人であることより、決定に至る過程に本人の価値観や意向がどれくらい反映されているかも重要である。

> **MEMO　退院前カンファレンス（退院時共同指導）**
>
> 「その人らしい生活、最期を迎える」という目標達成のため、本人・家族、病院関係者（医師、看護師、リハビリ担当者、ソーシャルワーカーなど）と往診医、訪問看護師、ケアマネジャーなどが共同指導を行う。関係者全員の信頼関係構築のための重要な連携の場である。
>
> 確認すべき事項
> ・病歴や現在行っている治療・ケアの確認
> ・治療・ケアのシンプル化
> ・医療的ケアの指導状況の確認
> ・再入院が必要な場合の対処方針
> ・退院日、初回訪問日の決定
> ・療養場所についての本人・家族の思い

## 2 訪問時のアセスメントと看護ケア

優先度 ★★★とても高い ★★☆やや高い ★☆☆高い

| アセスメント | 観察項目 | ケアのポイント |
|---|---|---|
| ★★★ QOLを維持する | | |
| ・痛みのコントロールの必要性がある | ・日常生活への影響<br>・痛みの強さ<br>　共通の疼痛評価スケールを使用する（VAS、NRL、フェイススケールなど→p.12）<br>・痛みの部位<br>・痛みの経過<br>・痛みの性状（身体受容性疼痛か神経障害性疼痛か）<br>・痛みの増悪因子<br>・痛みの軽快因子 | ・レスキュー・ドーズの使用方法を確認し、補正する<br>　・痛みが増強した際に服用する<br>　・服用間隔は医師の指示に従う<br>・1日のレスキュー使用が等間隔で増加傾向であれば医師に定期投与量の増量など相談する |
| | ・オピオイドベース薬の量<br>・レスキュー・ドーズの効果と副作用<br>・鎮痛補助薬 | ・ベースオピオイドを正しく使用しているか確認し調整する |
| | ・痛みに対するケアの有効性<br>　・疼痛部位は避けて、触られて心地いい場所の選択をする<br>　・本人や家族の好みに合わせたアロマオイルを使用し効果を高める | 【痛みに対するケア】<br>・気分転換・リラクゼーション<br>・温罨法、冷罨法<br>　心地よさで選択する<br>・マッサージ<br>・体位の工夫<br>　痛みが増強しない安楽肢位を調整する |
| | ・例えば腰部の痛みがある場合に、呼吸の妨げとならないようにコルセットを使用するなど検討する | ・補助具の使用の検討<br>・痛みに対するケアを家族やヘルパーができるように指導する<br>・オピオイドの副作用に対処する |

| アセスメント | 観察項目 | ケアのポイント |
|---|---|---|
| | | ・本人と家族が痛みのコントロールができる実感をもてるようにかかわる<br>　　その方法で「大丈夫」と伝える<br>・定期的な医師との連携、その結果を本人や家族、ケアマネジャーやヘルパーと情報共有する |
| ・がん発症によるストレスや身体機能の低下がある<br>・自己の身体機能、免疫機能を高める | ・倦怠感<br>・苦痛症状<br>・表情<br>・言動<br>・気分 | 【自律神経機能を正常化、自己免疫力を高めるケア】<br>・症状緩和を図り、安楽な時間をつくる<br>・笑いの勧め<br>　　NK細胞の活性化<br>・足浴やマッサージの勧め<br>　　オキシトシン分泌促進効果 |

★★★ 家族・社会とのつながりをもつ

| アセスメント | 観察項目 | ケアのポイント |
|---|---|---|
| ・家族の介護負担がある | ・家族の疲労度<br>・表情<br>・言動<br>・体重減少はないか<br>・家族の仕事量の把握 | ・家族への配慮<br>　　訪問時の声かけ、ねぎらい、傾聴や必要時アドバイスなどのコミュニケーション<br>・ヘルパー導入の検討<br>・ヘルパー導入後は訪問回数増加や内容変更の検討 |

★★★ 安全を保つ

| アセスメント | 観察項目 | ケアのポイント |
|---|---|---|
| ・オピオイドを定時に服薬する必要がある | ・処方薬の把握の程度<br>・服薬の様子<br>・家族の支援は得られるかどうか | ・定時で服薬する必要がある薬剤であることを説明する<br>・服薬カレンダーの使用を勧める<br>・生活リズムに合わせた服薬時間を設定する<br>・家族やヘルパーに服薬確認のための声かけを依頼する<br>・服薬忘れ時の対処を説明する<br>・服薬状況の経過をみて、必要時医師に相談する |

導入期

| アセスメント | 観察項目 | ケアのポイント |
|---|---|---|
| ・入院生活による筋力低下やオピオイドによる眠気、向精神薬使用により、転倒を予防する必要がある | ・室内環境<br>・ベッドか布団か<br>・トイレ環境（和式か洋式か）<br>・オピオイド使用量<br>・向精神薬の使用の有無<br>・眠気の程度<br>・リハビリの程度<br>・階段の上り下りは可能か | 【環境調整】<br>・ベッドからトイレへの動線で支えになる物を配置する<br>・必要に応じて、タッチアップや手すりの設置を検討する<br>・立ち上がりやすいように、椅子があれば椅子の利用を勧める<br>・希望に応じて介護機能ベッドの搬入 |
| | | ・この先の療養を考えて紹介をしておくとよい<br>・布団の場合は起き上がりやすいように、つかまれる台や起き上がり用の紐を設置する |
| | ・立ち上がり時のふらつき<br>・移動中に段差がある場合<br>・物を持って移動する場合、バランスを崩しやすい | ・トイレが和式の場合、立ち上がり時につかまる場所を確保する<br>・療養に適した室内環境を本人や介助者と共有する<br>・転倒しやすい場面を本人・介護者に対して説明する |
| | ・S字フックの利用やハンガーの使用を検討する | 【CVポートから24時間点滴をしている場合】<br>・輸液バッグが掛けられる場所を確保する<br>・居住スペースが広い場合は、点滴台をレンタルで準備するのもよい<br>・トイレ内にもバッグを掛けられる場所を確保する |

> **MEMO　本人と家族の力を奪わない**
> 　本人・家族の力を見きわめて、それぞれの力を奪わないように配慮したケアが必要である。
> 　例えば、本人の動作が緩慢であっても家族の要点をふまえた支えがあれば、訪問看護師による介助入浴ではなく、家族に介助を依頼し、入浴後の状態観察と医療的ケアの確認を訪問看護師が行う。そうすることで、「一緒にがんばった」本人と家族の力と心を支えることになる。介助量が増えてきたら、その時点で再度アセスメントし看護介入や訪問入浴を検討する。

| アセスメント | 観察項目 | ケアのポイント |
|---|---|---|

### ★★★ 休息する

- 入院治療中の筋力低下や体形変化により、寝具が合わないことや療養に関する不安などがあり眠れない

- ・自宅寝具
- ・睡眠時間
- ・不安の有無
- ・不安の内容
- ・起床後の疲労感の有無
- ・入院前と現在の体重変化

> 眠前の足浴や温罨法、アロマセラピーを試すことを促す

- ・睡眠環境の調整

  > 療養に使用するマットレスを検討する
  > ・病院で機能マットレスを使用していた場合は、それに準ずるマットレスを使用することが望ましい
  > ・自宅寝具をそのまま使用する場合は、寝具に横になってもらい、使用感を確認してもらう。硬い場合は毛布を敷くなどの工夫をする

- ・精神的な支援をし、不安の解消や軽減を図る
- ・日光浴の勧め（体内時計の調節、セロトニン→メラトニンの分泌促進）
- ・リラクゼーションケアの導入

### ★★★ 食事をする

- 病変による腸管の栄養吸収能の低下、腸閉塞症状、オピオイド副作用による食欲不振により低栄養状態であるため、CVポートを造設し24時間点滴のセルフケアの必要がある

> 閉塞、空液、気泡など

- ・CVポート周辺の皮膚状態（発赤の有無、腫脹の有無）
- ・ポート針固定の具合

  > テープはがれはないか

- ・輸液交換手技の状況
- ・輸液投与量
- ・在宅用点滴ポンプ（商品例：カフティポンプ）の基本的な操作（停止・開始）は可能か
- ・アラーム対処は可能か

  > ポート針交換は週に一度看護師が行う

- ・輸液バッグ交換は定時的に行う

  > 残量があっても毎日決まった時間に行う

- ・在宅用点滴ポンプの取り扱いを確認する（基本操作・アラーム対処）
- ・自己解決が困難な場合は、緊急コールし、相談または看護師の現場対応を依頼する
- ・緊急コール未契約であれば、早急に病院受診とする

  > ルート閉塞に注意する必要があるので早めに対応したい

- ・皮膚の異常があれば、医師または看護師に報告するように説明する
- ・家族には本人がバッグ交換を行う場合、できるだけ見守るように伝える

---

**MEMO 在宅緩和ケアにおける輸液**

終末期が近づくと1日1000〜1500mLの輸液でも、浮腫、胸水、腹水、せん妄、気道分泌物の増加といった副反応が指摘されている。

終末期に向けた輸液量の減量調整または中止が緩和ケアにおいては広く認識されている。

導入期

| アセスメント | 観察項目 | ケアのポイント |
|---|---|---|
| ・腸閉塞症状があるが「食べたい」気持ちがあり、生きる希望に対する支援が必要 | ・食べたい気持ち<br>・嘔気、嘔吐の有無<br>・排泄量<br>・嚥下機能<br>・食べることのメリット、デメリット<br>・家族の気持ち | ・食べることによる消化器症状の出現の可能性やリスクを説明し、できるだけ希望をかなえられるような意思決定を支援する<br>・食事の形状を工夫する<br>・「食べたいもの」の香りを楽しむことなど代替方法の提示も検討する<br>・医師に報告、相談をし、行うケアの同意を得る |
| ・オピオイドの副作用や抑うつ傾向から食欲不振がある | ・嘔気や嘔吐、腹部膨満感などの消化器症状の有無<br>・オピオイド副作用の有無<br>・食事、水分量<br>・疲労感や気分 | ・食欲不振の原因を探り、その解消に努める<br>・好きなもの、食べやすいものを準備してもらう<br>・気分転換を促す(外食や散歩など)<br>・口腔ケア<br>・栄養補助食品の紹介 |

★★☆ 排泄する

| アセスメント | 観察項目 | ケアのポイント |
|---|---|---|
| ・病態の影響でストーマを造設し、セルフケアの必要がある | ・セルフケアできる状態か(精神的・身体的に)<br>・ストーマの状態(高さ・色など)<br>・排便のペース<br>・ストーマ周辺皮膚状態<br>・ストーマケアに使用している物品<br>・ストーマケアの方法(交換頻度など)<br>・抗がん剤使用の有無 | ・排便ペースを確認し、適時ストーマバッグ内の排泄物(ガス)の処理をするように指導する<br>　溜めてしまうと、排泄物の重さでパウチがはがれやすいことも説明する<br>・皮膚トラブル発生時は看護師に相談するように説明する<br>・家族にストーマケアの様子を観察し、適時援助してもらう<br>・抗がん剤使用中の場合は、家族に曝露対策について説明する |
| ・オピオイド使用による副作用で便秘がある | ・排便の頻度<br>・排便の性状<br>・腸蠕動音<br>・食事や水分量<br>・便秘時の処方の有無 | ・オピオイドの副作用を説明<br>・便秘の予防(食事,水分量,活動など)<br>・排便コントロールのための薬剤を使用するタイミングを一緒に考え、助言する |

| アセスメント | 観察項目 | ケアのポイント |
|---|---|---|
| **★★☆ 清潔を保つ**<br>・入院生活中の体力の低下や苦痛症状の出現により、身体の清潔保持に介助が必要<br>・保持する方法を工夫する必要がある | ・バイタルサイン<br>・可能な動作の確認<br>・苦痛症状の確認 | ・その日の体調でできそうな清潔ケアメニューを提示する<br>　入浴、清拭、手浴、足浴、洗髪、口腔ケアなど<br>・家族やヘルパーがいれば、上記メニューでできそうなものを依頼し、本人の体調がよいときにケアできるように配慮する |
| **★★☆ 呼吸をする**<br>・呼吸状態の変化を早期発見するため、現状の観察が必要 | ・呼吸数<br>・呼吸のパターン<br>・経皮的酸素飽和度 | ・安静時、会話中、活動時などの呼吸状態の観察を行う<br>・リラクゼーションの目的にも深呼吸の習慣をつけてもらう |
| **★★☆ 体温を維持する**<br>・今後の状態変化により、体温や循環動態の変動を起こす可能性がある | ・体温<br>・脈拍<br>・血圧<br>・水分出納<br>・末梢冷感の有無<br>・活動量<br>・浮腫 | ・平熱を知り、今後の状態変化時の判断材料とする<br>・高体温時はクーリング、処方された解熱剤の使用などの確認をする |
| **★★☆ 動く**<br>・大腸がんの治療による消耗や腸管の栄養吸収能の低下、オピオイド副作用による食欲不振から低栄養状態である<br>・全身のやせによる骨突出もあり、褥瘡が発生する可能性がある | ・ADL（日常生活動作）<br>・食事量<br>・寝具<br>・褥瘡好発部位の皮膚状態<br>・骨突出部の有無 | ・活動の減少や臥位時間が長くなることにより、褥瘡を起こす可能性があることを本人や家族に説明し、予防に努めてもらう<br>・定期的な除圧行動<br>・全身皮膚の保護（保湿）<br>・関節拘縮予防 |

導入期

| アセスメント | 観察項目 | ケアのポイント |
|---|---|---|
| ★★☆ コミュニケーションをとる | | |
| ・オピオイド服用や全身の衰弱の進行により意識レベルの変化がある可能性がある | ・コミュニケーション手段<br>・話す<br>・書く<br>・しぐさ<br>・会話の間 | ・普段のコミュニケーションの様子を把握することで、今後の状態変化(悪化)時の判断材料とする<br>・効果的なコミュニケーションの方法を探る(言語的・非言語的) |
| ★★☆ 環境を整える | | |
| ・活動性の変化により室温が体温や気分に影響を与えやすい<br>・食欲不振がある | ・室温<br>・室内の明るさ<br>・湿度<br>・体温 | ・カーテンを開ける<br>・窓を開けて換気をする<br>・換気中、寒気の有無などに配慮する<br>・日照の具合をみて、室内の明るさをカーテンや電気を使い調整する<br>・爽快感のある環境を確認する |

> **MEMO　疼痛評価スケール(ペインスケール)**
> 痛みは主観的なものであるため、ツールを用いて本人に痛みの強さを表してもらう。
> 本人が使いやすいものを使用して、痛みの程度、変化を観察する。
>
> VAS(visual analogue scale)
>
> 痛みなし　　　　　　　　　　　　　　　　　最悪の痛み
>
> NRS(numeric rating scale)
>
> 0　1　2　3　4　5　6　7　8　9　10
> 痛みなし　　　　　　中等度　　　　　　最悪の痛み
>
> フェイススケール
>
>
> 　0　　　1　　　2　　　3　　　4　　　5

> **MEMO　共有できるノートをつくる**
> レスキュー使用や本人の様子がわかるようなノートを準備することもある。これは最期まで一緒に過ごした記録、思い出の品に変わっていくため、グリーフケアにも使用できる。

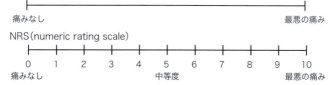

○○さんの日々の記録

| | 月 日 | 月 日 | 月 日 | 月 日 | 月 日 | 月 日 |
|---|---|---|---|---|---|---|
| 体温(℃) | | | | | | |
| 血圧(mmHg) | | | | | | |
| 脈拍(回/分) | | | | | | |
| SPO₂(%) | | | | | | |
| 酸素量(L) | | | | | | |
| 痛み止めの使用時間と痛みの程度 1→5→10 (弱い←→強い) | | | | | | |
| 吐き気 | | | | | | |
| 排便 | | | | | | |
| 排尿 | | | | | | |
| 吸引の回数 | | | | | | |
| 清潔ケア | | | | | | |
| 備考 | | | | | | |

## 安定期（進行期）

**この時期は？**

- 終末中期（生命予後数週間〜1か月）。
- 病状は静かに進行してはいるが、退院後の療養生活は安定している状態といえる。
- 症状コントロールが図れ、生活が安定してくると、余命宣告されている者にはスピリチュアルペインが強くなる。
- 症状が安定していれば、本人と家族の希望をかなえられる時期である。最期の時を迎える場所の選択など、さまざまな葛藤の中、意思決定の場面を迎える段階にある。

## 看護の目標

- 疼痛コントロールができる。
- 苦痛症状を緩和できる。
- 本人と家族の希望に沿った意思決定支援ができる。
- スピリチュアルペインへのケアができる。
- 本人と家族の希望をかなえる支援ができる。

## 1 訪問時のアセスメントと看護ケア

優先度　★★★とても高い　★★☆やや高い　★☆☆高い

| アセスメント | 観察項目 | ケアのポイント |
|---|---|---|
| ★★★ QOLを維持する | | |
| ・病状の進行に合わせた疼痛コントロールが必要 | ・日常生活への影響<br>・痛みの強さ<br>　共通の疼痛評価スケールを使用する（VAS、NRL、フェイススケールなど）<br>・痛みの部位<br>・痛みの経過<br>・痛みの性状（身体受容性疼痛か神経障害性疼痛か）<br>・痛みの増悪因子<br>・痛みの軽快因子 | ・レスキュー・ドーズの使用方法を確認し、補正する<br>　・痛みが増強した際に服用する<br>　・服用間隔は医師の指示に従う<br>・1日のレスキュー使用が等間隔で増加傾向であれば医師に定期投与量の増量など相談する |

大腸がん

安定期（進行期）

| アセスメント | 観察項目 | ケアのポイント |
|---|---|---|
| | ・オピオイドベース薬の量<br>・レスキュー・ドーズの効果と副作用<br>・鎮痛補助薬 | ・ベースオピオイドを正しく使用しているか確認し調整する |
| | ・痛みに対するケアの有効性<br>・服薬に対する苦痛の有無 | 【痛みに対するケア】<br>・気分転換・リラクゼーション<br>・温罨法、冷罨法<br>　（心地よさで選択する）<br>・マッサージ<br>・体位の工夫（痛みが増強しない安楽肢位を調整する）<br>　・疼痛部位は避けて、触られて心地いい場所の選択をする<br>　・本人や家族の好みに合わせたアロマオイルを使用し効果を高める<br>・補助具の使用の検討<br>　（例えば腰部の痛みがある場合に、呼吸の妨げとならないようにコルセットを使用するなど検討する）<br>・痛みに対するケアを家族やヘルパーができるように指導する<br>・オピオイドの副作用に対処する<br>・本人と家族が痛みのコントロールができている実感をもてるようにかかわる<br>　（その方法で「大丈夫」と伝える）<br>・定期的な医師との連携、その結果を本人や家族、ケアマネジャーやヘルパーと情報共有する<br>・副作用が強くオピオイドの継続や増量が困難だったり、鎮痛効果が不十分なときはオピオイドスイッチングを検討する（→p.21）<br>・服薬がつらければ、医師に相談し、投与経路の変更を検討する |

| アセスメント | 観察項目 | ケアのポイント |
|---|---|---|
| ・予後の不安、最期を迎える場所の選択などの葛藤がある | ・葛藤の内容<br>（どんな「気がかり」があるのか）<br>・本人と家族の精神状況、睡眠<br>・チームからの情報<br>（情報ごとに他者と共有していないかを確認することも大切） | 【意思決定支援】<br>・本人や家族の「気がかり」を把握する<br>（日常的なコミュニケーションを大切にする、定期的なカンファレンスを設定する）<br>・早期の決定が必要な場合は、「いつまでに決めよう」と期限を設けて共に考える<br>・医師やケアマネジャー、ヘルパーなどの関係者とも情報共有する |
| ・がん発症によるストレスや身体機能の低下がある | ・倦怠感<br>・苦痛症状<br>・表情<br>・言動<br>・気分 | 【自律神経機能を正常化、高めるケア】<br>・症状緩和を図り、安楽な時間をつくる<br>・笑いの勧め（NK細胞の活性化）<br>・足浴やマッサージの勧め（オキシトシン分泌促進効果）<br>・本人・家族が好む話題でコミュニケーションを深める |
| ・身体機能の低下や急な苦痛の出現に対する不安があるが旅行など外出をかなえるための支援の必要がある<br>・希望をかなえる支援の必要がある | ・本人の希望<br>「したいこと」<br>・家族の希望<br>・メリット<br>・デメリット<br>・希望を叶えるための問題、人員の把握<br>・本人の状態 | ・本人や家族が「したいこと」の実現に向けて問題を整理し、肯定的言動で本人や家族に説明する<br>【外出の場合】<br>・必要な医療ケアが行える物品の整理、持参の準備（予備の準備も）<br>・内服薬、貼付薬、臨時使用薬剤、輸液の準備<br>・緊急時はいつでも電話連絡がとれる体制であることを伝える<br>【その他の希望】<br>・必要なもの、人員を準備し、計画を立てる<br>・あきらめないで取り組み続けること<br>・予測される緊急事態の把握と家族への説明と同意 |

安定期（進行期）

| アセスメント | 観察項目 | ケアのポイント |
|---|---|---|
| ★★★ 安全を保つ | | |
| ・スピリチュアルペインにより精神的安楽が得られにくい | ・表情<br>・言動<br>・全身状態<br>・睡眠状況<br>・家族の表情<br>・家族の言動<br>・苦痛の内容<br>・希望 | ・何より本人のそばにいることが大事<br>・どんな気持ちのつらさがあるのか探る<br>　※マッサージや清潔ケアをしながらの傾聴は話しやすい環境となる<br>・体力を考慮して家庭内での役割（仕事）分担を勧める（ペットがいる家庭であれば世話や散歩など）<br>・地域活動に参加するなど促してみる<br>・リラクゼーションケア<br>・家族の気持ちのつらさを傾聴する<br>・ヘルパーからも情報収集する<br>・「希望」をかなえるための支援をする |
| ・病態の進行に伴う心身の衰弱やオピオイドによる眠気、向精神薬使用により、転倒を予防する必要がある | ・現在のADL<br>・室内環境<br>・ベッドか布団か<br>・トイレ環境<br>・オピオイド使用量<br>・向精神薬の使用の有無<br>・眠気の程度 | ・ADL低下の進行に合わせて、補助具などの追加や環境を調整する |
| ・オピオイドを定時に服薬する必要がある | ・処方薬の把握の程度<br>・服薬の様子<br>・家族の支援は得られるかどうか | ・定時で服薬する必要がある薬剤であることを説明する<br>・服薬カレンダーの使用を勧める<br>・生活リズムに合わせた服薬時間を設定する<br>・家族やヘルパーに服薬確認のための声かけを依頼する<br>・服薬忘れ時の対処を説明する<br>・服薬状況の経過をみて、必要時医師に相談する<br>・服薬困難時は投与経路の変更を検討 |

| アセスメント | 観察項目 | ケアのポイント |
|---|---|---|
| ・予後不良に対するストレスにより不安・抑うつの症状がある | ・表情<br>・言動<br>・コーピング | ・まずは症状緩和を図る<br>・傾聴し常に寄り添う姿勢をとる<br>・本人のとろうとするコーピング行動を支える |

★★★ **家族・社会とのつながりをもつ**

| アセスメント | 観察項目 | ケアのポイント |
|---|---|---|
| ・家族の介護負担がある | ※導入期に準じる（→p.7） | ※導入期に準じる（→p.7） |

★★★ **コミュニケーションをとる**

| アセスメント | 観察項目 | ケアのポイント |
|---|---|---|
| ・徐々に会話で疲労が強くなりコミュニケーションがとりにくくなる中で意思決定などスムーズにいくような支援が必要 | ・会話<br>・表情<br>・しぐさ<br>・会話の間<br>・疲労感<br>・オピオイドや向精神薬などの薬剤による眠気の有無 | ・会話だけでなく、ノートや画用紙に目で見てわかるように説明を残す<br>　　本人だけでなく家族やヘルパーにも有効な情報となる<br>・苦痛症状が緩和されているタイミングを見計らってコミュニケーションをとる |

★★★ **休息する**

| アセスメント | 観察項目 | ケアのポイント |
|---|---|---|
| ・疼痛や症状の出現、また療養に関する不安などがあり眠れない | ・疼痛の有無<br>・苦痛症状の有無<br>・睡眠時間<br>・不安の有無<br>・不安の内容<br>・起床後の疲労感の有無 | ・疼痛や苦痛症状の緩和を図る<br>・睡眠環境の調整<br>　　療養に使用するマットレスを検討する<br>　　・病院で機能マットレスを使用していた場合は、それに準ずるマットレスを使用することが望ましい<br>　　・自宅寝具をそのまま使用する場合は、寝具に横になってもらい、使用感を確認する。硬い場合は毛布を敷くなどの工夫をする |
| | 眠前の足浴や温罨法、アロマセラピーを試すことを促す | ・精神的な支援をし、不安の解消や軽減を図る<br>・リラクゼーションケアの導入<br>・日光浴の勧め（体内時計の調節、セロトニン→メラトニンの分泌促進） |

安定期（進行期）

| アセスメント | 観察項目 | ケアのポイント |
|---|---|---|
| ★★☆ 動く | | |
| ・大腸がんの治療による消耗や腸管の栄養吸収能の低下、オピオイド副作用による食欲不振から低栄養状態であり、全身のやせによる骨突出もあり褥瘡が発生する可能性がある | ※導入期に準じる（→p.11） | ※導入期に準じる（→p.11） |
| ★★☆ 環境を整える | | |
| ・ベッド上の生活が長くなることで室温の調整が必要となる | ・室温<br>・顔面紅潮の有無<br>・体熱感<br>・体温 | ・カーテンを開ける<br>・窓を開けて換気をする<br>・換気中、寒気の有無などに配慮する<br>・日照の具合をみて、室内の明るさをカーテンや電気を使って調整する<br>・爽快感のある環境を確認する |
| ★★☆ 排泄する | | |
| ・病態の影響でストーマを造設し、セルフケアの必要がある | ・セルフケアできる状態か（精神的・身体的に）<br>・ストーマの状態（高さ・色など）<br>・排便のペース<br>・ストーマ周辺皮膚状態<br>・ストーマケアに使用している物品<br>・ストーマケアの方法（交換頻度など）<br>・抗がん剤使用の有無<br>・やせの進行はないか | 【本人へのケア】<br>・排便ペースを確認し、適時ストーマバッグ内の排泄物（ガス）の処理をするように指導する<br><br>> 溜めてしまうと、パウチがはがれやすいことも説明する<br><br>・皮膚トラブル発生時は看護師に相談するように説明する<br>【家族へのケア】<br>・ストーマケアの様子を観察し、適時援助してもらう<br>・抗がん剤使用中の場合は、曝露対策について説明する<br>・やせの進行がある場合、ストーマパウチの面板がはがれやすく漏れを生じやすい |

| アセスメント | 観察項目 | ケアのポイント |
|---|---|---|
| | | ・必要時パテやくぼみを補うための材料を追加する<br>・本人や家族に対しての説明 |
| ・オピオイド使用による副作用で便秘がある | ※導入期に準じる（→p.10） | ※導入期に準じる（→p.10） |

★★☆ **体温を維持する**

| アセスメント | 観察項目 | ケアのポイント |
|---|---|---|
| ・腫瘍熱や肺炎などの合併により、循環動態の変化が起こる可能性があるため現状の観察が必要 | ・体温<br>・脈拍<br>・血圧<br>・水分出納<br>・末梢冷感の有無<br>・活動量<br>・浮腫 | ・平熱を知り、今後の状態変化時の判断材料とする<br>・高体温時はクーリング、処方された解熱剤の使用などの確認をする<br>・体位の調整を行う |

★★☆ **食事をする**

| アセスメント | 観察項目 | ケアのポイント |
|---|---|---|
| ・病変による腸管の栄養吸収能の低下、腸閉塞症状、オピオイド副作用による食欲不振により低栄養状態であるため、CVポート造設し24時間点滴のセルフケアの必要がある | ※導入期に準じる（→p.9） | ※導入期に準じる（→p.9） |
| ・腸閉塞症状があるが「食べたい」気持ちがあり、生きる希望に対する支援が必要 | ・食べたい気持ち<br>・嘔気、嘔吐の有無<br>・排泄量<br>・嚥下機能<br>・食べることのメリット、デメリット<br>・家族の気持ち | ・食べることによる消化器症状の出現の可能性やリスクを説明し、できるだけ希望を叶えられるような意思決定を支援する<br>・食事の形状を工夫する<br>・「食べたいもの」の香りを楽しむことなど代替できる方法などの提示も検討する<br>・嚥下機能が低下している場合は、吸引の準備をしておく<br>・医師に報告、相談をし、行うケアの同意を得る |

安定期（進行期）

| アセスメント | 観察項目 | ケアのポイント |
|---|---|---|
| ・オピオイドの副作用や抑うつ傾向から食欲不振がある | ※導入期に準じる（→p.10） | ※導入期に準じる（→p.10） |

**★★☆ 呼吸をする**

| アセスメント | 観察項目 | ケアのポイント |
|---|---|---|
| ・今後の呼吸状態悪化に備えて、常に観察は必要 | ・呼吸数<br>・呼吸のパターン<br>・肺雑音の有無<br>・肺エア入りの状態<br>・経皮的酸素飽和度 | ・安静時、会話中、活動時などの呼吸状態の観察を行う<br>・リラクゼーションの目的にも深呼吸の習慣をつけてもらう |

**★★☆ 清潔を保つ**

| アセスメント | 観察項目 | ケアのポイント |
|---|---|---|
| ・体力の低下や苦痛症状の出現により、身体の清潔保持に介助が必要<br>・保持する方法を工夫する必要がある | ・バイタルサイン<br>・可能な動作の確認<br>・苦痛症状の確認 | ・その日の体調でできそうな清潔ケアメニューを提示する<br>　入浴、清拭、手浴、足浴、洗髪、口腔ケアなど<br>・家族やヘルパーがいれば、上記メニューでできそうなものを依頼し、本人の体調がよいときにケアできるように配慮する<br>・ベッド上のケアが増えてくるため工夫が必要 |

---

**MEMO　疼痛の評価とコントロール**

疼痛の評価はツールを使用し、正しく評価しアセスメントしなければならない。

WHO除痛ラダー、疼痛緩和の5原則に従い、医師と連携を密にとりながら疼痛コントロールを図っていく。腫瘍の浸潤による神経因性疼痛や骨転移による疼痛はコントロールが難しい。疼痛コントロールにおいて、使用しているオピオイドが適正量使用されているかを知っていなければならない。適切なタイミングでオピオイドスイッチができるように医師と連携を図っていくことで、本人・家族が安心した生活を送ることができる。

★ WHO除痛ラダー

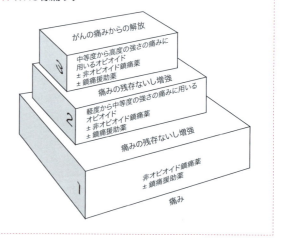

## ★オピオイド換算表

モルヒネ経口30mgを基準とした場合に、計算上等力価となるオピオイドの換算量を示す。

| 投与経路 | 静脈内投与・皮下投与 | 経口投与 | 直腸内投与 | 経皮投与 |
|---|---|---|---|---|
| モルヒネ | 10〜15mg | 30mg | 20mg | |
| コデイン | | 200mg | | |
| トラマドール | | 150mg | | |
| オキシコドン | 15mg | 20mg | | |
| フェンタニル | 0.2〜0.3mg | | | ※ |

※フェンタニル貼付剤については添付文書の換算表を参照。12.5μg/hに相当する。
日本緩和医療学会緩和医療ガイドライン作成委員会編：がん疼痛の薬物療法に関するガイドライン2014年版．金原出版，東京，2014：50．より転載

## ★突出痛時のオピオイドのレスキュードーズ

- 経口投与：1日投与量の10〜20％の速放性製剤を投与
- 持続静注、持続皮下注：1時間量を急速投与

---

**CASE** 68歳男性　独居　「生きていても何の役にも立たない」　キーパーソンは娘（別居）

大腸がん、肺転移ありで、在宅酸素療法（HOT）導入。外出は娘より禁じられており、通院時以外は室内にこもりきりの生活。「俺なんか生きていても何の役にも立たない。テレビ見て、食べて、眠って、薬飲んで……。もう逝っちゃってよかったのにな」という言動があった。

[看護師が調整したこと]
看護師が付きそい、散歩に出ることを娘に説明し、承諾を得た。酸素の持ち運びが簡便なカートを担当業者に依頼し、準備した。散歩前の体調管理に努めた。一人では外出しないことを約束した。天気のいい訪問日は、看護師が酸素を持って近所に買い物に行くことになった。「これで娘が食料をもってくる負担が減らせたよ」と娘の「役に立った」という気持ちを支えることができた。

[対応のポイント]
「スピリチュアルペイン」に対して、看護師は「無力感」を感じることが多い。このケースでは「気分転換」として散歩を計画した結果、本人の心の痛みを緩和する結果が得られた。その人のために、まず行動することも必要といえる。

---

**MEMO** ケアを書き出す

急な症状出現時に本人・家族が対処しやすいように、ケアを書き出しておくことで不安の軽減につながる。
本人・家族や介護者にわかりやすいように、頓服薬の使用方法を紙に書いておく。
ほかに発熱時のクーリングや体位変換なども書いておく。

例）

○○さんの症状に備えて

まずは処方薬を定時に服用しましょう。

1. 痛みが強いとき
   ①オキノーム 10mg を 1 包飲む
   ②①が効かなければ 5 分後に続けて服用可能

2. 息苦しさがつらいとき
   ①デパスを 1 錠飲む
   ②オキノーム 10mg を 1 包飲む

3. 吐き気がするとき
   プリンペランを 1 錠飲む

＊つらい症状が落ち着かなければ、緊急連絡をください。

（吹き出し）医師の指示があります。飲んで大丈夫です！

増悪期

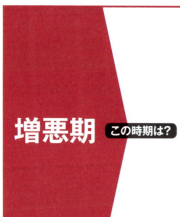

**この時期は?**
- 終末後期から死亡直前期、看取り(生命予後数時間から数日、数週間)。
- 病状の進行に伴い歩行困難となり食事量は減少し、1日のほとんどをベッド上で過ごすことになる。
- さらに病状が進行すると体力の消耗はさらに進行し、トイレまでの歩行や食べ物や水分の嚥下さえ困難となり意識レベルも低下する。そして死に至る。
- これらの経過に伴い、コントロール困難な痛みや呼吸困難感、せん妄などの不快な症状や、「これでいいのか?」と揺れ動く本人や家族の「こころ」を可能な限り支え、癒していくことが必要となる。

## 看護の目標

- 疼痛コントロールができる。
- 苦痛症状を緩和できる。
- 本人、家族の希望に沿って最後まで寄り添う(在宅で看取り希望でなければ、病院との連携により適切な時期にスムーズな入院ができる)。
- 喪失体験後の家族に寄り添う(グリーフケア)。

### 1 訪問時のアセスメントと看護ケア

優先度 ★★★とても高い ★★☆やや高い ★☆☆高い

| アセスメント | 観察項目 | ケアのポイント |
|---|---|---|
| ★★★ QOLを維持する | | |
| ・予後の不安、最期を迎える場所の選択などの葛藤がある | ・葛藤の内容 どんな「気がかり」があるのか<br>・本人と家族の精神状況、睡眠<br>・チームからの情報 | 【意思決定支援】<br>・本人や家族の「気がかり」を把握する<br>　・日常的なコミュニケーションを大切にする<br>　・定期的なカンファレンスを設定する<br>・十分な情報提供をする<br>・本人や家族の揺れ動く思いに寄り添い続ける |

| アセスメント | 観察項目 | ケアのポイント |
|---|---|---|
| | 情報ごとに他者と共有していいかを確認することも大切 | ・医師やケアマネジャー、ヘルパーなどの関係者とも情報共有し、言動の一致に努める<br>・入院を希望した場合、病院の看護師と連携し、速やかに在宅での看護サマリーを準備する |
| ・看取りの時期が近いことへの家族や介護者の不安がある | ・本人の状態<br>・家族や介護者の言動、表情、休息の確保 | ・症状の出現、衰弱のペースをみて、医師と予後予測について確認し合う<br>・看取りについてのパンフレットを使用し、死に至る過程を家族や介護者に説明する<br>・不安に対して傾聴し、寄り添う。一緒にケアをする姿勢や家族のケアを支えるような言動をする |
| ・病状の進行に合わせた疼痛コントロールが必要 | ※安定期に準じる（→p.13） | ※安定期に準じる（→p.13） |

### ★★★ 家族・社会とのつながりをもつ

| アセスメント | 観察項目 | ケアのポイント |
|---|---|---|
| ・家族の介護負担がある | ・家族の疲労度<br>・家族の表情<br>・家族の言動<br>・家族の体重減少はないか<br>・家族の仕事量の把握<br>・現在の介護者以外にも協力してもらえる家族はないか | 【家族へのケア】<br>・訪問時の声かけ、ねぎらい<br>・コミュニケーション（傾聴や必要時アドバイスなど）<br><br>【支援体制強化】<br>・訪問看護回数や時間の変更調整<br>・ヘルパーの導入、回数や内容の変更調整 |

### ★★★ 安全を保つ

| アセスメント | 観察項目 | ケアのポイント |
|---|---|---|
| ・低酸素状態、循環動態の変調やオピオイドの副作用などから、意識混濁によるせん妄状態がある<br>・せん妄により家族の不安が大きくなる可能性がある | ・バイタルサイン<br>・表情や言動、行動<br>・精神症状の有無、程度<br>・せん妄の原因や誘因<br>・家族の反応 | ・原因の治療を医師と連携し、すみやかに対処する<br>・対症療法（環境調整や薬物療法）<br>・家族にせん妄についての説明を行う<br>・タッチングと共に、やさしく声をかけながら本人の「つらさ」に付き合う |

増悪期

| アセスメント | 観察項目 | ケアのポイント |
|---|---|---|
| ★★★ 環境を整える | | |
| ・臨死期による静けさ、気持ちの重苦しさ、悲しみに包まれている | ・本人の表情や言動<br>・家族の表情や言動 | ・本人や家族の好きな音楽を流す<br>・アロマセラピー<br>・ペットがいれば力を借りる（アニマルセラピー） |
| ・消化機能低下により独特な体臭があり、不快感につながることがある | ・室内の臭気<br>・発熱の有無<br>・口腔ケアの状況<br>・ストーマケアの状況 など | ・本人の自尊心に配慮しつつ、換気を促す<br>・口腔ケア<br>・ストーマケア<br>・手浴 |
| ・活動性の変化により室温が体温や気分に影響を与えやすく、またADL低下により自分で行えないため環境の調整が必要 | ・室温<br>・室内の明るさ<br>・湿度<br>・体温 | ・カーテンを開ける<br>・窓を開けて換気をする<br>・換気中、寒気の有無などに配慮する<br>・日照の具合をみて、室内の明るさをカーテンや電気を使い調整する<br>・爽快感のある環境を確認する |
| ★★★ 動く | | |
| ・がん性腹水貯留による苦痛がある | ・腹囲<br>・体重<br>・波動<br>・呼吸数<br>・腹部膨満感<br>・圧迫感<br>・痛み<br>・利尿薬薬効の確認（1日の尿量） | ・腹水増量の指標となるように、定期的に腹囲や体重を測定する<br>・安楽な姿勢（側臥位など）の調整をし、本人と家族、ヘルパーに指導する<br>・温罨法によるリラクゼーション<br>・腹水穿刺を行う際は、利尿薬服用の有無に注意する<br>　・腹水穿刺前の利尿薬服用により、体内から腹水が排泄された後にも利尿効果が出ることで循環動態に変調をきたしやすい<br>　・腹水穿刺の予定が立ったら前日の利尿薬について考慮し、観察、ケア、説明を行う |
| ・低栄養、循環不良による浮腫があり、体動困難がある | ・浮腫の部位<br>・浮腫の程度<br>・浮腫の原因や誘因<br>・随伴症状の有無と程度<br>・ADLへの影響 | ・原因の治療に対する本人と家族への説明<br>・浮腫は全身性か局所性かの判断をする<br>　・全身性：低タンパク血症など。水分出納の調節、利尿薬の投与輸液量の調節を行う<br>　・局所性：リンパ浮腫など |

| アセスメント | 観察項目 | ケアのポイント |
|---|---|---|
| | ・着衣による締め付けはないか<br>・浮腫に対する本人と家族の思い | ・体位の工夫<br>　〔枕やクッション、ギャッジアップを利用する〕<br>・スキンケア<br>　〔皮膚の清潔、保湿によりバリア機能の正常化を図る。また感染が起こらないように注意する〕<br>・弾性ストッキングの着用を勧める<br>　〔着用による苦痛も考えられるため、長めの靴下を代用してもよい〕<br>・マッサージ<br>・精神的なケア　〔本人や家族の思いを傾聴し支持する〕<br><br>・医師の許可のもと、リンパマッサージやリラクゼーションのためのマッサージを行う。皮膚の保湿効果を期待し、手持ちのローション剤を使用することもある |
| ・傾眠の状態が長く、四肢運動の減少があり関節拘縮による苦痛が伴いやすい | ・倦怠感の有無<br>・苦痛の有無<br>・関節可動域 | ・体位変換<br>・四肢の可動域を確認しながら体を動かす<br>　〔痛みがあれば温罨法をしながら行うと効果的〕<br>　〔緩和ケアの視点から、疼痛を含め苦痛症状のコントロールが図れているときに、体位変換やゆっくりと四肢の可動域を確認しながら、体を動かすことで、拘縮していく身体の安楽につなげる〕<br>・家族にも説明し、指導する<br>　〔体位変換や四肢の可動域の説明を本人や家族に行い、看護師が不在時にもできるリラクゼーションケアの1つとして説明する〕 |
| ・自力体動不能となり長時間同一体位による血行障害から褥瘡発生がある | ・自力体動の有無<br>・褥瘡好発部位の皮膚状態<br>・褥瘡の程度<br>・褥瘡のケアに対する本人と家族の気持ち | ・褥瘡の大きさや程度にかかわらず、本人が「床ずれ」とどのように向き合っているかに留意しケアの実行を検討する<br>・処置は、短時間で苦痛が最小限となるよう配慮する<br>・本人と相談しながらQOLが維持できる範囲内で除圧体位とする |

| アセスメント | 観察項目 | ケアのポイント |
|---|---|---|

### ★★★ コミュニケーションをとる

| | | |
|---|---|---|
| ・徐々に会話での疲労が強くなり、オピオイドによる眠気、鎮静による傾眠もありコミュニケーションがとりにくくなる | ・全身状態<br>・会話<br>・表情<br>・しぐさ<br>・会話の間<br>・疲労感<br>・オピオイドや向精神薬などの薬剤による眠気の有無 | ・会話だけでなく、ノートや画用紙に目で見てわかるように説明を残す。本人だけでなく家族やヘルパーにも有効な情報となる<br>・簡易浴槽(商品例:湯っくん®)の利用<br>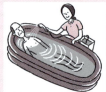<br>床上で行える簡易入浴<br><br>・呼吸、循環動態への影響があるため、あらかじめ医師に許可を得る<br>・全身状態が低下していくなか、苦痛症状が緩和されている時間に行う<br>・入浴時間は5分程度、全行程15分程度で身体への影響を少なくスピーディーな作業が必要<br>・がんの闘病をねぎらい、心身に温かくなりながら家族との言語的、非言語的なコミュニケーションの機会となる |

### ★★★ 呼吸をする

| | | |
|---|---|---|
| ・全身の衰弱や腹水の貯留、胸水の貯留によるガス交換機能の低下などにより呼吸困難がある<br>(死に対する不安や恐怖も考えられる) | ・呼吸困難感の原因や誘因<br>・身体症状<br>・日常生活動作<br>・精神状態<br>・現在の病状と予後予測<br>・治療効果と副作用の程度<br>・呼吸困難に対する本人と家族の思い | ・原因の治療に対する本人と家族への説明<br>　医師と連携をとり対処する。肺炎に対しては抗菌薬の点滴投与、胸水があれば利尿薬投与などが検討される<br><br>【対症療法に関する説明】<br>酸素療法<br>・口腔内や鼻腔が乾燥しやすいため加湿を促す<br>　苦痛が伴わないように小まめな口腔ケア、また氷片の摂取などが有効<br><br>・酸素チューブを長くし、治療が活動の制限とならないような配慮をする<br>薬物療法<br>・レスキュー・ドーズでの対処<br>・抗不安薬、向精神薬<br>・副腎皮質ステロイド薬 |

| アセスメント | 観察項目 | ケアのポイント |
|---|---|---|
| | | 【環境調整】<br>・風通しをよくし、室温が高くならないようにする<br>・姿勢の工夫をする<br>　> 起座位、または本人が楽な姿勢をクッションなど利用し整える<br>・不安への対処<br>　> そばにいる、タッチングによる安寧、症状や治療に関する十分な説明、など<br>・痰の貯留があれば吸引の実施と家族への吸引指導<br>・介護者の吸引手技を観察し、承認の言葉をかけ続ける<br>　> 家族が吸引の手技に不安があれば「大丈夫」という言葉が聞かれるまで、吸引指導を続ける<br>・治療抵抗性の耐えがたい苦痛がある場合は鎮静の検討<br>　> 鎮静時には倫理的配慮が伴い、十分な説明と同意が必要である。鎮静に対して家族の理解が十分得られたかを確認し、必要であれば説明を繰り返す |

### ★★★ 休息する

| アセスメント | 観察項目 | ケアのポイント |
|---|---|---|
| ・脳血流量の低下や全身の衰弱、低酸素状態、オピオイドの副作用などによりせん妄がある | ・意識レベル<br>・精神状態<br>・経皮的酸素飽和度<br>・夜間睡眠の時間 | ・せん妄に関する知識の伝達を家族やヘルパーに説明する<br>・リラクゼーションケア(タッチング含む)、温罨法、アロマセラピー、簡易浴槽の利用<br>・指示されている薬剤の使用<br>・せん妄行動に寄り添う |

### ★★☆ 体温を維持する

| アセスメント | 観察項目 | ケアのポイント |
|---|---|---|
| ・腫瘍熱や病状変化、全身の衰弱により循環動態の変化が起こる | ・体温<br>・脈拍<br>・血圧<br>・水分出納<br>・末梢冷感の有無<br>・活動量<br>・浮腫 | ・高体温時はクーリング、処方された解熱剤の使用などを確認する<br>・循環動態の把握をする<br>　> 循環動態の低下が起こってきたら、急激な体位変換は避ける。本人や家族の希望を確認しながら、安楽であることを優先とする<br>・末梢冷感が強ければ、温タオルで温めることや、手浴をすることを促す<br>・現在の状態を医師やヘルパーと情報共有する |

増悪期

| アセスメント | 観察項目 | ケアのポイント |
|---|---|---|
| ★★☆ 食事をする | | |
| ・全身の衰弱に合わせた点滴投与量の調整の必要がある<br>・病変による腸管の栄養吸収能の低下、腸閉塞症状、オピオイド副作用による食欲不振により低栄養状態であるため、CVポート造設し24時間点滴のセルフケアの必要がある | ・CVポート周辺の皮膚状態（発赤の有無、腫脹の有無）<br>・ポート針固定の具合（テープはがれはないか）<br>・輸液交換手技の状況<br>・輸液投与量<br>・在宅用点滴ポンプ（商品例：カフティポンプ）の基本的な操作は可能か（停止・開始）<br>・アラーム対処は可能か（閉塞、空液、気泡など）<br>・全身の皮膚の状態<br>・浮腫の具合<br>・痰の性状や量<br>・バイタルサイン | ・身体の苦痛により本人自身が輸液バッグ交換をすることは困難なため、介護者の支援が必要となる<br>・進行した病状に合わせて、輸液量の調整、または輸液中止の検討も行われる時期であることを家族に説明しておく<br>・現在の状態を医師に報告し、輸液量の検討または、輸液中止の検討を相談する<br>・本人・家族に説明し、意向を確認し方針を決定する<br>・輸液バッグ交換は定時的に行う<br><br>残量があっても毎日決まった時間に行う<br><br>・在宅用点滴ポンプの取り扱いを行う（基本操作・アラーム対処）<br>・自己解決が困難な場合は、緊急コールし、相談または看護師の現場対応を依頼する<br>・皮膚の異常があれば、医師または看護師に報告する<br><br>ポート針交換は週に一度看護師が行う |
| ★★☆ 清潔を保つ | | |
| ・体力の低下や苦痛症状の出現により、身体の清潔保持に介助が必要<br>・保持する方法を工夫する必要がある | ・バイタルサイン<br>・可能な動作の確認<br>・苦痛症状の確認 | ・その日の体調でできそうな清潔ケアメニューを提示する<br><br>入浴、清拭、手浴、足浴、洗髪、口腔ケアなど<br><br>・家族やヘルパーがいれば、上記メニューでできそうなものを依頼し、本人の体調がよいときにケアできるように配慮する |

| アセスメント | 観察項目 | ケアのポイント |
|---|---|---|
| | ・清拭(分けて)<br>・足浴<br>・手浴<br>・洗髪<br>・口腔ケア<br>・床上簡易入浴 | ・ベッド上のケアが増えてくるため工夫が必要<br>・本人の希望を優先する<br>・短時間で安楽肢位に注意しながらケアを行う<br>・ケア前にレスキュー使用することも考慮する<br>・酸素投与時は、活動量に合わせて増量の検討をする<br>・家族と一緒にケアする |

★★☆ **排泄する**

| アセスメント | 観察項目 | ケアのポイント |
|---|---|---|
| ・病態の影響でストーマ造設しており、セルフケアの必要がある | ※安定期に準じる(→p.18) | ※安定期に準じる(→p.18)が、排泄量の減量もありケアの頻度は少なくなる<br>・セルフケアが困難となり、家族や介護者の支援が必要 |
| ・全身の衰弱により、排泄の介助が必要である | ・ADL状況<br>・尿意の有無<br>・便意の有無 | ・本人・家族と相談し、尿器やおむつの使用を検討する<br>・排泄介助器具やおむつの使用方法を家族や介助者に指導・説明する<br>・排泄介助による精神的苦痛に配慮する |

> **MEMO** 鎮静の検討
>
> 　治療抵抗性の耐えがたい苦痛がある場合、一定の条件下で緩和治療の最終手段として用いられる。その苦痛として多いのは呼吸困難感といわれている。
> 　残された時間が少なく(多くは1週間以内)、苦痛がほかの方法によっても緩和できない場合に鎮静を考慮する。施行にあたっては、本人や家族への説明と同意が必要で安易な使用は控える必要がある。断続的、持続的な鎮静も経時的な評価をしながら慎重に検討する。
> ・浅い鎮静:呼びかけに開眼し、家族と会話ができる程度の鎮静(フェノバルビタールなど)
> ・深い鎮静:強い刺激を与えても開眼しない程度の鎮静(ミダゾラムなど)＊
>
> ＊抗精神病薬であるハロペリドールは、せん妄を緩和するために使用することもある。

増悪期

**MEMO　ビリーブメントケア**

悲嘆は、大切な人との死別による喪失感、苦しみを生前から抱え（予期悲嘆）、死後も抱える。そしてその情動は家族だけでなく、かかわった看護師にも起こるもので自然なことである。6か月以上持続する悲嘆により健康障害が伴う場合（複雑性悲嘆）には注意すべきである。

がん末期の看護「導入期」「安定期」「増悪期」すべての寄り添ってきたケアがグリーフケアになることを実感している。本人や家族の希望を尊重し、共に考え、問題解決してきた過程、コミュニケーションを意識しながらかかわることである。

悲嘆のプロセスの理解をし、遺族の生活の状況を見ながら、死後1週間後、1か月後、3か月後など様々な形で「気にかけている」ということを伝えるため、電話や直接訪問し顔を見て会話したりする（ビリーブメントケア）。複雑性悲嘆に陥らないようにじっくり傾聴し、必要であればアドバイスをする。

遺族が新たな人生のスタートが切れることを見届ける。また、看護師自身のケアもして健全に看護ケアができるようコントロールする必要がある。

## ★悲嘆のプロセスとケアの流れ

| 悲嘆のプロセス | ①ショック期（ストレス） | ②怒りの段階（防衛的退行） | ③抑うつの状態（承認） | ④立ち直りの段階（適応と変化） |
|---|---|---|---|---|
| | ・感覚の麻痺<br>・感情がわからない<br>・混乱状態<br>・集中できない<br>・日常生活の簡単な事（食べる・眠る）ができない状態 | ・悲しみ、罪悪感、怒り、責任転嫁<br>・深い悲しみと故人や周囲の人を責める気持ち<br>・自責の念<br>・現実否認<br>・幻想や空想と現実の区別がつかない | ・絶望感・空虚感<br>・深い抑うつ<br>・無表情・無関心<br>・希死念慮<br>・自分が価値のない人間だと思う<br>・適応力に欠ける<br>・引きこもり<br>**複雑性悲嘆のリスクが高い！** | ・徐々に生きるエネルギーが出てくる<br>・新しい希望が見えてくる<br>・周囲とのかかわりを大切にする<br>・故人の死や現実を受容できる |

出会い → グリーフケア → ビリーブメントケア
導入期　安定期　増悪期　看取り

〈文献〉
1）正野逸子，本田彰子編著：関連図で理解する在宅看護過程．メヂカルフレンド社，東京，2014．
2）山崎あけみ，原礼子編：家族看護学19の臨床場面と8つの実践例から考える．南江堂，東京，2015．
3）河原加代子，他：在宅看護論（系統看護学講座），医学書院，東京，2013．
4）Joanne K.Itano, Karen N.Taoka編：がん看護コアカリキュラム．医学書院，東京，2007．
5）日本緩和医療学会緩和医療ガイドライン委員会編：がん疼痛の薬物療法に関するガイドライン2014年版．金原出版，東京，2014．
6）Jean Lugton, Rosemary McIntyre：実践的緩和ケア 看護は何をすべきか．エルゼビア・ジャパン，東京，2008．
7）レイク N，ダヴィットセン＝ニールセン著，平山正実監訳，長田光展訳，癒しとしての痛み―愛着，喪失，悲嘆の作業．岩崎学術出版，東京，1998．

# II 脳卒中

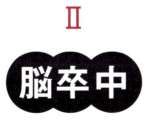

経過別 ケア項目：解説ページ

| ケア項目 | 導入期 | 安定期 | 増悪期 |
|---|---|---|---|
| 呼吸をする | p.41 | p.53 | p.57 |
| 体温を維持する | p.46 | p.53 | p.57 |
| 食事をする | p.39 | p.50 | p.59 |
| 排泄する | p.42 | p.52 | p.58 |
| 休息する | p.45 | p.53 | p.57 |
| 環境を整える | p.47 | p.54 | p.59 |
| 動く | p.46 | p.51 | p.60 |
| 清潔を保つ | p.45 | p.53 | p.59 |
| 安全を保つ | p.38 | p.51 | p.56 |
| コミュニケーションをとる | p.43 | p.50 | p.58 |
| 家族・社会とのつながりをもつ | p.48 | p.50 | p.56 |
| QOLを維持する | p.48 | p.49 | p.55 |

よくある質問・相談　p.48

# 脳卒中　在宅ではココが重要！

## 疾患の特徴

- 脳卒中（脳血管障害）は脳が損傷されるため、障害された部位・程度によって精神・神経機能や運動機能に多彩な障害が生じる。
- 家族・介護者にとっては、精神的・経済的・身体的負担が大きいことに加え、自身の社会参加も難しいことがあり、孤独感や隔絶感を覚えてしまう。また、状態変化により治療方針の再検討が必要となったときなど、代理意思決定を必要とされることもあり、精神的負担も大きい。

| 主な症状 | 引き起こされる困難・状態 | |
|---|---|---|
| ● 意識障害<br>● 呼吸障害<br>● 感覚障害<br>● 運動障害（移動動作が困難、姿勢保持修正が困難、手指動作が困難）<br>● 小脳失調症状（眼振、四肢・体幹の協調運動障害など）<br>● 認知機能障害<br>● 記憶障害<br>● 言語障害<br>● 嚥下障害<br>● 排泄障害<br>● 視覚障害<br>● 感情障害 | ● 危険の増大（視覚、温度覚、痛覚、触覚などの感覚障害や運動障害・小脳失調症状による転倒・転落、やけどなどの危険性）<br>● 行動範囲の縮小<br>● 運動量低下<br>● 動作の習得が困難<br>● 生活の自立困難<br>● 嚥下障害に伴う誤嚥性肺炎<br>● 排泄障害に伴う尿路感染症<br>● 周囲の人々とのコミュニケーションの障害<br>● ボディイメージの変化 | ● 廃用症候群の進行<br>● 日常生活や家庭生活、社会生活での役割喪失・変化<br>● QOLの低下<br>● 生活意欲の低下<br>● 本人・家族の精神的苦痛、予後に対する不安<br>● 家族の介護負担<br>● 寝たきり状態 |

## 看護のめざすゴール

- 合併症・再発を予防し、できるだけ機能の後退を防ぐ。
- 残存機能やもっている力を最大限に発揮し、その人らしい自立した生活を送ることができる。
- 家族の介護負担を最小限にして、本人・家族の望む在宅生活を継続する。

**導入期**
- 危険を回避しつつ、本人の意向に沿った安全・安心な在宅生活が送れるよう、体制・環境が整う。
- 不安が軽減され、本人・家族が在宅療養生活に自信をもつことができる。

**安定期**
- 機能の維持・向上ができ、体調が安定した状態を維持し、安心して在宅生活を継続できる。
- 閉じこもりとならず、本人・家族のQOLが向上する。

**増悪期**
- 本人・家族の意向に沿って、苦痛なくその人らしく穏やかに過ごすことができる。

## 在宅看護のケアポイント

◎ その人らしく生活していけるように支援する。
- 身体機能や精神心理的にも健康問題を生じた人が、どのような場であってもその人らしく生活していけるように支援する。
- 健康問題のみに焦点を当てるのではなく、その人の強みに注目し、かかわる。本人や家族の主体性・工夫・できていることやできることを見いだし、本人や家族の力を大切に支援する。
- 訓練への援助ではなく、本人の残存機能やもっている力を最大限に発揮し、自立した生活が送れるよう、セルフケアを重視した支援をする。残された機能をよく観察してアセスメントし、伴走者として学習を支援し、その維持と最大の活用を試みる。

◎ リハビリテーションは楽しく行えるようにする。
- リハビリは脳がリラックスした状態で楽しく行えるよう、本人の趣味を取り入れたり、日常生活の中に取り入れたりしながら行う。本人が納得でき、意欲をもてる目標設定をする。
- 在宅におけるリハビリテーション看護で大切なのは、他職種の中でチームアプローチにおいて、看護職としての専門的機能を果たし、他のメンバーと情報や目標を共有し、

協働してチームで支援を行うことである。

> **MEMO** 生活機能と生活機能障害
>
> 　生活機能は制限・制約される可能性がある。リハビリテーション看護は、その制限と制約を包括的に解消し、自立と自律を実現するという理念によって導かれる[5]。「心身機能」、日常生活・社会への「活動」「参加」に対するはたらきかけを通じて、生活機能を向上させ、生活環境の改善を行うことにより、活動制限や参加制限を少なくし、その人らしい生活を支える。他職種とのチームアプローチのうえでもICF（国際生活機能分類）の視点をもって全人的にアセスメントし、看護師としてどのような働きかけができるか考える。
>
> ★国際生活機能分類（ICF）
>
>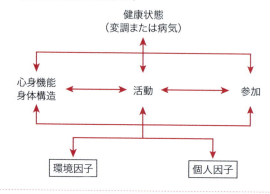

## 本人・家族にとっての障害体験と、その人にとっての意味を理解する。

- 疾患によって障害された身体は、健常時とはボディイメージが変化し、葛藤や無能力感、抑うつ状態にある場合もあり、自己否定的傾向となる。
- 生活の中で受容・適応していく（障害と共に生きていく）ために、実際の生活の中で希望やできること、やりたいことを見つけ出す。
- 成功体験（達成可能な目標）、他人の成功体験（似たような境遇の人がやっていた、自分にもできそうだ）、言語的説得（ほめられた、応援してもらった）、生理的・情動的状態（やってみたら気持ちがよかった）など自己効力感が高まるように支援する。

## 脳卒中慢性期は再発予防（リスクファクターの管理）が重要！

- 再発予防では血圧、水分摂取、運動、食事、飲酒、喫煙などに気をつける。生活習慣の見直しが必要である。
- 疾患の抑制には高血圧、糖尿病、高脂血症、心房細動の管理が必要となる。
- 疾患の一般的症状としては、突然起こる片側半身の運動麻痺や感覚障害、構音障害（ろれつの回りにくさ）、失語や意識障害などがある。早期には非常に軽いか、頭痛やめまいだけのこともある。脳梗塞は発症後4.5時間以内であれば、再開通療法t-PA静脈療法が適応となることがあるため、症状があれば（救急搬送を視野に）主治医と連携をとる。

- TIA（一過性脳虚血発作）の症状があれば、早期に脳梗塞を発症する可能性が高いことを理解して対応する。

> **MEMO** 高血圧性脳出血の慢性期治療再発予防
> 脳出血では血圧の管理が重要である。血圧のコントロール不良例での再発が多く、再発予防のために血圧を140/90mmHg未満に、可能であれば130/80mmHg未満にコントロールするよう勧められる（脳卒中治療ガイドライン2015）。

## 安静臥床による合併症（廃用症候群）を予防する。

- 廃用変化・廃用症候群には、心機能低下、起立性低血圧、深部静脈血栓症、関節拘縮、筋力低下、知覚低下、褥瘡、嚥下障害、尿路感染、精神障害などがある。
- 不可逆的なものだけでなく、可逆的なものもある。廃用だからとあきらめずに毎日少しづつ在宅チームで連携をとり、ケアを続けることが必要である。

### ★脳卒中患者で注意すべき廃用症候群にかかわる病態

- 血圧の変動（安静時の血圧上昇、起立時の血圧低下）
- 誤嚥性肺炎（臥床時に下部となる背側に炎症が起こりやすい）
- 骨量低下、尿路結石（尿からカルシウムが排出される）
- 筋力低下、筋持久力の低下（主に下肢、体幹）
- 関節可動域の低下（特に麻痺側足関節、肩関節）
- 消化機能低下（便秘）、褥瘡（感覚障害があればさらに注意）
- 体力の低下（心機能低下）
- 免疫機能低下、耐糖能異常（糖尿病の管理に注意）
- 視力・聴力の低下（特に高齢者）
- 睡眠障害（生活のリズムの乱れ）
- 夜間せん妄、うつ傾向

山田深：Q92 廃用症候群とは？，塩川芳昭監修，ナーシングケアQ&A第47号 All in One! 脳卒中看護とリハビリテーション 急性期から在宅医療までのケアのすべて，総合医学社，東京，2013：202.より引用

## 家族自身のQOLにも配慮し支援する。

- 家族・介護者の介護負担は大きい。がんばっている家族をさりげなくねぎらい、疲れていないか、困ったことはないか、悩んでいないか、常に家族の体調なども気にかけるようにする。
- 社会資源を活用し、家族も休息がとれるよう配慮する。

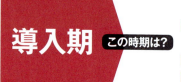

**導入期** この時期は？

▶ 退院直後の本人の状態は不安定である。退院による生活環境の変化の中でバイタルサインの変動、体調の変化がある。
▶ 入院前に比べてADL（日常生活動作）が低下し、退院後の生活様式の再構築が必要になる。
▶ 家族は慣れない介護に不安が強い。
▶ 吸引や経管栄養、尿道カテーテルなど医療処置が必要な場合、介護者は医療機器の取り扱いに慣れず不安がある。

## 看護の目標

- 危険を回避しつつ、本人の意向に沿った安全・安心な在宅生活が送れるよう、体制・環境が整う。
- 不安が軽減され、本人・家族が在宅療養生活に自信をもつことができる。

## 1 初回訪問のポイント

★ どのように過ごしたいか、本人・家族の意向・ニーズに沿って在宅生活への体制を整える。

★ 本人と家族が、不安やストレスが少なく在宅生活が始められるように調整する。
・在宅生活への自信がもてるように、本人・家族の話をよく聞き、コミュニケーションをとり、不安なことに対して1つ1つ対応していく。
・1度にすべて整えようとしない。危険がないように最低限の安全に配慮しながら、2週間くらいかけて、環境整備や、手技の確認をしていく。
・特別訪問看護指示書がでていると、14日間を限度として、その間、医療保険での訪問となる。訪問回数については、本人・家族の状況、意向も考慮しながら、訪問スケジュールを立てる。あらかじめ日程を知らせておくと、家族の安心感につながる。
・介護力などを観察して、訪問調整、在宅チーム体制の調整をする。
・本人・家族がもつ力を大切にかかわる。本人・家族の主体性、工夫、できているところを認め、支持するようにかかわり、自信がもてるようにする。
・処置やケアなどはシンプルに、その人に合わせた指導をする（手抜きの方法を考える）。

★ 危険なく過ごせるように状態を確認する。
・退院前カンファレンスでの情報や、サマリーなどの情報からも、患者の障害の状態を把握する。病院から在宅への移行が、スムーズに行えるように努める。
・障害を把握したうえで、事故防止対策、褥瘡予防対策を立てる。
・肺炎予防のための口腔ケアができるようにする。
・嚥下障害の原因疾患の中で脳卒中の割合は多い。病院からの情報の中で、病状や治療についての情報提供はされるが、食事についての情報提供は十分にされているとはいえな

い。食事形態（施設により呼び方や内容が異なることがあるので確認が必要）、食べ方、姿勢など安全に食べられるよう情報共有する。家族だけでなく、ヘルパーが介助するときや、デイサービスやショートステイを利用するときにも安全な食事摂取ができるよう、在宅チームでも情報共有がされるように連携する。安全に食べるため、自宅に帰ってきてすぐに取り組むべきことである。
- 薬の種類・投与量を確認し、再発予防のため、確実に内服できるようにする。
- 感染予防の指導をする。

★ **医療処置などの手技を確認する。**
  - 必要物品の確認（胃瘻や吸引が必要な場合、吸引や経管栄養をするための物品がそろっているかなど）。

★ **緊急時の連絡体制（どんな時どこへ連絡すればよいか）を確認する。**
  - 不安定な状態、不安への対応のための24時間対応体制加算、緊急時訪問看護加算（緊急時介護予防訪問看護加算）の契約をするか確認をする。医師との連絡体制を確認しておく。

> **CASE** 88歳女性、脳梗塞、糖尿病　経口摂取を支援した事例
>
> 　誤嚥性肺炎のため入院していた。CVポート増設され、高カロリー輸液を施行していた。家族の希望があり、楽しみ程度の経口摂取をしていた。退院直後すぐに、訪問歯科を導入し、嚥下評価（VE）を施行。結果、はじめの数口は、嚥下反射が起こるタイミングの遅れ、誤嚥を認め、だんだんと誤嚥せずに嚥下することが可能となる状況であった。鼻咽腔の閉鎖が弱く、鼻咽腔逆流が認められた。
> 　「口腔ケアをきちんとする」「あごが上がらない姿勢で、嚥下しやすいゼリーから食べる」「一口量が多くならないようスプーンは小さなものにする」「食事前に嚥下体操パタカラ体操をもともと行えていたので大変よい」と伝えられ、他にプッシング運動など、評価に基づいて具体的な指導がされた。訪問看護訪問時に嚥下リハビリを行い、食べ方の確認をした。本人は「何よりもご飯が食べたい」と食欲もあり、家族のあたたかい介助がある中、肺炎を起こすことなく、食事摂取量が増し、退院2か月後には、中心静脈栄養終了となった。

## 【考えておきたいこと】

- 訪問開始後、なるべく早いうちに（ケアマネジャーらと連携をとり、退院前にできるとよい）、本人が生活する範囲の家屋状況を確認する。環境調整や補助具の使用、動作介助について自己決定できる機会をつくり、納得のいく形で導入できるとよい。
  - 自宅に帰り、部屋への移動のためすぐ必要となる手すりの設置やスロープなどを用いた段差解消についてなどの検討が必要である。トイレへの移動は安全にできるか、夜間の照明は十分か確認する。浴室、玄関、階段なども安全かどうかを確認する。環境整備を早めにやっておくことで、行動範囲の縮小を防ぐことにもつながる。
- 本人・家族と共に、動線の工夫、環境調整をする。
  - 介護が長期間に及ぶと、介護負担が大きくなる。本人にとって安全で介護者が使いやすいように、生活の中に組み込まれるように物品の配置などの環境を整える。
- 在宅チーム内の連携体制をつくる。

導入期

- ・連絡ノートなどを活用し、在宅チームでスムーズに本人の状態を把握し、異常の早期発見と対応、統一したケアにつなげられるとよい（排泄状況、皮膚の状況、食事内容、食事水分摂取状況、軟膏使用についてなど）。
- 必要サービスの確認（週間予定）をする。
  - ・在宅チームでの役割分担（午前中のおむつ交換はヘルパー、日曜日は家族など）を確認し、本人・家族が疲れないように、また、効果的なリハビリテーションなどの活動体制を整える。
  - ・家族が休息できる時間（レスパイト）をつくる。

【看護師の注意点と本人・家族に伝えること】

- 本人の意向・目標について（家族の意向ではない）確認する。
  - ・失語症などのコミュニケーション障害があると、本人との意思の疎通が困難となり、家族とのコミュニケーションに終始してしまうことに陥りがちである。それは、本人の意欲の低下や孤独感を強くしてしまうことがある。
  - ・どのような状態にあっても、あたたかい声かけ、コミュニケーションを心がける。本人が表出しているサインを読みとるように努め、本人が表している意志、ニーズを尊重するよう耳を傾ける。家族ではなく、本人に聞くことが大切である。

## 2 訪問時のアセスメントと看護ケア

優先度 ★★★とても高い ★★☆やや高い ★☆☆高い

| アセスメント | 観察項目 | ケアのポイント |
|---|---|---|
| ★★★ 安全を保つ | | |
| ・運動麻痺、感覚障害、半側空間無視、全身の筋力低下などにより、転倒転落の危険性がある<br>・感覚障害により、感覚が鈍くなり、ベッド上で麻痺側の腕を挟んだり、ベッド柵にぶつけたり、熱いお湯につけてもわからず、やけどの危険性があるなど自分で確実に身を守ることができない | ・運動麻痺の有無、程度<br>・感覚障害の有無<br>・半側空間無視の有無<br>・筋力低下の程度（徒手筋力テスト[MMT]→p.41）<br>・関節可動域<br>・疼痛の有無<br>・本人が生活する範囲の家屋状況 | ・転倒・転落予防に配慮する<br><br>ベッド配置の考慮（非麻痺側を支点に移乗を行うので健側を広くするなど）、ベッドの高さを低めに設定、ベッド柵や呼び出しベルの利用<br><br>・脱臼予防、褥瘡予防、拘縮・尖足予防、緊張緩和、安楽のためのポジショニングを指導する。良肢位を保つ（→p.241）<br>・褥瘡予防（転倒・転落予防も考慮したマットレスを選定する）<br>・皮膚状態観察について毎日の排泄ケアなどのときに褥瘡など皮膚トラブルがないか観察するよう指導する |

| アセスメント | 観察項目 | ケアのポイント |
|---|---|---|
| ・活動が低下し、循環障害や褥瘡形成を起こす<br>・弛緩性麻痺の場合、肩関節などの脱臼を起こしやすい<br><br>・ベッド上での移動で仰臥位から側臥位をとるときなどは、麻痺側の手が下にならないよう胸の上で腕を組ませて行う<br>・すべりやすいマットや床にはすべり止めを使用<br>・固定していない障害物につかまらないようにする<br>・すべりやすい履物を使用せず、適切な履物を使用する　など | | ・やけど予防についてを指導する(温度を確認して使用するなど)。低温やけどに注意するよう伝える(電気あんかは、足に直接触れないようにするなど)<br>・本人・家族へ麻痺側の保護、危険回避について説明する<br>・介護者は本人の進行方向視界を妨げない位置に立つ<br>・歩行時、転倒の可能性が高い患側(麻痺側の後方)に立つ<br>・感覚障害や半側空間無視により、麻痺側の注意低下による危険を回避する(麻痺側に危険物を配置しない) |
| ・自律神経機能が低下。運動量も減っており、静脈うっ滞、腫脹を呈しやすい | ・浮腫の有無<br>・四肢冷感<br>・皮膚色 | ・ポジショニング(患側の上下肢を、心臓と同じか少し高めに置く)、リハビリテーション、マッサージなどを行う |
| ・脳卒中は再発しやすいため、予防が重要となる | ・バイタルサイン<br>・内服状況<br>・以前の生活習慣<br>・麻痺の悪化・新たな機能障害の有無 | ・血圧降下薬や血栓予防薬の内服があれば続けられるよう支援する<br>・必要であれば、喫煙と飲酒の自制を促す<br>・状態変化時は主治医と連携をとる |

★★★ **食事をする**

| アセスメント | 観察項目 | ケアのポイント |
|---|---|---|
| ・球麻痺、仮性球麻痺により嚥下障害がある場合、食事摂取困難となり、脱水や低栄養となる可能性がある<br>・食べる楽しみが失われる可能性がある | ・嚥下状態<br>・嚥下評価(反復唾液飲みテスト、改訂水飲みテスト、フードテストなど)<br>・病院での嚥下評価や指導の情報 | ・在宅で安全に食べられる環境の調整(口腔ケア、姿勢調整、食事摂取介助方法の問題点の確認や調整・指導)<br>・摂食嚥下リハビリテーションを継続する(食前の嚥下体操など)<br>・食べものを認知しやすい位置に置く<br>・一口量が多くならないようティースプーンなどを使用する<br>・本人に合った食形態やとろみの調節をする |

導入期

| アセスメント | 観察項目 | ケアのポイント |
|---|---|---|
| ・意識状態、知覚、認知機能<br>・食べる意欲<br>・体幹・四肢の筋力と関節可動域、座位保持能力<br>・食事時間<br>・疲労状況<br>・食べる姿勢<br>・頸部の可動性<br>・顔面神経麻痺、カーテン徴候の有無<br>・嗄声の有無、構音の評価（パ・タ・カ・ラの発音は明瞭か）<br>・口唇、口が閉じるか、うがいができるか<br>・むせの有無、どういうときにむせるか（嚥下前・中・後）<br>・頸部聴診<br>・歯の状態<br>・口腔内の状況（口腔粘膜の乾燥の有無、唾液の分泌状況）<br>・舌の動き（前後上下左右に動かせるか）<br>・栄養状態、必要エネルギー量、体重、食事・水分摂取量、血液検査値の確認<br>・食物形態（「嚥下調整食学会分類2013」スマイルケア食など）<br>・排便状況　　　　　　　　　　　　　　　　　　　　など | ・自宅での食事摂取状況（病院から自宅へ、環境の変化がある） | 【座位をとるとき】<br>・麻痺側に倒れないようにクッションなどで姿勢を整える（胃も圧迫されないように）<br>・肘の位置が高くなりすぎると目線が上がり、頸部伸展するので頸部が前屈となるような姿勢調整をする<br>・両足底が床につくようにする<br>・腰がずり落ちないように骨盤の位置が安定するような姿勢を整える　など<br><br>・言語聴覚士、理学療法士による訪問リハビリ、訪問歯科、訪問栄養指導などの導入を検討する<br>・在宅チーム（介助するメンバー、デイサービス、ショートステイなど）での情報共有・連携をする（食べ方、食形態、姿勢のポイントなど）<br>・脱水にならないよう水分摂取方法の確認をする<br>・補助食品活用の検討 |
| ・誤嚥性肺炎・窒息を起こす危険性がある | ・バイタルサイン<br>・呼吸状態（呼吸回数、リズム、$SpO_2$、呼吸音）<br>・咳嗽の状態 | ・リスク管理方法の共有をする<br><br>誤嚥性肺炎、窒息、嘔吐、脱水、下痢、便秘などの対応について<br><br>・緊急時連絡体制の確認 |
| ・自力摂取困難であり、介護が必要 | ・介護力の状況<br>・食事介助の手技の確認 | ・介助方法を指導する<br>・介助のときは介助者も座り、目線を合わせた位置とする（本人が上を向く姿勢とならないよう）<br>・スプーンで介助するときは、スプーンをまっすぐに入れて舌背に置いて、口唇が閉じてから斜め上に向かってスプーンを抜く |

| アセスメント | 観察項目 | ケアのポイント |
|---|---|---|
| ・胃瘻・経管栄養が必要な場合、その管理に不安がある | ・胃瘻増設に至るまでの経緯<br>・バイタルサイン<br>・栄養状態<br>・必要栄養量、水分量が確保できているか<br>・胃瘻管理状況、手技の確認<br>・本人・家族の思い<br>・胃瘻造設後も経口摂取が可能か | ・病院での指導内容を確認したうえで、在宅で安全で簡便にできる方法を検討指導する<br>　・栄養剤の種類と形状の調整<br>　・調達方法(かかる費用)<br>　・体位<br>　・栄養ボトルの設置場所<br>　・栄養剤の注入と後片づけの方法<br>　・口腔ケア、嚥下訓練<br>　・スキンケア・入浴シャワーの方法<br>　・嘔吐下痢などの症状への対応<br>　・発熱・呼吸状態変化の観察と対応<br>　・チューブ閉塞・抜去のトラブル対応<br>　・緊急時の連絡体制<br>・経管栄養にかかる時間、回数など把握する<br>・注入時間短縮のため半固形栄養への変更を検討する（逆流予防、生活のリズムの調整、リハビリテーション時間の確保のため）<br>・水分投与について確認する |

★★★ 呼吸をする

| アセスメント | 観察項目 | ケアのポイント |
|---|---|---|
| ・嚥下機能が低下し、誤嚥性肺炎のリスクがある<br>・肺炎は重篤な合併症であり、またリハビリテーションの進行を遅らせる | ・呼吸状態（呼吸数、呼吸リズム、呼吸の深さ、SpO₂、呼吸音）<br>・チアノーゼの有無、口唇色<br>・痰の量と性状<br>・嚥下障害の有無<br>・口腔内の状態<br>・意識障害の有無<br>・姿勢<br>・咳嗽反射<br>・栄養状態 | ・横隔膜の運動が抑制されない姿勢・体位を調整する<br>・座位（背面開放座位）時間を増やす（呼吸筋、全身的な筋力のアップ）<br>・体位ドレナージを行う<br>・呼吸理学療法を行う<br>・更衣の際に上肢を挙上させるなど、胸郭を広げ換気量を増やす動作を日常生活のなかに取り入れる<br>・口腔ケアをする<br>・加湿をする<br>・栄養管理を行う |

★ MMT（manual muscle testing、徒手筋力テスト）

| | |
|---|---|
| 5 (Normal) | 最大の抵抗と重力に抗し動かせる |
| 4 (Good) | ある程度の抵抗と重力に抗して動かせる |
| 3 (Fair) | 抵抗を加えなければ重力に抗して動かせる |
| 2 (Poor) | 重力に抗しなければ動かせる |
| 1 (Trace) | 筋の収縮がわずかに認められるだけで関節運動は起こらない |
| 0 (Zero) | 筋の収縮も認められない |

導入期

| アセスメント | 観察項目 | ケアのポイント |
|---|---|---|
| ★★★ 排泄する | | |
| ・運動麻痺や食事摂取量の低下、自律神経の影響、長期臥床、精神的ストレスにより便秘(器質的便秘、機能的便秘[弛緩性便秘、けいれん性便秘])になりやすい<br>・長期臥床により弛緩性便秘が長期化すると、嵌入便となり、溢流性便失禁を起こす | ・排便状況(量・性状、時間)<br>・食事量・内容、摂取時間<br>・水分量<br>・運動量<br>・腹部症状(腹部膨満感、腹鳴、腹痛など)<br>・緩下薬の使用状況と効果・影響<br>・排便に影響を与える薬剤の使用状況<br>・生活のリズム | 【自然排便のために】<br>・食物繊維の多く含まれる食品(海藻類、バナナ、ゴボウ、豆類など)、腸内の善玉菌を増やす食品(ヨーグルトなど)、腸蠕動を促す食品(オリーブオイルなど)を摂取するよう指導する<br>・運動(全身筋群への強化介入)を勧める<br>・座位訓練<br>・腹部マッサージ、腹部・腰背部温罨法などを行う。精神的にもリラックスして気持ちよく排泄できるような環境への配慮をする<br>・トイレへ移動できる場合、手すりなどの環境整備を行い、移動動作を確認する<br>・排泄を居室で行う場合、ポータブルトイレの設置、移動動作の確認をする |
| ・排尿中枢の障害、骨盤底筋群の脆弱化などによる、排尿障害がある<br>・排尿障害により、尿路感染や、褥瘡などの二次的障害を起こす | ・水分出納、IN・OUTバランス(尿量、発汗状況、水分摂取量)<br>・排尿回数<br>・排尿時間、排尿間隔<br>・口渇<br>・尿意の有無<br>・排尿時痛、残尿感、尿失禁<br>・尿の色、性状、におい<br>・排尿に影響する薬剤の使用状況<br>・バイタルサイン<br>・腹部痛、腹部のはり感<br>・尿汚染による皮膚トラブル | ・本人は尿失禁を心配して、水分を控える傾向がある。尿量が少ないと尿路感染症の原因となりやすいことを説明し、適度な水分摂取を促す<br>・排尿パターンを把握し、排尿誘導する<br>・排尿時は腹圧のかけやすい姿勢にする<br>・失禁によって褥瘡発生の恐れがあるため、撥水性のクリームを塗る<br>・尿臭が強い場合は、除臭スプレーなどを利用し、不快にならないような環境調整、羞恥心への配慮をする<br>・本人の意向(おむつを外したいと思っているなど)、状態(尿意があるなど)に応じた、排尿方法を提案する(尿器の使用やトイレでの排泄など) |

| アセスメント | 観察項目 | ケアのポイント |
|---|---|---|
| | ・陰部の清潔が保てているか<br>・本人・家族の訴え、気持ち | ・精神面に配慮する<br>　　失禁すると、本人の精神的負担は大きい<br>・陰部の清潔を保つ<br>・おむつ使用時は、おむつの選定や当て方の助言をする<br>・おむつの助成など、社会資源を活用するためのアドバイスも行う |

## ★★★ コミュニケーションをとる

| アセスメント | 観察項目 | ケアのポイント |
|---|---|---|
| ・失語症、構音障害のためコミュニケーションがとりにくい<br><br>・運動性（ブローカ）失語：発語能力を失った状態、声は出る<br>・感覚性（ウェルニッケ）失語：言葉を理解する能力を失った状態、言葉は出るが、言い間違いや意味不明な単語からなる文章をすらすら話す<br>・全失語：発語能力、言葉を理解する能力の両方を失った状態<br>・構音障害：話すのに必要な筋肉の麻痺や失調で発声や発語が正しく十分にできない | 【言語障害の把握】<br>・失語症の有無<br><br><br><br><br><br><br><br><br><br>・コミュニケーション障害による日常生活への影響<br>・コミュニケーション障害に対する本人の認識、感情に与える影響、対応 | 【運動性失語へのケア】<br>・本人の発する言葉をよく聞き、反応や態度から、気持ちや訴えを見いだす<br>・ゆっくりと待って言葉を引き出す<br>・「はい」「いいえ」で答えられる簡単な内容にする<br>・絵や文字を見せたり、指で数字を表して確認する<br>・筆談を活用する<br><br>【感覚性失語へのケア】<br>・発せられた言葉から、本人の意図を推測する<br>・視覚に訴える。実物や写真を見せたり、動作に身ぶり・手ぶりなどを用いる<br>・説明時は文字を使うようにする。ひらがなより漢字のほうが有効であることがある<br>・本人が疲労するため、あせらずゆっくりと根気よく接するように心がける<br><br>【全失語へのケア】<br>・実物の提示や体の接触など言葉以外のコミュニケーション手段を活用する<br>・本人の表情、身ぶりなどから意図をくみとる |

導入期

| アセスメント | 観察項目 | ケアのポイント |
|---|---|---|
| | | 【構音障害へのケア】<br>・本人の話が途切れてもせかさず待ち、中断させないで落ち着いた態度で話をよく聞く<br>・話を最後まで聞く<br>・話しやすい場所を選び、雰囲気づくりに配慮する（心地よい話題を取り入れるなど）<br>・「はい」「いいえ」で答えられる簡単な質問にする<br>・筆談を活用する<br>・言語聴覚士によるリハビリテーションを取り入れる |
| ・伝えたいことがあるのに伝えられず、不安・いらだち・絶望感・ストレスなどを感じる | ・コミュニケーション障害に対する本人の認識、感情に与える影響、対応 | ・理解しようとする看護師の姿勢が、本人の意欲を引き出す<br>・本人の年齢や背景を考慮し、人格を尊重した態度をとる<br>・話を聞くときは、ゆとりをもち、落ち着いて聞く態度をとる（椅子に座って目線を合わせるなど）<br>・相手の視野に入り、向き合ってから声をかける<br>・言語以外のコミュニケーション方法も活用して意思疎通を図る |
| ・介護者は、どのようにコミュニケーションをとればいいのか、どのように接すればいいのかわからず、苦悩、不安がある | ・家族の不安の訴え<br>・本人と家族のコミュニケーションの状況 | ・疾患や言語障害について本人と家族にわかりやすく説明し、理解を促す<br>・家族の不安や訴えを聞く |

> ・後ろから話しかけない
> ・急に体に接触しない
> ・ケア時などは必ず声をかけてから触り、緊張なく、安心できるようにする

| アセスメント | 観察項目 | ケアのポイント |
|---|---|---|
| **★★☆ 休息する**<br>・睡眠を司る中枢の障害により、十分な休息がとれない<br>・運動障害や言語障害により、活動が制限され、生活のリズムがつきにくい<br>・障害に伴い、精神的な疲労も強くストレスや不安により不眠になりやすい<br>・睡眠障害は、在宅生活やリハビリテーションを妨げる要因となる。十分な休息を本人が整えられるよう支援する必要がある | ・睡眠状態<br>  ・寝つきの悪さ<br>  ・途中で目が覚めてしまうなどの中途覚醒、早期覚醒<br>  ・日中も眠い、寝足りない<br>  ・熟睡感の欠如<br>  ・寝たい・起きたい時間に寝起きできない<br>・精神状態（不安・ストレスに感じていること）<br>・疼痛、瘙痒感、発熱、呼吸障害などの身体症状<br>・生活のリズム<br>・日中の覚醒状態・活動状況<br>・内服薬の内容の確認<br>・睡眠薬の使用状況と効果・副作用 | ・生活のリズムが整うよう、日中の活動を促し、日中の良好な覚醒状態を維持する<br>  ・運動による脳と身体の活性化による熱産生と休息<br>  ・社会的な活動や役割、（以前からの）日課を勧める<br>  ・食事のリズムの確立<br>  ・入浴や足浴、リラクゼーションマッサージ<br>  など<br>・睡眠時、照明を控えるなど、良眠のための環境整備やアドバイスをする（温度、湿度調整、心地よい寝具の調整）<br>・不安、ストレスの表出を促す<br>・睡眠薬の副作用であるふらつきによる、転倒防止策を検討する（付き添いや夜間ポータブルトイレの使用など）<br>・睡眠薬の使用について医師と連携をとる |
| **★★☆ 清潔を保つ**<br>・運動麻痺や感覚障害などの出現によりADLが阻害され、セルフケア不足により、自力で清潔保持することが困難となる | ・運動麻痺の状況<br>・筋力低下の程度<br>・関節可動域<br>・浴室内環境<br>・バイタルサイン<br><br>必要に応じ、シャワーキャリー、リフトなどを使用 | ・安全な入浴方法の検討と確認、入浴環境の調整をする<br>・湯温度を38〜40度とし、やけどや心臓への負担を避ける。リラックスできるようにする<br>・暖房器具を使用するなど、脱衣所の室温調整をする<br>　寒いと、血管が収縮し血圧が上昇する<br>・脱衣所までの移動の確認をする<br>・浴室内での移動環境を確認する<br>　手すりやすべり止めマットを使用するかどうか |

導入期

| アセスメント | 観察項目 | ケアのポイント |
|---|---|---|
| | シャワーチェアの使用など。自分でできるところは本人が洗い、不足部分を介助する | ・身体を洗う動作を確認する<br>・浴室内の出入り動作の確認をする<br><br>手すりやバスボード、リフトの使用を検討 |
| | 手すり、すべり止め、浴槽内台などの使用を検討 | ・浴室内で座位保持できるか確認する |
| ・家族の介護負担がある | ・介護状況 | ・訪問入浴やデイサービスの入浴利用など社会資源を検討する |
| ・手足の清潔保持が困難であり、爪で傷つけたりしてしまう | ・爪の状態<br>・皮膚の状態（手掌など） | ・手・足浴、爪切りをする<br>・フットケア |

### ★★☆ 体温を維持する

| アセスメント | 観察項目 | ケアのポイント |
|---|---|---|
| ・視床下部（体温調節中枢）の障害による中枢性過高熱や環境の変化に伴い体温調節困難になりやすい<br>・誤嚥性肺炎による発熱を起こしやすい<br>・体温が上昇すると、体内の代謝が亢進され、脱水による再梗塞のリスクとなる | ・障害状況の把握<br>・バイタルサイン<br>・体熱感、発汗状況<br>・体温上昇時の呼吸回数、血圧、脈拍、酸素飽和度の推移を観察し、全身状態を把握<br>・水分摂取状況<br>・尿量 | ・寝具・衣類の調整をする<br>・室温湿度の環境を調整する<br>・発熱時、体幹の冷罨法など行いすみやかに解熱を図り、医師に状況を報告する<br>・発熱時、脱水に注意し、水分摂取を促す<br><br>解熱薬を使用するときは、血圧低下などの副作用が生じることがあるため、薬剤使用前後の血圧測定や、発汗、尿量などに注意する |

### ★★☆ 動く

| アセスメント | 観察項目 | ケアのポイント |
|---|---|---|
| ・運動麻痺や感覚障害筋力低下などの出現によりADLが阻害される | ・覚醒状態<br>・運動麻痺の状態、筋力（徒手筋力テスト[MMT]→p.41）<br>・麻痺の性質（だらとしている弛緩性麻痺、引きつっている痙性麻痺か）<br>・関節可動域<br>・感覚麻痺の状態<br>・コミュニケーション障害の状態<br>・疼痛の有無 | ・生理的彎曲の保持、良肢位を保持する<br><br>仰臥位や側臥位の際、頭部や頸部、背部と床のすき間ができないようにクッションなどで埋める<br><br>・自動運動、麻痺側の他動運動、安静臥床時の荷重をかけずに行う体操や上下肢運動を行う<br><br>低運動による骨密度低下や筋肉の萎縮、関節拘縮を防ぐため |

| アセスメント | 観察項目 | ケアのポイント |
|---|---|---|
| ・移動動作のために必要な重力に拮抗するための姿勢保持ができない<br>・サルコペニア（進行性・全身性に認める筋肉量低下と筋力低下）により、寝たきり状態に陥る危険性がある | 全身に重力を受けて臥床することで生理的彎曲が保持されにくい、低運動による骨密度の低下のため荷重に耐えられるだけの骨量が低下する<br><br>車椅子、歩行器、杖、靴など | ・関節可動域維持のための関節可動域訓練、座位訓練を行う<br>・座位を促すケアをする<br><br>座位をとることで平衡感覚、筋力強化、感覚（視覚や聴覚、体性感覚）への刺激を促す<br><br>・福祉用具の選定の確認と助言をする<br>・スロープなどの使用住宅改修を助言する<br><br>手すり、段差の解消、戸の変更、スペースの確保など |
| ・臥床時間が長く、循環器の調節機能が低下し、臥床から座位、立位になると、起立性低血圧を起こす<br>・運動に伴う急激な血圧上昇と脈拍数の増加が脳血管に悪影響を与える | ・運動前後におけるバイタルサインの変化<br>・顔色、口唇、皮膚色、チアノーゼの有無<br>・呼吸困難の有無<br>・疲労状況　など | ・呼吸器・循環器への影響に配慮しながら動けるよう配慮する（ゆっくりと起き上がるなど） |
| ・健常時のボディイメージとは異なるため、葛藤や意欲の低下など心理的反応、活動の低下がある | ・障害の受けとめ方（障害に対する本人・家族の反応と受容の状態） | ・達成可能な目標を設定し、成功体験の積み重ねを大切にし、自信や意欲の向上につなげる |
| ・家族は介護方法に不安がある | ・移動時の介助方法の確認 | ・安全で負担の少ない介護方法を指導する |

**★★☆ 環境を整える**

| アセスメント | 観察項目 | ケアのポイント |
|---|---|---|
| ・運動障害、感覚障害があり環境の変化により、活動・生活のしにくさや転倒のリスクがある<br>・介助が必要となり、介護負担が大きくなる | ・麻痺の状況<br>・住居環境<br>・介護用品物品の確認 | ・動線を考えた環境調整を本人・家族と考える<br>・ベッド上やベッドサイドの環境を調整する<br><br>手の届く位置にティッシュペーパーを置くなど |

| アセスメント | 観察項目 | ケアのポイント |
|---|---|---|
| ★★☆ QOLを維持する | | |
| ・自分で動けないことやコミュニケーション障害により、自分の意思で自由に行動することが困難な状況になる<br>・「帰ってきてよかった」と思える環境づくりが必要 | ・本人・家族の希望、どのように過ごしたいか<br>・楽しみなことは何か | ・本人・家族の希望に沿った生活ができるよう調整する |
| ★★☆ 家族・社会とのつながりをもつ | | |
| ・本人・家族は身体的・精神的負担が大きく、社会参加などへの制限が出現する | ・本人・家族の希望、どのように過ごしたいか<br>・社会資源の活用を検討し、介護負担の軽減を図る | ・家族と本人らしく過ごすことができるよう支援する<br>・家族の体調や精神的・社会的負担について常に気にかけ、配慮する |

> **MEMO** 半側空間無視（半側空間失認）
> 　片側の空間にあるものがまったく認識できない。半側が見えないのではなく、認識できない状態である。主として、右頭頂葉の障害で左空間に起こる。例えば、食事を半分だけきれいに残したり、横書きの文を読んでもらうと左半分を無視して途中から読みはじめたりする。
> 　認識できる側に呼び出しベルを置いたり、認識できない側にベッド柵を設置したりして、転落防止するなど対策が必要となる。

### 本人・家族からよくある質問・相談

**Q** どれくらい訪問に来れますか？

**A** 退院直後は、状態が不安定であり、在宅環境も整っていません。状態を安定させ、環境を整える必要があります。医師から特別指示書が出れば、特別指示書期間（2週間まで）は医療保険に切り替わり、介護保険でなく医療保険での訪問が可能となります。状況をみながら訪問スケジュールを組みましょう。

## 安定期 この時期は？

▶ 生活パターンが確立され、症状も安定し、可能なところまで回復した機能を維持しながら社会生活を送る時期。
▶ 自分の意思で自由に行動することが困難であり、活動範囲が狭くなり、廃用症候群が進行する可能性や閉じこもりとなる危険性がある。
▶ 慣れや過信などにより、転倒、転落、誤嚥性肺炎などの二次障害や再発予防のための疾病管理が必要。

## 看護の目標

● 機能の維持・向上ができ、体調が安定した状態を維持し、安心して在宅生活を継続できる。
● 閉じこもりとならず、本人・家族のQOLが向上する。

## 1 訪問時のアセスメントと看護ケア

優先度　★★★とても高い　★★☆やや高い　★☆☆高い

| アセスメント | 観察項目 | ケアのポイント |
|---|---|---|
| ★★★ QOLを維持する | | |
| ・自分で動けないことや、コミュニケーションの障害により、自分の意志で自由に行動することが困難な状況にある<br>・閉じこもりとなる危険性がある | ・活用している社会資源<br>・活用できる地域の社会資源<br>・行動活動範囲・状況<br>・発症前の活動状況<br>・趣味や楽しみなこと<br>・気分転換方法<br>・本人・家族の希望、どのように過ごしたいか | ・参加しやすい安心安全で、便利な（明確な目的・仲間の存在・楽しみ・充実感となるような）社会参加や、社会資源を活用する（身だしなみを整えて、友人に会いに行く。散歩に行く。デイサービスの利用など）<br>・本人・家族がどうしたいのか、自己決定に寄り添いケアする（環境調整、動作介助、ケアなど、本人が納得する形で進める）<br>・自分が行っている感じを大切に、達成感が持てるようにかかわる<br>・本人の希望、大切に思っていることができるよう調整する |

| アセスメント | 観察項目 | ケアのポイント |
|---|---|---|

### ★★★ 家族・社会とのつながりをもつ

| | | |
|---|---|---|
| ・本人・家族は、身体的・精神的負担が大きく、社会参加などへの制限が生じる<br>・家族との役割にも変化が生じる<br>・家族は介護負担が大きく、精神的ストレスが生じる | ・障害の状況<br>・発症前の本人・家族の家族内の役割状況<br>・退院後の本人・家族の役割変更状況<br>・家族の疲労状況・体調、休息がとれているか<br>・家族が本人の病気や障害をどう受けとめているか | ・家族をねぎらう声かけ<br>・家族にも回復や変化、本人の力が実感できるよう、家族とのコミュニケーションをとる<br>・本人を含む家族間の人間関係が維持・強化されるよう支援する<br>・家族が休息できるよう配慮し、QOLの維持・向上を図る<br>・社会資源の活用（デイサービスやショートステイの利用）<br>・このほかは導入期に準じる（→p.48） |

### ★★★ 食事をする

| | | |
|---|---|---|
| ・食事摂取が安定し、栄養状態が維持されると、意欲・ADLの向上につながり、QOLの向上につながる<br>・食べる楽しみの継続<br>・慣れによるリスクの発生も考えられる<br>・このほかは導入期に準じる（→p.39） | ・本人・家族の食事に対する意向や希望目標の確認<br>・不安の確認<br>・摂取状況<br>・胃瘻管理の状況（手技や手順） | ・食事摂取について、具体的にできている手技を確認し支持する<br>　　（家族介護者の主体性・工夫を認め、支持する。主導的な立場でなく、見守る姿勢でかかわる）<br>・排便コントロールを行う<br>・栄養状態を把握する<br>・栄養状態を維持するよう、必要時、食事指導、栄養指導を行う<br>・緊急時の連携・対応ができるよう確認する<br>・在宅チームでの情報共有と連携 |

### ★★★ コミュニケーションをとる

| | | |
|---|---|---|
| ・失語症、構音障害のためコミュニケーションがとりにくい | ※導入期に準じる（→p.43） | ※導入期に準じる（→p.43） |
| ・伝えたいことがあるのに伝えられず、不安・いらだち・絶望感・ストレスなどを感じる | ※導入期に準じる（→p.44） | ※導入期に準じる（→p.44） |

| アセスメント | 観察項目 | ケアのポイント |
|---|---|---|
| ★★★ 動く | | |
| ・運動麻痺や感覚障害筋力低下などの出現によりADLが阻害される<br>・移動動作のために必要な重力に拮抗するための姿勢保持ができない<br>・サルコペニア（進行性・全身性に認める筋肉量低下と筋力低下）により、寝たきり状態に陥る危険性がある | ※導入期に準じる（→p.46）<br><br>全身に重力を受けて臥床することで生理的彎曲が保持されにくい、低運動による骨密度の低下のため荷重に耐えられるだけの骨量が低下する | ※導入期に準じる（→p.46） |
| ・臥床時間が長く、起立性低血圧を起こしやすい<br>・運動に伴う急激な血圧上昇と脈拍数の増加が脳血管に悪影響を与える | ※導入期に準じる（→p.47） | ※導入期に準じる（→p.47） |
| ・健常時のボディイメージとは異なるため、葛藤や意欲の低下など心理的反応、活動の低下がある | ・障害の受けとめ方（障害に対する本人・家族の反応と受容の状態） | ・達成可能な目標を設定し、成功体験の積み重ねを大切にし、自身や意欲の向上につなげる<br>・外出などの希望を聞き、可能となるよう調整する |
| ・家族は介護方法に不安がある | ※導入期に準じる（→p.47） | ※導入期に準じる（→p.47） |
| ★★★ 安全を保つ | | |
| ・運動麻痺、感覚障害、半側空間無視、全身の筋力低下により、転倒転落の危険性がある<br>・感覚障害により、感覚が鈍くなる | ※導入期に準じる（→p.38） | ※導入期に準じる（→p.38） |

安定期

| アセスメント | 観察項目 | ケアのポイント |
|---|---|---|
| ・循環障害や褥瘡形成を起こす。やけどの危険性がある<br>・弛緩性麻痺の場合、肩関節などの脱臼を起こしやすい | | |
| ・自律神経機能が低下。運動量も減って静脈うっ滞、腫脹を呈しやすい | ※導入期に準じる（→p.39） | ※導入期に準じる（→p.39） |
| ・脳卒中は再発しやすいため、予防が重要となる | ※導入期に準じる（→p.39） | ・定期的な受診（受診状況の把握）<br>・体調悪化のサインを早めにキャッチし、対応する<br>・体調が悪いときは休息をとるなど、本人がセルフケアを促進できるようかかわる |

★★★ 排泄する

| アセスメント | 観察項目 | ケアのポイント |
|---|---|---|
| ・運動麻痺や食事摂取量の低下、自律神経の影響、長期臥床、精神的ストレスにより便秘（器質的便秘、機能的便秘［弛緩性便秘、けいれん性便秘］）になりやすい<br>・長期臥床により弛緩性便秘が長期化すると、嵌入便となり、溢流性便失禁を起こす | ※導入期に準じる（→p.42） | ※導入期に準じる（→p.42） |
| ・排尿中枢、上位中枢の障害、骨盤底筋群の脆弱化などによる、排尿障害がある<br>・尿路感染や褥瘡などの二次的障害を起こす | ※導入期に準じる（→p.42） | ※導入期に準じる（→p.42） |

| アセスメント | 観察項目 | ケアのポイント |
|---|---|---|
| ★★★ 呼吸をする | | |
| ・嚥下機能が低下し、誤嚥性肺炎のリスクがある | ※導入期に準じる（→p.41） | ※導入期に準じる（→p.41） |
| ★★☆ 休息する | | |
| ・運動障害や言語障害により、活動が制限され、生活のリズムがつきにくい<br>・ストレスや不安により不眠になりやすい<br>・睡眠障害は、在宅生活やリハビリテーションを妨げる要因となる | ※導入期に準じる（→p.45） | ※導入期に準じる（→p.45） |
| ★★☆ 体温を維持する | | |
| ・視床下部（体温調節中枢）の障害による中枢性過高熱や環境の変化に伴い体温調節困難になりやすい<br>・誤嚥性肺炎による発熱を起こしやすい<br>・体温が上昇すると、体内の代謝が亢進され、脱水による再梗塞のリスクとなる | ※導入期に準じる（→p.46） | ※導入期に準じる（→p.46） |
| ★★☆ 清潔を保つ | | |
| ・運動麻痺や感覚障害などの出現によりADLが阻害される<br>・セルフケア不足により、清潔保持が困難となる | ※導入期に準じる（→p.45） | ※導入期に準じる（→p.45） |
| ・家族の介護負担がある | ※導入期に準じる（→p.46） | ※導入期に準じる（→p.46） |

安定期

| アセスメント | 観察項目 | ケアのポイント |
|---|---|---|
| ・手足の清潔保持が困難であり、爪で傷つけたりしてしまう | ※導入期に準じる（→p.46） | ※導入期に準じる（→p.46） |
| ・運動麻痺、感覚麻痺などの障害があり、自力で清潔行動ができない<br>・リハビリテーションなどの運動により代謝が高まり、皮膚が汚染されやすい<br>・麻痺により皮膚と皮膚が密着したままの部分があり、汚れがついたままになるなど、皮膚障害が起こりやすい<br>・麻痺側を補って生活するなかで、筋の緊張や痛みをとるためにも入浴などが有効である<br>・清潔感が保ちにくく、社会関係を広げていくうえで消極的になってしまう | ・麻痺側の手は清潔か<br>・腋下、鼠径の皮膚状態<br>・皮膚周辺の障害の程度<br>・安全に入浴動作ができているか | ・感覚障害があり、湯の温度を正確に確認できない場合は、やけどを起こす恐れがあるので注意する<br>・デイサービス利用など社会資源の活用を検討する |

★★☆ 環境を整える

| アセスメント | 観察項目 | ケアのポイント |
|---|---|---|
| ・運動障害、感覚障害があり環境の変化により、活動・生活のしにくさや転倒のリスクがある<br>・介助を必要とし、介護負担が大きくなる | ※導入期に準じる（→p.47） | ※導入期に準じる（→p.47） |

## 増悪期 この時期は?

▶ 比較的長い経過の中で、加齢と共にADLが徐々に低下する。
▶ 徐々に機能低下し、再発や合併症などにより急激な悪化もあり、予後予測は困難であることが特徴であり状態変化と共に家族の不安は強い。

## 看護の目標

● 本人・家族の意向に沿って、苦痛なくその人らしく穏やかに過ごすことができる。

## 1 訪問時のアセスメントと看護ケア

優先度 ★★★とても高い ★★☆やや高い ★☆☆高い

| アセスメント | 観察項目 | ケアのポイント |
|---|---|---|
| ★★★ QOLを維持する<br>・終末期が近づくにつれ、全身状態の変化がみられる。苦痛がないように対応が必要である<br>・治療方針変更に伴い、意思決定への負担がある<br>・予後予測がつきにくく状態悪化に伴い、家族は不安が強くなる | ・本人・家族の意向、不安の訴え<br>・全身状態の観察<br>・医師からの説明と本人・家族の反応<br>・本人・家族の現状の受けとめ方 | ・苦痛を和らげるケアをする<br>　症状マネジメントを行いながら、少しずつ今後の体や生活の変化を伝え、これからの過ごし方の意向を確認し、それに沿って過ごせるように調整する<br>・観察を十分に行い、本人の訴え・希望をくみ取っていく<br>・本人の意向に沿った環境を整え、ケアをする<br>・本人・家族の意思を尊重し、意思決定の過程をていねいに支える<br>・不安に対し、十分な説明が行われるようにする(家族が理解できる言葉)<br>・不安への対応　意思決定を支えるため、医療者間の密な連携が必要<br>・安全安心のため、医療−介護の連携をとる。方向性、認識を一致させ、チームで本人・家族を支える<br>・本人が楽しみなことを取り入れる<br>・家族に予測される体の変化や対応について説明する　家族はこの先どうなるのかという不安が強い。そのつど状態の説明をするパンフレットなどを用いて行ってもよい<br>・家族の話を聴く(今まで介護してきた過程をふり返るなど) |

増悪期

| アセスメント | 観察項目 | ケアのポイント |
|---|---|---|
| ★★★ **家族・社会とのつながりをもつ** | | |
| ・身体的・精神的負担が大きく、社会制限などへの制限が出現する | ・本人・家族の希望、どのように過ごしたいか<br>・本人が大切にしていること（楽しみなこと）、好きなことなど | ・家族と本人らしく過ごすことができるよう支援する<br>・家族がそばにいられるように家族との時間がゆっくり過ごせるように配慮する<br>・家族に今まで行ってきた温かい声かけなど、本人の力を引き出すかかわりをしていくことは変わらないことを伝え、1日1日大切に過ごせるよう支援する |
| ★★★ **安全を保つ** | | |
| ・運動麻痺、感覚障害、半側空間無視、全身の筋力低下により、転倒・転落の危険性がある<br>・感覚障害により、感覚が鈍くなり、ベッド上で麻痺側の腕を挟んだり、ベッド柵にぶつけたり、自分で確実に身を守ることができない<br>・循環障害や褥瘡形成を起こす<br>・やけどの危険性がある<br>・弛緩性麻痺の場合、肩関節などの脱臼を起こしやすい | ※導入期に準じる（→p.38） | ・安楽な体位となるように体位調整し、状態に合わせた褥瘡予防の方法を指導する（撥水クリームの使用、マットを押し下げて除圧するなど除圧方法）<br>※そのほかは導入期に準じる（→p.38） |
| ・自律神経機能が低下。運動量も減っているので、静脈うっ滞、腫脹を呈しやすい | ※導入期に準じる（→p.39） | ※導入期に準じる（→p.39） |

| アセスメント | 観察項目 | ケアのポイント |
|---|---|---|
| **★★★ 呼吸をする** | | |
| ・嚥下機能が低下し、誤嚥性肺炎のリスクがある | ※導入期に準じる（→p.41） | ※導入期に準じる（→p.41） |
| ・疾患の進行により、呼吸に変化が生じる | ・呼吸状態（呼吸数、呼吸音、SpO$_2$、チェーンストークス呼吸など呼吸パターン）<br>・呼吸困難の有無<br>・意識レベル<br>・バイタルサイン | ・家族に、背中や胸を軽くさするなど、本人が楽になるような緩和方法を指導する<br>・横隔膜が圧迫されず、胸郭が広がりやすい安楽な姿勢を調整する<br>・呼吸困難がある場合は医師に報告し、苦痛緩和のための在宅酸素の使用を検討する<br>・在宅酸素の取り扱いについて説明する |
| **★★★ 体温を維持する** | | |
| ・視床下部の障害による中枢性過高熱、環境の変化に伴う体温調節困難になりやすい<br>・嚥下障害が起きやすく、誤嚥性肺炎による発熱を起こす<br>・体温が上昇すると、体内の代謝が亢進され、脱水による再梗塞のリスクとなる | ※導入期に準じる（→p.46） | ※導入期に準じる（→p.46） |
| **★★★ 休息する** | | |
| ・全身状態の変化により身体への負担が多くなる | ・意識状態<br>・本人の表情（苦痛がないか）<br>・呼吸状態<br>・睡眠状況<br>・バイタルサイン<br>・四肢冷感 | ・足浴や手浴、リラクゼーションマッサージ、深呼吸など、本人の希望に沿って行い、安楽でリラックスできるようにかかわる<br>・安楽な体位となるよう工夫する<br>・アロマセラピーの活用 |

増悪期

| アセスメント | 観察項目 | ケアのポイント |
|---|---|---|
| ・家族も疲労が強くなる | ・家族の疲労状況 | ・家族も休めるよう配慮する |

★★★ コミュニケーションをとる

| アセスメント | 観察項目 | ケアのポイント |
|---|---|---|
| ・失語症、構音障害のためコミュニケーションがとりにくい | ※導入期に準じる（→p.43） | ※導入期に準じる（→p.43） |
| ・伝えたいことがあるのに伝えられず、不安・いらだち・絶望感・ストレスなどを感じる | ※導入期に準じる（→p.44） | ※導入期に準じる（→p.44） |
| ・介護者は、どのようにコミュニケーションをとればいいのか、苦悩、不安がある | ※導入期に準じる（→p.44） | ・耳は最後まで聞こえているという。家族の温かい声かけを支持する<br>※このほかは導入期に準じる（→p.44） |

★★☆ 排泄する

| アセスメント | 観察項目 | ケアのポイント |
|---|---|---|
| ・運動麻痺や食事摂取量の低下、自律神経の影響、長期臥床、精神的ストレスにより便秘(器質的便秘、機能的便秘[弛緩性便秘、けいれん性便秘])になりやすい<br>・長期臥床により弛緩性便秘が長期化すると、嵌入便となり、溢流性便失禁を起こす | ※導入期に準じる（→p.42） | ・苦痛のないよう必要時排便ケアをする<br>※このほかは導入期に準じる（→p.42） |
| ・排尿中枢、上位中枢の障害、骨盤底筋群の脆弱化などによる、排尿障害がある<br>・排尿障害により、尿路感染や、褥瘡などの二次的障害を起こす | ※導入期に準じる（→p.42） | ※導入期に準じる（→p.42） |

| アセスメント | 観察項目 | ケアのポイント |
|---|---|---|
| **★★☆ 食事をする** | | |
| ・誤嚥性肺炎・窒息を起こす危険性がある | ※導入期に準じる（→p.40） | ※導入期に準じる（→p.40） |
| ・自力摂取困難であり、介護が必要 | ※導入期に準じる（→p.40） | ※導入期に準じる（→p.40） |
| ・嚥下機能の低下により食事摂取困難となる | ・食事摂取状況、水分摂取状況<br>・食欲<br>・経口摂取、人工栄養に対する本人・家族の希望<br>・本人の好きなもの、食べたいもの | ・終末期が近づいてくると、食べる量が減ってくる。家族も不安が強くなるため、本人・家族の訴えをよく聞き、不安への対応をする<br>・本人が食べたいものを食べたいだけ食べるよう勧めたり、安全に食べる楽しみがなされるよう工夫する<br>・綿棒を冷たい水で絞って、口を湿らせるなど、心地よい口渇への対応をする<br>・口腔ケア<br>・嚥下評価（負担のない程度に）<br>・誤嚥しないようアドバイスをする |
| **★★☆ 環境を整える** | | |
| ・終末期になると意識レベルの低下があり、寝ている時間が長くなる | ・本人・家族の意向<br>・本人・家族の表情や言動 | ・本人の五感にいい刺激となっているものを大切にする<br>　住み慣れた家の景色、におい、音、家族の声など<br>・家族も安心して介護できるよう、上記を言葉で伝える |
| **★☆☆ 清潔を保つ** | | |
| ・家族の介護負担がある | ※導入期に準じる（→p.46） | ※導入期に準じる（→p.46） |
| ・手足の清潔保持が困難であり、爪で傷つけたりしてしまう | ※導入期に準じる（→p.46） | ※導入期に準じる（→p.46） |
| ・状態の変化により、ケア時の身体的・精神的負担を軽減する必要がある | ・皮膚状態<br>・バイタルサイン<br>・苦痛・疲労状況 | ・状態により、安楽なケアの方法を検討する<br>・本人の希望に沿ったケアをする<br>・苦痛がないように愛護的な介助を心がける |

| アセスメント | 観察項目 | ケアのポイント |
|---|---|---|
| ★☆☆ 動く | | |
| ・臥床時間が長く、循環器の調節機能が低下し、臥床から座位、立位になると、起立性低血圧を起こす<br>・運動に伴う急激な血圧上昇と脈拍数の増加が脳血管に悪影響を与える | ※導入期に準じる（→p.47） | ・体位変換時は声をかけ、身体に負担がかからぬようゆっくりと行う<br>※このほかは導入期に準じる（→p.47） |
| ・家族は介護方法に不安がある | ※導入期に準じる（→p.47） | ※導入期に準じる（→p.47） |
| ・本人の身体に負担がかかり、疲労が出やすい | ・本人・家族の意向<br>・バイタルサイン<br>・疲労状況 | ・安楽な体位となるよう体位調整する<br>・痛みがない程度の心地よいストレッチやマッサージを行う<br>・良肢位を保持する<br>・体位変換など、移動時、愛護的に介助する<br>・疲労がないように本人・家族の希望がかなえられるよう支援する |

〈文献〉
1) 神奈川県リハビリテーション事業団リハビリテーション看護研究会編著：新版 実践！ リハビリテーション看護 脳卒中を中心に．照林社，東京，2010．
2) 貝塚みどり，大森武子，酒井郁子，他編：QOLを高めるリハビリテーション看護 第2版．医歯薬出版，東京，2006．
3) 日本ヒューマン・ナーシング研究学会編著：意識障害・寝たきり（廃用症候群）患者への生活行動回復（NICD）教本 看護の力でここまでできる！ 看護の実践必須スタンダード．メディカ出版，大阪，2015．
4) 塩川芳昭監修：ナーシングケアQ&A第47号 All in One！ 脳卒中看護とリハビリテーション 急性期から在宅医療までのケアのすべて．総合医学社，東京，2013．
5) 林直子，鈴木久美，酒井郁子，他編：看護学テキストNiCE 成人看護学概論 成人看護学 改訂第2版 社会に生き世代をつなぐ成人の健康を支える．南江堂，東京，2014．
6) 平原佐斗司編著：在宅医療の技とこころ チャレンジ！ 非がん疾患の緩和ケア．南江堂，東京，2012．

# III 慢性心不全
## （心筋梗塞後）

経過別 ケア項目：解説ページ

| ケア項目 | 導入期 | 安定期 | 増悪期 |
| --- | --- | --- | --- |
| 呼吸をする | p.69 | p.72 | p.76 |
| 体温を維持する | p.69 | p.72 | p.77 |
| 食事をする | p.68 | p.71 | p.77 |
| 排泄する | p.69 | p.73 | p.78 |
| 休息する | p.70 | p.73 | p.77 |
| 環境を整える | p.68 | p.72 | p.76 |
| 動く | p.68 | p.72 | p.77 |
| 清潔を保つ | p.69 | p.73 | p.78 |
| 安全を保つ | p.67 | p.71 | p.76 |
| コミュニケーションをとる | p.70 | p.74 | p.77 |
| 家族・社会とのつながりをもつ | p.70 | p.74 | p.78 |
| QOLを維持する | p.70 | p.73 | p.75 |

よくある質問・相談 p.74

# 慢性心不全　在宅ではココが重要！

## 疾患の特徴

- 慢性心不全とはさまざまな原因により心機能が低下し、全身へ血液を拍出できなくなる状態をいう。

### 主な症状

**左心不全\***
心拍出量低下・肺うっ血
↓
- 息切れ、呼吸困難、喘鳴
- 努力呼吸、起座呼吸
- 肺水腫、咳嗽
- 血性泡沫性痰　など

**右心不全\***
静脈系のうっ血
↓
- 浮腫、体重増加
- 頸静脈怒張
- 肝腫大
- 胸水、腹水
- 便秘、悪心
- 食欲低下　など

**低心拍出量**
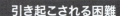
- 意識障害
- 冷汗、チアノーゼ
- 血圧低下
- 尿量減少　など

### 本人の行動・状態

- 動くと苦しい
- 身の回りのことができない
- 苦痛症状出現による不安
- 死への恐怖
- 治療（塩分・水分制限、服薬など）によるストレス
- 体力の低下
- 入退院を繰り返す

### 引き起こされる困難

- 病状悪化に伴う活動不耐・生活困難・苦痛増強
- 褥瘡の出現
- 塩分・水分制限が守れない
- 服薬アドヒアランスの低下
- うつ症状の出現

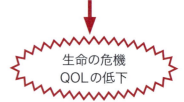

生命の危機
QOLの低下

\*左心不全：左室の機能が低下すると、肺静脈圧の上昇、肺うっ血が生じ、それに伴う症状が出現する。
右心不全：左心不全に引き続いて起こることが多い。静脈系のうっ血に伴う症状が出現する。

# 看護のめざすゴール

- 病状を悪化させないような生活管理と苦痛時の症状緩和、精神的支援を行う。
- 入退院を繰り返すことなく在宅で安楽に生活できる。

**導入期**
- 退院後の環境変化に適応でき、自己管理することで症状の出現や増悪がない。

**安定期**
- 体調の自己管理が継続でき、症状コントロールできた生活の中で自分のやりたいことができる。

**増悪期**
- 苦痛が緩和される。
- 家族の介護負担が軽減できる。
- 自己決定した治療を、希望する療養の場で受けられる。

★心不全増悪のメカニズム

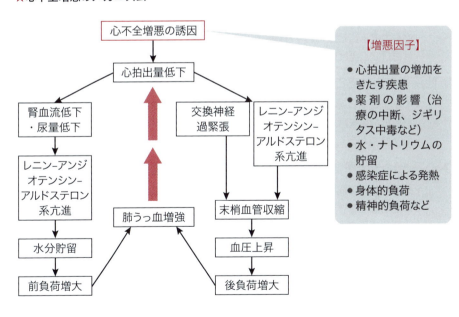

## ★心不全重症度分類①NYHA分類

| | |
|---|---|
| Ⅰ度 | ・心疾患はあるが身体活動に制限はない<br>・日常的な身体活動では著しい疲労、動悸、呼吸困難あるいは狭心痛を生じない |
| Ⅱ度 | ・軽度の身体活動の制限がある<br>・安静時には無症状<br>・日常的な身体活動で疲労、動悸、呼吸困難あるいは狭心痛を生じる |
| Ⅲ度 | ・高度な身体活動の制限がある。安静時には無症状<br>・日常的な身体活動以下の労作で疲労、動悸、呼吸困難あるいは狭心痛を生じる |
| Ⅳ度 | ・心疾患のためいかなる身体活動も制限される<br>・心不全症状や狭心痛が安静時にも存在する。わずかな労作でこれらの症状は増悪する |

(付) Ⅱs度：身体活動に軽度制限のある場合、Ⅱm度：身体活動に中等度制限のある場合

# 在宅看護のケアポイント

## 本人の生活に合わせた治療をしないと継続できない

- 治療には自己管理が重要である。それを継続させるには、生活スタイルを考慮した管理方法を模索しなければならない。必要な治療と本人の思いの妥協点を探すことも必要である。治療に関する理解度に問題がある場合は、根気よくかかわり、必要時は医師から再度説明してもらう。

## 他疾患を有することが多い

- 心不全患者は高齢者が多いため、他疾患を有する人が多い。他疾患の悪化による心負荷の増大を防ぐために、そのコントロールにも気をつける必要がある。
- 心予備能が低く、感染や感冒により症状が出現、悪化しやすい。

## 心不全は予後予測が難しく、軽快と増悪を繰り返し徐々に悪化する

- 疾患は徐々に病状が進行する。軽快と増悪を繰り返すため、また回復するのではとの思いを抱きやすく、予後予測が難しい。病状悪化のたびに、本人・家族と今後の治療や療養の場について話し合いを行う。
- 医師、ケアマネジャー、ヘルパー、療法士など関係者との連携を図り、在宅チームとして支援することが大切である。

> **MEMO** 症状が進行してきたら…
> 本人の望む療養の場所と治療をそのつど確認し、本人の意思を尊重するようにする。自宅で最後まで過ごしたい場合は、救急車を呼ばないようにする。最後まで治療を望む場合は、どの時期にどこへ入院するのか相談しておく。本人と家族の思いが一致しないこともあるので、病状の変化があった時点で何度も話し合いをもつ。

## 導入期

**この時期は?**
- 病状がコントロールされて在宅生活へ移行する。
- 在宅での生活に不安がある。
- 環境の変化に適応できるよう注意を払う必要がある。

## 看護の目標

● 退院後の環境変化に適応でき、自己管理することで症状の出現や増悪がない。

### 1 初回訪問のポイント

★ **病状に関する理解度を確認する。**
病院で受けた指導内容をどれくらい理解しているのか、自己管理に意欲はあるのか、どのように管理しようと考えているのか、協力者はいるかなどを確認する。

★ **環境変化により活動量が増え、心負荷が増大する恐れがある。**
自宅では布団だったり、階段があったり、トイレが遠いなどの状況が考えられる。退院日から不都合なく生活ができるか確認し、必要であればケアマネジャーと連携して福祉用具を入れたり、寝室の位置を検討したりするなどの調整を行う。

★ **緊急時の体制を確認する。**
心不全は急変が起こることもあるので、緊急時は病院へ救急搬送するのか、往診医へ連絡するのか、訪問看護師へ連絡するのか、本人・家族と相談する。休日・夜間の体制も確認する。

> **CASE** 70歳代男性　冠動脈バイパス術後の退院
>
> 「先生は大丈夫と言うけれど、ときどき胸が苦しくなるから心配」と不安を抱えながらも、「退院後は散歩など自分でリハビリをしたい」「気をつけることがあれば教えてほしい」と少しずつ心構えをしようとしていた。
>
> 　妻は視力障害があるため介護力は低いものの、娘夫婦が同敷地に住んでいるため、協力が得られる。手すりをつけ段差を解消するなど住宅改修を済ませて退院となった。退院後から体調の管理とリハビリテーション（以下、リハビリ）目的で訪問看護が開始となった。
>
> 　水分制限は1200mL/日、塩分制限は7g/日、服薬も自己管理するという。水分は200mL×6回で飲むようにし、塩分は病院食程度の味の薄さにすると決めていたので、体重測定を毎日行うよう指導した。
>
> 　訪問時は、両下肢に軽度浮腫があり足浴を施行。自宅周辺を15分ほど散歩し、天気の悪い日は室内でリハビリを行った。24時間対応体制加算を申し込み、異常を感じたら訪問看護ステーションへ連絡するように話した。

導入期

【考えておきたいこと】
- 本人ができる自己管理方法を考える。
- 内服薬が多い場合は、内服薬の減量や一包化ができないか医師と相談する。
- 退院前は自宅での生活に対し、漠然とした不安を抱えることが多い。退院前のカンファレンスで具体的な生活をイメージできるようにかかわることが大切である。
- リハビリテーションの運動強度については医師または療法士へ確認しておく。症状の悪化がある場合は運動強度の見直しをする。
- 住宅改修は介護保険が使える場合があるので、改修の予定があれば介護保険の申請を早めにしておくとよい。
- 病状の悪化や入退院を繰り返すと、気持ちが落ち込み、うつ状態になることがある。「夜間眠れない」「体がだるくて思うように活動できない」「食欲がない」など、うつ症状に注意する。
- 疾患が重症なほどうつ病有病率が上がり、うつ病を伴うと余命が短くなるとの報告がある。
- 心不全は代償機転が破綻すると急激に悪化する。そのため、急変することを視野に入れて、緊急時の体制の確認をしておく。本人・家族にも説明して安心してもらう。
- 心不全は進行するため、最初はコントロールできていても徐々に悪化することは避けられない。基礎疾患や心機能の悪化がないかこまめにアセスメントするべきである。そのつど、心機能を評価して状態に合った治療を続けることが大切である。

【看護師の注意点と本人・家族に伝えること】
- 疾患の悪化症状が出てきた場合はすぐに医療者に知らせるように説明する。本人にも知識をもってもらい、セルフチェックすることが早期発見・早期対処につながる。
- 毎日同じ時間に血圧と体重測定を行い記載しておく。体重が急激に増えるようであれば浮腫の増強がないか確認する。また、肥満は心臓に負荷がかかるので太りすぎないように注意する。血圧が高かったり低かったりするときは安静にして体調をみながら活動する。
- 生活のペースがつかめるまでは無理をしない。急に活動量を増やさないよう気をつける。
- 飲酒・喫煙は、心負荷がかかるため止める。どうしても止められない場合は、減量するなどできる対策を検討する。
- 病院と自宅では気温や湿度が違うために、環境によるストレスが大きくなる。特に気温変化は起こりやすいので、「温かい部屋から急に寒い部屋に行く」「熱い風呂に入る」などは避けるように注意する。また、感冒など感染に気をつける。
- 病状が安定していれば、行きたいことややりたいことに積極的に取り組んでよいので、家族や周囲の協力を得て楽しく過ごすようにする。

## 2 訪問時のアセスメントと看護ケア

優先度 ★★★とても高い ★★☆やや高い ★☆☆高い

| アセスメント | 観察項目 | ケアのポイント |
|---|---|---|
| ★★★ **安全を保つ** | | |
| ・環境の変化により心負荷がかかりやすい | ・バイタルサイン<br>・息切れ、呼吸困難の有無<br>・疲労度<br>・浮腫の有無<br>・活動量<br>・水分出納<br>・不安やストレスの有無<br>・他疾患の病状（高血圧、高脂血症、糖尿病など） | ・活動量が増えすぎないよう注意する<br>・環境調整をする<br>・家事は家族の協力が得られなければヘルパーの利用など検討する<br>・不安やストレスがあれば解決できるよう支援する<br>・症状が出現・悪化した場合は速やかに医師へ報告し、対応を相談する<br>・緊急連絡体制を整備する |
| ・服薬の自己管理が必要 | ・服薬の管理方法<br>・服薬動作が自分でできるか<br>・服薬に関する理解度、思い<br>・服薬管理を手伝ってくれる人はいるか<br>・薬の副作用はないか<br><br>在宅患者訪問薬剤管理指導または居宅療養管理指導（→p.70） | ・自己管理方法を一緒に考える<br>　・服薬カレンダーを使う<br>　・服薬ケースを使う<br>　・薬に日付を入れる<br>　・一包化する　など<br>・必要時は看護師やヘルパーが服薬確認をする<br>・家族に協力を依頼する<br>・服薬に関する理解が得られない場合は、必要性を説明する。必要時は医師や薬剤師から説明してもらう<br>・自宅での服薬状況に問題があれば医師へ報告し、内服薬の整理や飲み方の変更を検討する<br>・必要であれば薬剤師と連携をとる |
| ・感染を起こすと疾患の悪化につながる | ・バイタルサイン<br>・感冒症状の有無<br>・肺炎症状の有無<br>・膀胱炎症状の有無 | ・マスク装着や外出後は手洗い、うがいを行うよう指導する<br>・随時、予防接種を勧める<br>・発熱がある場合はすみやかに医師へ報告し、対処する |

| アセスメント | 観察項目 | ケアのポイント |
|---|---|---|

### ★★★ 食事をする

| | | |
|---|---|---|
| ・塩分・水分制限を守る必要がある | ・塩分・水分制限に対する理解度<br>・食事を用意するのは誰か<br>・病院から指導されたことを守っているか<br>・制限を守るための工夫はされているか<br>・食事内容<br>・水分摂取量<br>・水分出納<br>・浮腫の有無<br>・体重の変化<br>・バイタルサイン | ・塩分・水分制限の必要性を説明する<br>［代替案例］<br>・減塩醤油や減塩味噌など調味料を工夫する<br>・酸味や辛味を使って塩分を減らす<br>・1点に味を集中させて満足感を得やすくする<br>・配食サービスの利用　など<br><br>・必要時は管理栄養士と連携する<br>・指示された水分を計画的に飲めるよう水分摂取方法を一緒に考える<br>・氷片を含んで口渇を緩和させる<br>・毎日体重測定をする（日単位で2kg以上の増加は疾患悪化の可能性が高い）<br>・浮腫がないか毎日セルフチェックするよう説明する |

### ★★★ 環境を整える

| | | |
|---|---|---|
| ・活動量の増加、気温・湿度の変化など環境変化によって心負荷が増大する<br>・慣れない環境で転倒の危険がある | ・部屋・家具の配置<br>・室内での移動距離<br>・移動時に障害物がないか<br>・段差の有無<br>・部屋の気温・湿度<br>・浴槽の高さ、浴室の広さ | ・必要に応じて福祉用具を利用する<br>　ベッド、手すり、シャワーチェア、タッチアップなど<br>・移動範囲に障害物があれば、位置を変えるなど調整する<br>・トイレ・入浴動作を確認する<br>・温度湿度計を置く<br>・急激な気温の変化がないように調整する<br>・転倒予防のためスリッパは使用しないよう伝える |

### ★★☆ 動く

| | | |
|---|---|---|
| ・日常生活を維持するために心肺機能を低下させない | ・活動状況<br>・活動により息切れや呼吸困難がないか<br>・ADLは保たれているか | ・心機能に合わせた運動を勧める<br>・呼吸状態や症状をみながら徐々に活動範囲を広げる<br>・活動により呼吸困難が出現した場合は、ただちに活動を中止する |

| アセスメント | 観察項目 | ケアのポイント |
|---|---|---|
| | | ・デイサービスやデイケア、訪問リハビリの利用を検討する |
| ★★☆ **呼吸をする**<br>・活動により心負荷がかかり息切れ、呼吸困難が出現する恐れがある | ・バイタルサイン<br>・息切れ、呼吸困難の有無<br>・呼吸困難が出現した状況<br>・チアノーゼの有無<br>・喘鳴、喀痰の有無 | ・呼吸状態に合わせて活動する<br>・呼吸困難が出現したら座位または臥位で休息をとって呼吸を落ち着かせる<br>・苦痛が強い場合は医師へ報告し、対応を相談する |
| ★★☆ **体温を維持する**<br>・低体温になると血管が収縮し、血圧が上昇して心負荷がかかる<br>・感染により高体温になることで心負荷がかかる | ・バイタルサイン<br>・悪寒、戦慄の有無<br>・四肢の冷感、チアノーゼの有無<br>・熱感、発赤、発汗<br>・呼吸状態<br>・訴え | ・室温を調整する<br>・掛け物を調整する<br>・発熱があればクーリングし、医師へ報告する |
| ★★☆ **排泄する**<br>・利尿薬の影響で頻尿となる<br>・トイレ歩行による転倒<br>・尿量減少の恐れ<br>・水分制限により便秘になりやすい。便秘時に努責することで心負荷が増強することがある | ・排泄状況<br>・排尿量<br>・トイレまでの移動方法と移動距離<br>・浮腫の有無<br>・服薬状況<br>・便秘の有無 | ・トイレまでの移動がスムーズに行えるよう調整する<br>・水分出納を確認する<br>・尿量減少、浮腫があれば、すぐに医師へ報告する<br>・必要時は緩下薬の処方を医師に相談する |
| ★★☆ **清潔を保つ**<br>・入浴動作による心負荷<br>・浴室と部屋の気温差による体への負担 | ・入浴動作がとれるか<br>・皮膚の状況<br>・入浴頻度<br>・口腔内の状態<br>・口腔ケアができているか | ・必要時は入浴介助をする。湯温は高くしすぎないようにする<br>・必要であればケアマネジャーと福祉用具の調整を行う<br>　バスボード、浴室の手すり、シャワーチェアなど<br>・必要時は、口腔ケア介助をする |

導入期

| アセスメント | 観察項目 | ケアのポイント |
|---|---|---|

## ★★☆ QOLを維持する

| アセスメント | 観察項目 | ケアのポイント |
|---|---|---|
| ・塩分・水分・活動制限のある中で本人のやりたいことを見つける | ・趣味や好きなこと<br>・本人の希望<br>・やりたいこと<br>・どのように自宅で過ごしたいか<br>・生活歴、職歴 | ・やりたいことがあればできる方法を一緒に考える<br>・症状緩和し安楽に過ごせるようにケアする |

## ★★☆ 休息する

| アセスメント | 観察項目 | ケアのポイント |
|---|---|---|
| ・呼吸困難による不安や死への恐怖があると夜間眠れない恐れがある<br>・休息がとれないことによる血圧上昇や疲労などから心負荷が増大する可能性 | ・睡眠状況<br>・気がかりなことはないか<br>・体調の変化<br>・バイタルサイン<br>・表情・言動 | ・不安やストレスがあれば解決できるよう支援する<br>・不眠が続く場合は医師へ報告し、睡眠薬や精神安定剤を検討してもらう<br>・信頼関係を築く |

## ★★☆ 家族・社会とのつながりをもつ

| アセスメント | 観察項目 | ケアのポイント |
|---|---|---|
| ・活動不耐により家族・社会での役割が果たせなくなる | ・活動状況<br>・家族との関係<br>・家族・社会での役割 | ・家族との関係の調整<br>・家族・社会での役割を果たすための方法を一緒に考える<br>・家族や周囲に病状を理解してもらう<br>・本人がやりたいことがあれば支援する |

## ★★☆ コミュニケーションをとる

| アセスメント | 観察項目 | ケアのポイント |
|---|---|---|
| ・体調が悪いと口数が減る<br>・ストレスや不安からうつになる場合がある | ・表情、言動<br>・思いを口に出せているか<br>・家族との関係<br>・知人や親戚との関係<br>・睡眠状況<br>・食事摂取量 | ・信頼関係を築く<br>・話しやすい雰囲気をつくる<br>・いつもと違う様子がないか注意する |

---

**MEMO　在宅患者訪問薬剤管理指導または居宅療養管理指導**

医師の指示のもと、通院困難な方に対して薬局薬剤師が訪問をし、内服薬の説明や服薬状況の確認、副作用のチェックなどをしてくれるサービスがある。医療保険または介護保険で利用でき、薬剤師と連携して服薬管理ができる。

## 安定期 この時期は?

▶ 在宅生活での自己管理方法を確立させ、生活を継続している。
▶ 心不全悪化の徴候がないか、常に注意が必要である。
▶ 体調が安定していれば、本人がやりたいことに積極的に取り組む。

## 看護の目標

- 体調の自己管理が継続でき、症状コントロールできた生活の中で本人のやりたいことができる。

## 訪問時のアセスメントと看護ケア

優先度 ★★★とても高い ★★☆やや高い ★☆☆高い

| アセスメント | 観察項目 | ケアのポイント |
|---|---|---|
| ★★★ 安全を保つ | | |
| ・慣れから自己管理がおざなりになる恐れ | ・服薬管理が継続できているか<br>・塩分・水分制限が守れているか<br>・心不全症状の悪化はないか<br>・感染徴候はないか<br>・感染予防ができているか | ・生活パターンや活動範囲の変化に合わせて継続できる自己管理方法を考える<br>・新たな症状出現や症状の悪化がある場合は、医師へ報告する |
| ★★★ 食事をする | | |
| ・塩分・水分制限を継続する必要がある | ・塩分・水分制限を守ることができているか<br>・症状の出現・悪化はないか | ・塩分・水分制限が守られない場合は、守ることができる方法を一緒に検討する<br>・症状の出現・悪化があれば医師へ報告する |
| ・低栄養は予後不良因子となるので注意する | ・食欲の有無<br>・食事摂取量<br>・体重の変化 | ・タンパク質の摂取を勧める<br>・食事量が少ない場合は栄養補助食品などを勧める |

安定期

| アセスメント | 観察項目 | ケアのポイント |
| --- | --- | --- |
| ★★★ **環境を整える** | | |
| ・病状の進行による活動低下、浮腫の増強による転倒リスクの増大<br>・気温や気候による体調への影響 | ・活動量<br>・歩行状況<br>・浮腫の増強がないか<br>・気温・気候の影響の有無 | ・体調・能力に合わせて福祉用具の調整をケアマネジャーと相談する<br>・環境調整を本人ができない場合は家族やヘルパーに依頼するよう調整する |
| ★★★ **動く** | | |
| ・心肺機能の維持<br>・活動範囲拡大による心負荷<br>・転倒リスク<br>・浮腫による活動困難 | ・活動量<br>・歩行状況<br>・リハビリテーションを継続できているか<br>・息切れの有無<br>・浮腫の有無、程度<br>・食事摂取量<br>・水分摂取量 | ・行きたい場所ややりたいことを叶える方法を検討する<br>・浮腫の増強があれば、心不全の悪化がないか注意する<br>・下肢の拳上を心がける<br>・下肢全体に包帯などで弱い圧迫をする<br>・転倒予防に気をつける<br>・保湿クリームを塗布して皮膚の乾燥を防ぐ |
| ★★★ **呼吸をする** | | |
| ・病状の進行による呼吸状態の悪化 | ・バイタルサイン<br>・肺音<br>・呼吸状態<br>・咳嗽・喀痰の増強はないか<br>・睡眠状況<br>・活動状況<br>・どのようなときに息切れが出現するか | ・呼吸状態の悪化があれば心不全が進行していないかアセスメントして対処方法を検討する<br>・異常があれば医師へ報告し、対応を相談する |
| ★★★ **体温を維持する** | | |
| ・低体温・高体温にならないよう継続して気をつける必要がある | ※導入期に準じる（→p.69） | ※導入期に準じる（→p.69） |

| アセスメント | 観察項目 | ケアのポイント |
|---|---|---|
| **★★☆ 排泄する**<br>・水分出納に引き続き注意する必要がある<br>・水分制限や活動量の減少により便秘になりやすい<br>・病状の進行に伴いトイレまでの歩行ができなくなる | ・排泄状況<br>・排尿量<br>・トイレまでの移動方法と移動距離<br>・浮腫の有無<br>・服薬状況<br>・便秘の有無 | ・尿量減少、浮腫の増強があれば心不全の進行を考えて対応する<br>・適度な運動を行う<br>・必要時は緩下薬を使用する<br>・活動状況に合わせて、必要時に手すりやポータブルトイレ、尿器などの福祉用具を検討する |
| **★★☆ 清潔を保つ**<br>・入浴による心負荷が最少になるように注意が必要<br>・舌苔があると味覚を感じにくく、食欲不振の原因にもなる<br>・誤嚥性肺炎の予防 | ・入浴動作がとれるか<br>・皮膚の状況 | ・活動状況に合わせてできない部分は介助をする<br>・体調が悪い時はシャワー浴で済ませたり、清拭にしたりするなど臨機応変に対応する<br>・舌苔がないか確認し、あれば口腔ケアをして除去に努める |
| **★★☆ QOLを維持する**<br>・今後の治療や療養の場について自己決定する必要がある<br>・本人と家族の思いが違う場合があるので、話し合う機会をもち確認しておく | ・やりたいことはあるのか<br>・どこで療養したいのか<br>・どのような治療を受けたいのか<br>・家族の介護力<br>・病状についてどのような説明を受けているか<br>・本人・家族の思い | ・体調の変化があった場合は、今後の治療や療養の場についてそのつど話し合いをする<br>・本人にやりたいことがあれば、協力してもらえるよう周囲へはたらきかける<br>・本人・家族の思いを傾聴する |
| **★★☆ 休息する**<br>・病状の悪化や入退院を繰り返すことで気持ちが落ち込み、不眠になる恐れがある<br>・夜間の呼吸困難<br>・死への恐怖 | ・睡眠状況<br>・表情・言動<br>・病状に対する思い<br>・インフォームドコンセントの内容<br>・呼吸状態<br>・苦痛の有無、程度 | ・訴えを傾聴する<br>・不眠の原因を知り、解消できるようかかわる<br>・苦痛がある場合は緩和できるよう医師と連携する |

| アセスメント | 観察項目 | ケアのポイント |
|---|---|---|
| | | ・リラクゼーションできるようにかかわる<br>　アロマオイルの使用、眠前の足浴、温罨法、音楽をかける、マッサージ　など<br>・不眠が続くようであれば医師へ相談し、睡眠薬の使用や精神科の受診を検討する |

### ★★☆ 家族・社会とのつながりをもつ

| アセスメント | 観察項目 | ケアのポイント |
|---|---|---|
| ・体調に合わせて家族内や社会においてできる役割を行う | ・活動状況<br>・家族との関係<br>・家族・社会での役割 | ・体調に合わせて家族や知人との交流を勧める |

### ★★☆ コミュニケーションをとる

| アセスメント | 観察項目 | ケアのポイント |
|---|---|---|
| ・病状の悪化、入退院を繰り返す、制限によるストレスなどから、うつ状態になる場合がある | ・表情、言動<br>・思いを口に出せているか<br>・家族との関係<br>・知人や親戚との関係<br>・睡眠状況<br>・食事摂取量 | ・話しやすい環境をつくる<br>・時間をとってゆっくりした雰囲気の中で訴えを傾聴する |

---

**本人・家族からよくある質問・相談**

**Q** 足がむくんで重くなり、動くのが大変です。どうしたらよいでしょうか?

**A** 足を下げていると水分がたまるので、なるべく挙上するようにしましょう。座っているときは足台に足を乗せるようにします。むくみ予防のソックスやストッキングも効果的です。ソックスやストッキングを使用するときは、皮膚へのくいこみがないように注意しましょう。また、むくんでいると皮膚が薄くなり乾燥するので、保湿クリームなどで皮膚を保護しましょう。むくみがだんだん強くなるようなら医師へ相談しましょう。

**Q** 少し動くと息切れがします。どうしたらよいでしょうか?

**A** 休憩をとりながら動くようにしましょう。効率よく動けるよう動線を工夫して、環境調整をします。腕を上げる動作や、立ち上がり動作などは呼吸困難が起きやすいので、頻度を減らします。動作は呼気に合わせて行うようにしましょう。
また、筋肉量が低下すると息切れを起こしやすいので、体調が安定しているときは、散歩などのリハビリを積極的に行いましょう。タンパク質を摂取して筋力を落とさないよう気をつけるとよいです。「呼吸困難感が強い」「痰が多くなった」「むくみが強くなった」「体重が増えた」など心不全悪化の徴候に気をつけ、異常があれば医師へ相談しましょう。

## 増悪期 <この時期は?>

▶ 病状が進行し、徐々に体動が困難となってくる。
▶ 苦痛症状が出現し、緩和ケアが必要となる。
▶ 介護量が増え、家族の介護負担が大きくなる。
▶ 増悪と完解を繰り返しながら徐々に疾患が悪化していくため、また回復するのではないかという思いを本人・家族はもちやすい。
▶ 治療をどこまで続けるか、療養場所はどうするかなどの選択をする必要がある。

### 看護の目標

- 苦痛が緩和される。
- 家族の介護負担が軽減できる。
- 自己決定した治療を、希望する療養の場で受けられる。

## 訪問時のアセスメントと看護ケア

優先度 ★★★とても高い ★★☆やや高い ★☆☆高い

| アセスメント | 観察項目 | ケアのポイント |
|---|---|---|
| ★★★ QOLを維持する | | |
| ・苦痛の緩和<br>・本人の思いを尊重できるようにする<br>・本人の思いを確認し、家族と意思一致できるように計らう<br>・自己決定できない場合は家族に決定してもらい、家族内で意思一致できるようにする<br>・スピリチュアルペインへの対応 | ・バイタルサイン<br>・疼痛の有無<br>・呼吸困難の有無<br>・咳嗽・喀痰の有無<br>・倦怠感の有無<br>・浮腫の程度<br>・意識レベル<br>・睡眠状況<br>・食事・水分摂取量<br>・排泄状況<br>・水分出納<br>・活動状況<br>・本人・家族の思い<br>・やりたいことはできたか | ・訴えを傾聴する<br>・葛藤がある場合は、思いに寄り添い納得のいく結論を出せるよう支援する<br>・苦痛が緩和できるようなケアを行う<br>　　アロマオイルの使用、マッサージ、体位の工夫、温罨法、音楽をかける　など<br>・体力の消耗を最小限に抑えられるよう、手早くていねいなケアを行う<br>・必要時は複数名でケアをする<br>・本人の望んだ治療ができるよう意思確認をして調整する<br>・家族への支援、今後の経過の説明<br>・苦痛が強い場合は医師へ相談し、苦痛緩和に努める |

増悪期

| アセスメント | 観察項目 | ケアのポイント |
|---|---|---|
| **★★★ 環境を整える** | | |
| ・苦痛緩和のための治療を自宅で受ける場合がある<br>・酸素療法、点滴など医療ケアを安全に自宅で受けられる | ・バイタルサイン<br>・治療の受け入れ状況<br>・本人・家族の思い<br>・療養環境<br>・服薬確認 | ・医療ケアが自宅で受けられるような環境調整をする<br>　・医療器具や薬品の保管方法<br>　・点滴台やS字フックの準備<br>　・医療機器は子どもの手の届かないところに置く<br>　・ケアしやすいように物品の配置をする　など |
| | ・医療機器メーカーの説明について、その補足や理解度の確認を行う | ・医療機器の説明<br>・必要時は家族に医療行為を指導する<br>・異常があればすぐに医師へ報告する |
| **★★★ 安全を保つ** | | |
| ・意識レベルの低下によるせん妄出現の恐れ<br>・認知症との判別が必要 | ・症状の出現が急激か緩徐か<br>・危険行動はないか<br>・家族の疲労度 | ・せん妄であれば内服薬や環境による原因はないか確認する<br>・原因がわかれば除去をする<br>・症状が強い場合は医師に相談し、せん妄の治療を行う<br>・せん妄でない場合は認知症を疑い、必要であれば治療につなげる |
| **★★★ 呼吸をする** | | |
| ・呼吸困難の出現と悪化<br>・酸素療法をする場合、肺うっ血がある時は$CO_2$ナルコーシスに気をつける | ・バイタルサイン<br>・肺音<br>・呼吸状態<br>・顔色、チアノーゼ<br>・咳嗽、喀痰の有無と性状<br>・水分出納<br>・浮腫増強の有無 | ・呼吸困難感緩和のためのケアを行う<br>　・アロマオイルの使用<br>　・座位やファーラー位などポジショニングの工夫<br>　・顔に風を当てる<br>　・口すぼめ呼吸の指導<br>　・リラクゼーションのためのマッサージ　など<br>・喀痰量が多い場合、水分量・輸液量の調整を検討する<br>・呼吸困難が強い場合は医師へ報告し、緩和に努める<br>・酸素療法をする場合は使用方法、留意点など本人・家族へ説明する<br>・必要時、吸引器を準備する<br>・家族へ吸引指導を行う |

| アセスメント | 観察項目 | ケアのポイント |
|---|---|---|
| ★★★ 動く | | |
| ・呼吸困難、浮腫の増強など病状の進行に伴い活動困難となる<br>・体動困難、浮腫による皮膚の脆弱、低栄養により褥瘡ができやすい | ・活動状況<br>・褥瘡の有無<br>・呼吸状態<br>・浮腫の程度 | ・褥瘡の予防<br>（エアマットレスの導入、長時間の同一体位を避ける、保湿クリームの塗布、クッションなどを用いた除圧　など）<br>・拘縮の予防<br>・浮腫が強い場合は包帯やチューブ包帯を用いて下肢全体を弱く圧迫する<br>・リンパ漏のある場合は浸出部分にパットなどをあてる<br>・リンパ漏からの感染に注意する |
| ★★★ 食事をする | | |
| ・食事量が減る<br>・食欲がない<br>・体力低下に伴う嚥下機能の低下<br>・誤嚥性肺炎の恐れ<br>・輸液をするかどうか、いつまで続けるかの判断が必要となる場合がある | ・バイタルサイン<br>・嚥下状態<br>・食事摂取量<br>・食欲の有無<br>・咳嗽・喀痰の有無、性状<br>・浮腫の状態 | ・経口摂取できる間は低栄養に注意して、タンパク質を中心に摂取するようにする<br>・経口摂取が困難になったら無理に食べないよう、本人・家族に説明する<br>（終末期では食べることが体力消耗につながる）<br>・心機能に合わせて輸液を検討する |
| ★★☆ 体温を維持する | | |
| ・循環不全により末梢冷感が出現する | ・手足の冷感の有無<br>・チアノーゼの有無<br>・痛みや寒気の有無 | ・手足を保温する<br>・手浴・足浴を実施する<br>・掛け物の調整をする<br>・室温を調整する |
| ★★☆ コミュニケーションをとる | | |
| ・病状が進行して活動できなくなると家族や介護者とのコミュニケーションが楽しみの1つとなる | ・意思が伝えられるか<br>・意識レベル<br>・苦痛の有無<br>・表情 | ・本人の言いたいことをくみ取り、わかっていることは指示されなくても実施するよう配慮する<br>（息苦しさや体調の悪さで言語的なコミュニケーションが難しい場合もある） |
| ★★☆ 休息する | | |
| ・夜間良眠できるよう苦痛を緩和する<br>・死への恐怖、不安を覚える | ・睡眠状況<br>・本人の思い、訴え<br>・疼痛・呼吸困難などの苦痛の程度 | ・苦痛が強いときは緩和を図る<br>・リラクゼーションできるようなケアを実施する |

| アセスメント | 観察項目 | ケアのポイント |
|---|---|---|

★★☆ 排泄する

| | | |
|---|---|---|
| ・トイレへの歩行が困難となり、排泄の介助が必要となる | ・活動状況<br>・排泄状況<br>・介護状況<br>・介護力 | ・おむつの交換<br>・陰部洗浄<br>・ポータブルトイレの使用<br>・尿カテーテルの管理<br>・排便コントロール<br>・自力排便が難しい場合は、浣腸や摘便などの排便処置を行う<br>・家族への介護指導<br>・介護負担軽減のためにヘルパーの利用を勧める |

★★☆ 家族・社会とのつながりをもつ

| | | |
|---|---|---|
| ・終末期は意識レベルが低下することがあるが、家族がいる雰囲気を感じることはできるので、普段通りの生活の中で過ごすことは重要となる | ・意識レベル<br>・本人・家族の思い | ・家族へ今後の経過について説明する<br>・家族がなるべくそばにいられるように調整する |

★★☆ 清潔を保つ

| | | |
|---|---|---|
| ・浴室での入浴が困難となる<br>・保清により爽快感、リラクゼーションが期待できる<br>・口腔ケアにて誤嚥性肺炎を予防する | ・活動状況<br>・呼吸状態<br>・爽快感があるか<br>・本人の思い | ・体調に合わせて清拭、洗髪、陰部洗浄、手浴、足浴、訪問入浴、簡易浴槽での入浴などを行う<br>・体力を消耗しないように、複数の介護者で手早く行うとよい<br>・寒くないように気温に注意し、掛け物を使って体が冷えないよう配慮する<br>・必要時、訪問歯科を利用する |

〈文献〉
1) 長尾和宏総編：在宅医療のすべて．中山書店，東京，2014．
2) 平原佐斗司編著：チャレンジ！ 非がん疾患の緩和ケア．南山堂，東京，2011．
3) 上原譽志夫，大林完二，隅谷護人，他編：総合診療マニュアル．金芳堂，京都，2010．
4) 井上智子，佐藤千史編：病期・病態・重症度からみた疾患別看護過程＋病態関連図 第2版．医学書院，東京，2012．
5) 大石醒悟，高田弥寿子，竹原歩，他編：心不全の緩和ケア 心不全患者の人生に寄り添う医療．南山堂，東京，2014．
6) 藤野彰子：ナーシングレクチャー 心疾患をもつ人への看護．中央法規出版，東京，1997．

# IV

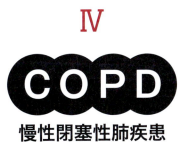

## COPD
### 慢性閉塞性肺疾患

経過別 ケア項目：解説ページ

| ケア項目 | 導入期 | 安定期 | 増悪期 |
|---|---|---|---|
| 呼吸をする | p.85 | p.93 | p.96 |
| 体温を維持する | p.87 | p.93 | p.97 |
| 食事をする | p.86 | p.92 | p.97 |
| 排泄する | p.87 | p.94 | p.98 |
| 休息する | p.87 | p.94 | p.99 |
| 環境を整える | p.88 | p.92 | p.99 |
| 動く | p.86 | p.92 | p.99 |
| 清潔を保つ | p.87 | p.94 | p.98 |
| 安全を保つ | p.88 | p.95 | p.99 |
| コミュニケーションをとる | p.88 | p.95 | p.98 |
| 家族・社会とのつながりをもつ | p.89 | p.91 | p.98 |
| QOLを維持する | p.89 | p.91 | p.97 |

**よくある質問・相談** p.90, 95, 100

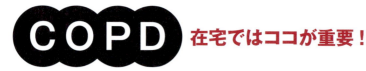

## 疾患の特徴

- 慢性閉塞性肺疾患（choronic obstructive pulmonary disease：COPD）とは、タバコ煙を主とする有害物質を長期に吸入曝露することで生じた肺の炎症性疾患である。

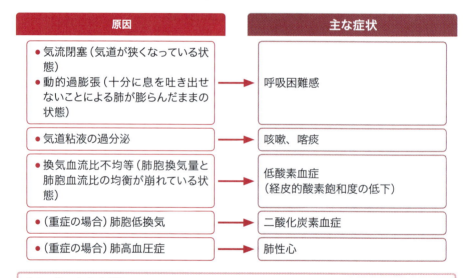

【その他の全身症状】
・全身性炎症：炎症性サイトカインの上昇、CRP（C反応性タンパク）の上昇
・栄養障害：脂肪量、除脂肪量の減少
・骨格筋機能障害：筋量、筋肉の低下

### 引き起こされる困難

- 日常生活動作の活動制限（少し動いただけでも苦しさを感じる）
- 筋力低下（低活動につながり、閉じこもりになり、筋力の低下につながる）
- 摂食障害（炎症性サイトカインの増加により、食欲が低下し、大量の食事は横隔膜が挙上され呼吸困難感を増加させることから、摂食量の低下が起こる）
- 呼吸補助筋の使用により、安静時エネルギー消費量が増加し、るいそうが起こる
- 本人と家族の不安感（呼吸困難は死の危険を予感させるため）

## ★呼吸不全（Ⅰ型、Ⅱ型）

| 呼吸不全 | Ⅰ型呼吸不全 | Ⅱ型呼吸不全 |
|---|---|---|
| $PaO_2 \leq 60Torr$ | $PaCO_2 \leq 45Torr$ | $PaCO_2 > 45Torr$ |

## ★COPDの管理（安定期）

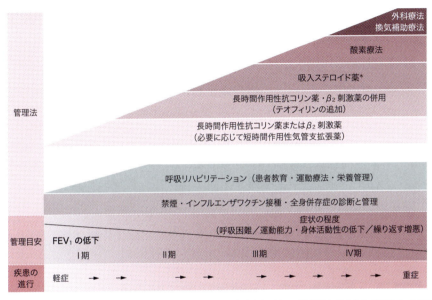

重症度は$FEV_1$の低下だけではなく、症状の程度や増悪の頻度を加味し、重症度を総合的に判断したうえで治療法を選択する。
＊増悪を繰り返す症例には、長時間作用性気管支拡張薬に加えて吸入ステロイド薬や喀痰調整薬の追加を考慮する。

日本呼吸器学会COPDガイドライン第4版作成委員会編：COPD（慢性閉塞性肺疾患）診断と治療のためのガイドライン 第4版．メディカルレビュー社，東京，2013：64．より転載

## ★呼吸機能障害による身体障害者等級表

| 級数 | 区分 | 解説 |
|---|---|---|
| 1級 | 呼吸器の機能の障害により自己の身辺の日常生活活動が極端に制限されるもの | ・呼吸困難が強いため歩行がほとんどできない<br>・呼吸障害のため指数の測定ができない<br>・指数が20以下または$PaO_2$が50Torr以下 |
| 3級 | 呼吸器の機能の障害により家庭内での日常生活活動が著しく制限されるもの | ・指数が20を超え30以下もしくは$PaO_2$が50Torrを超え60Torr以下。またはこれに準じるもの |
| 4級 | 呼吸器の機能の障害により社会での日常生活活動が著しく制限されるもの | ・指数が30を超え40以下もしくは$PaO_2$が60Torrを超え70Torr以下。またはこれに準じるもの。 |

# 看護のめざすゴール

◎ 本人と家族が自己管理できる。
- 症状コントロールをしながら、苦しくない生活を送れるよう、また、増悪を予防できるよう自己管理ができる。全体を通して、症状に対しても、酸素療法に対しても、本人と家族が自己管理できることが大切である。

◎ 呼吸困難時の対処法がわかる。
- COPDの主な症状として、呼吸困難が挙げられる。まずはどのような時に呼吸困難が増加するのか、本人が自身で把握できること、息苦しくない動きを身につけていくことが大切である。
- 息苦しさは死の危険に直結するため、本人・家族の不安も強いが、対処方法がわかるようになると在宅で過ごすことへの自信もついてくるため、まずは呼吸困難時の対処方法を獲得できるよう支援する。

◎ 増悪時の徴候を把握する。
- COPDの増悪は死亡率に影響してくるため、増悪時の徴候を把握しておく。早期発見・早期対処、感染予防が重要となる。

**導入期**
- 呼吸困難に対応し、日常生活を不安なく送ることができる。
- 在宅酸素を正しく使えるようになるよう支援する。
- 口すぼめ呼吸、酸素消費や呼吸困難感の少ない動き方がわかる。
- 禁煙を勧める。

**安定期**
- 増悪、合併症に注意し、自分らしい生活を送ることができる。
- 肺炎に注意し、感染予防を行うことができる。
- 十分な栄養摂取を行うことができる。
- 呼吸リハビリテーションにより呼吸筋増強を行う。

**増悪期**
- 増悪と寛解を繰り返しながら、今後、自分の最期について自己決定ができる。
- 慢性呼吸不全の増悪、感染性、誤嚥性肺炎、$CO_2$ナルコーシス、心不全の徴候に注意する。
- 緊急時の対応を本人・家族が理解できる。

# 在宅看護のケアポイント

- 酸素療法について自己管理ができる。
    - 在宅酸素療法の導入を契機に訪問看護の導入となることが多い。
    - 在宅療養にあたって、まずは本人・家族が酸素療法の手技を獲得できるよう援助する。
- 呼吸困難などの症状について対処法が理解できる。
    - 息苦しさは死の危険に直結するため、本人・家族の不安も強い。呼吸困難感が減少する動き方や緊急時の対処方法を説明し、不安を軽減する。
- 増悪の予防ができる。
    - 増悪は死亡率に影響するため、増悪時の徴候を把握し、早期発見、早期対処を行う。
- 楽しみを支える。
    - 在宅酸素療法を行いながらも仕事や旅行をされている人も多い。本人がやりたいことをできるように、例を出してエンパワメントすると共に、情報提供を行う。

# 導入期

**この時期は?** ▶ 主に在宅酸素療法を導入したばかりで、生活が変わることへの不安が大きい。

## 看護の目標

- 呼吸困難に対応し、日常生活を不安なく送ることができる。
- 在宅酸素を正しく使えるようになるよう支援する。
- 口すぼめ呼吸、酸素消費や呼吸困難感の少ない動き方がわかる。
- 禁煙を勧める。

## 1 初回訪問のポイント

★ 在宅酸素療法の手技の確認、酸素流量の確認、火気に注意すること、呼吸困難時によるパニックなど緊急時予想されること、その対処法、緊急時の連絡先の確認を行う。

★ 今までは自宅でどのような過ごし方をしていたのか、趣味などを聞く。例えば、旅行が趣味なら、酸素を旅行先に運ぶこともできるなど、酸素を使いながらも趣味や楽しみの活動が続けられることを伝える。

【考えておきたいこと】
- 在宅酸素療法(home oxygen therapy:HOT)を契機に訪問開始となることが多い。
- これまでの人生で知らなかった、見たこともなかった機械が導入となり、行動制限があるのではないか、と不安がある。
- 呼吸困難感は死の危険を予感させるため「自宅で過ごせるのか」「今後家に閉じこもって暮らしていかないといけないのか」と自宅療養に関して、本人・家族共に不安が大きい。

【看護師の注意点と本人・家族に伝えること】
- 酸素療法導入時は手技を確認する。
- 酸素療法導入時は、酸素導入前と同じような動きをしてしまうことも多い。また、苦しいため、せっかちに動いてしまうこともあり、「休憩をはさむ」「ゆっくり動く」など、酸素使用量が少ない動き方を指導する。
- 屈まない、腕を伸ばさないなど、呼吸補助筋の作用しにくい動き方、呼吸困難感が増加するような動きを避けるよう指導する。

# 2 訪問時のアセスメントと看護ケア

優先度　★★★とても高い　★★☆やや高い　★☆☆高い

| アセスメント | 観察項目 | ケアのポイント |
|---|---|---|
| ★★★ 呼吸をする | | |
| ・今後、COPD増悪時のアセスメントができるよう、普段の呼吸状態を確認しておく<br>・どのような時に労作時呼吸困難感が増すのかを確認し、入浴など、酸素使用量が多いものは援助を行う | ・呼吸困難感程度（ヒュー・ジョーンズ分類→p.89）、どのようなときに増加するか<br>・経皮的酸素飽和度、動脈血ガス分析（$PaO_2$、$PaCO_2$）<br>・呼吸数、リズム、深さ（努力呼吸、頻呼吸など）<br>・肺音・エア入り・左右差、肺雑音の有無・種類・場所<br>・咳嗽、喀痰の量・性状<br>・胸郭運動<br>・チアノーゼの有無、ばち指の有無 | ・入浴など、酸素使用量が多い日常生活動作は援助を行うようサービス調整を行う<br>・パニック時の対処法を伝える<br><br>呼吸が苦しくなったときには、横にならずに、椅子やベッドに座り、口すぼめ呼吸を行うよう説明する<br><br>・緊急時の連絡先を本人・家族と確認する<br>・ボディイメージの変調による本人の思いを傾聴する<br><br>ネーザルを装着し、酸素ボンベを持ちながら外出することに「病人になってしまった」と周囲の目を気にして、外出に抵抗がある人もいる<br><br>・喫煙は、予後を大きく左右するため、リスクを説明し、喫煙本数を減らせるよう声かけを行う<br><br>禁煙に対してコンプライアンスが低く重症化してしまう人もいる。訪問のたびごとに喫煙本数を減らすよう声かけをすることで、徐々に喫煙本数を減らせる人もいるため、継続した声かけが重要 |
| ・訪問開始の契機は在宅酸素療法の導入であることが多く、不安が大きい | 在宅酸素療法の確認事項（→p.90）を参照 | ・酸素療法の手技を確認し、不安を軽減する<br><br>在宅酸素、携帯用酸素ボンベ共に、初回訪問時に本人、家族に実際に付け替えや酸素流量の調節など目の前で行ってもらう |

導入期

| アセスメント | 観察項目 | ケアのポイント |
|---|---|---|
| **★★☆ 食事をする** | | |
| ・慢性呼吸不全患者は呼吸補助筋の使用により、安静時エネルギー消費量が増加する<br>・炎症性サイトカインの増加により、食欲が低下し、大量の食事は横隔膜が挙上され呼吸困難感を増加させることから、間食を増やすことが望ましい | ・食欲<br>・食事摂取量、食事内容<br>・血液データ（総タンパク、アルブミン）<br><br>液体の経腸栄養剤が苦手な場合には凍らして摂取することもできる。みそ汁などに混ぜるタイプの栄養補助剤もあるため、摂取しやすいものを選ぶなど工夫する | ・COPDでは高カロリー、高タンパクの食事が必要なことを説明する<br><br>通常、身長・体重から算定される必要な栄養量の1.5～1.7倍（70歳の平均体格なら、2000kcal/日以上）の十分なカロリー補給が必要<br><br>・呼吸補助筋の筋萎縮には分岐鎖アミノ酸の摂取が有用とされる。そのため、分岐鎖アミノ酸が多く含まれる高カロリー栄養剤（商品例：エンシュア®）を医師に処方してもらう |
| **★★☆ 動く** | | |
| ・呼吸困難感を生じやすい | ・どのようなときに呼吸困難感が増加するか<br>・労作時の経皮的酸素飽和度、酸素流量の指示<br><br>屈まない、腕を伸ばさない、シャンプー時はシャンプーハットを使う　など<br><br>在宅酸素療法を使用しているとタクシー券が配布される自治体も多いため、受診時、必要時は利用するよう伝える | ・苦しいときには口すぼめ呼吸を行えるよう、実際に一緒に練習する<br>・苦しいため、せっかちに動いてしまうことも多い。酸素使用量が少ない動き方を指導する<br><br>休憩をはさむ、ゆっくり動く、入浴時の着替えなどは椅子を使用するなど<br><br>・呼吸補助筋の作用しにくい動き方を伝え、呼吸困難感が増加する動きを避けるよう指導する<br>・受診時は、なるべく歩かないルートで行くよう説明する<br>・痰が多い場合は排痰ケア（吸入、ハフィング、体位ドレナージ法）を説明する |

| アセスメント | 観察項目 | ケアのポイント |
|---|---|---|
| ★★☆ **排泄する**<br>・便秘は腹圧の上昇から呼吸困難感を増加させるだけではなく、食事摂取量を低下させ、栄養摂取不足にもなるため、排便コントロールが必要 | ・排便の量、性状<br>・緩下薬の内服内容 | ・緩下薬の調整を行う<br>・副交感神経優位になる温罨法は便秘に有効である。本人・家族にも方法を説明する<br>・便秘時は腹部マッサージを行う<br>・必要時は摘便を行う |
| ★★☆ **休息する**<br>・呼吸困難感により熟睡感を得られないことがある<br>・睡眠中の低換気により高二酸化炭素血症を伴う低酸素血症がみられることがあるため、$CO_2$ナルコーシスに注意する | ・意識レベル<br>・睡眠時間<br>・熟眠感の有無<br>・中途覚醒の有無 | ・必要時、睡眠薬の調整を行う<br>・呼吸困難時はギャッジアップして入眠を促すなど安楽な体位を調整する<br>・$CO_2$ナルコーシスを防ぐため、医師からの酸素流量指示は守るよう説明する |
| ★★☆ **清潔を保つ**<br>・入浴時も酸素消費量の少ない動き方を取り入れる必要がある | ・どのような時に呼吸困難感が増加するか<br>・労作時の経皮的酸素飽和度、酸素流量の指示<br>・入浴方法 | ・入浴時や体動時前に酸素を外してしまうこともあるため、正しい酸素使用方法を説明する<br>・かがんだりしていないか、入浴方法を見て確認する<br>・入浴など、酸素使用量が多い日常生活動作は援助を行うようサービス調整を行う |
| ★☆☆ **体温を維持する**<br>・軽度の心不全でも容易に増悪につながる | ・浮腫<br>・頸静脈怒張<br>・チアノーゼの有無<br>・ばち指の有無 | ・症状の出現がないか確認し、異常の早期発見に努める<br>・浮腫がある場合は、足浴、保湿などのスキンケア、マッサージを行う |

導入期

| アセスメント | 観察項目 | ケアのポイント |
|---|---|---|
| ・肺性心が合併している場合は、特に浮腫、チアノーゼや頸静脈怒張といった症状に注意が必要 | ・成人の安静時平均肺動脈圧の正常は15mmHg以下であるが、COPD患者では20mmHg以上の肺高血圧を示すことがある<br>・持続的な肺高血圧症の存在は右室の肥大と拡張をもたらし、肺性心と呼ばれる状態になる<br>・COPDによる肺高血圧症では心拍出量が正常か増加していることが多い | |

★☆☆ **環境を整える**

| アセスメント | 観察項目 | ケアのポイント |
|---|---|---|
| ・急性増悪を防ぐためには、感染予防が必要 | ・バイタルサイン<br>・咳嗽の様子、喀痰の量・性状<br>・肺音（エア入り、左右差、肺雑音の有無、種類、場所） | ・本人だけではなく家族にもうがい、手洗いをするよう説明する<br>・外出時はマスクを着用するよう勧める<br>・高齢者でも液性免疫は保たれているため、インフルエンザワクチン、肺炎球菌ワクチンなどの予防接種を勧める |

★☆☆ **安全を保つ**

| アセスメント | 観察項目 | ケアのポイント |
|---|---|---|
| ・転倒しやすい | ・歩行状況（小刻み歩行など）、ふらつきがないか<br>・居室の段差、導線上の障害物 | ・火気の近くで酸素を使用しないよう説明する<br>・酸素チューブが活動範囲に届くように長くなっているため、つまずいたり、引っかかることでの転倒に注意するよう説明する |

★☆☆ **コミュニケーションをとる**

| アセスメント | 観察項目 | ケアのポイント |
|---|---|---|
| ・$CO_2$ナルコーシスによる意識レベルの低下がない場合には、言語での意思疎通は保たれる。しかし、呼吸困難感、易疲労性により会話が不活発になり、抑うつ傾向を示す<br>・否定・被害的発言の増加、自尊心低下、罪悪感をうかがわせる発言に注意する | ・言動<br>・表情<br>・全身倦怠感の有無 | ・言動の変化がないか、精神状態を観察する<br>・抑うつ状態のときには、無理に励まさず、傾聴や共感をする<br>・家族にも対応方法を説明する |

| アセスメント | 観察項目 | ケアのポイント |
|---|---|---|

### ★☆☆ 家族・社会とのつながりをもつ

| | | |
|---|---|---|
| ・不活動による閉じこもりを予防する | ・趣味、好きなこと<br>・外出頻度<br>・家族構成、家族の居住場所<br>・キーパーソン | ・今までの自宅での過ごし方を確認し、今後の過ごし方の希望を聞く<br>・楽しみを一緒に見つける |

### ★☆☆ QOLを維持する

| | | |
|---|---|---|
| ・在宅酸素療法を導入すると、今までの生活を継続できないのではないかという不安をもちやすい | ・趣味や1日の過ごし方<br>・本人の社会的役割、家庭内での役割<br>・本人の価値観、大切にしていること<br>・何に不安を感じているのか | ・在宅酸素療法を導入しても今までの生活を継続できることを伝え、今後の見通しを説明することで、本人・家族の不安を軽減する |

### ★ヒュー・ジョーンズの分類

| 分類 | 基準 |
|---|---|
| Ⅰ度 | 同年齢の健康者と同様の労作ができ、歩行や階段昇降も健康者並みにできる（正常） |
| Ⅱ度 | 同年齢の健康者と同様に歩行できるが、坂や階段昇降は健康者並みにできない |
| Ⅲ度 | 平地でさえ健康者並みには歩けないが、自分のペースでなら1.6km以上歩ける |
| Ⅳ度 | 休みながらでないと50m以上歩けない |
| Ⅴ度 | 会話や衣服の着脱にも息切れがする。息切れのため外出できない |

### ★口すぼめ呼吸

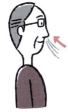 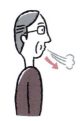

①口を閉じ、1・2のリズムで鼻から息を吸う

②口をすぼめ、3・4・5・6のリズムでゆっくり息を吐く

### ★痰を出すための咳の仕方（ハフィング）

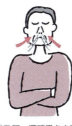 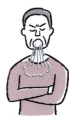

①数回、深呼吸をする。鼻からゆっくりと息を吸い込む。

②一度息をとめてから、声を出さずに「ハッ、ハッ、ハッ」と強く、速く息を吐き出す。
＊① ②を3〜4回繰り返す。

### ★くつ下の着脱の方法

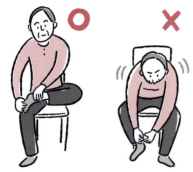

くつ下は屈んで履かず、足を持ち上げて履くようにする。

### ★在宅酸素療法の確認事項

・酸素流量、酸素流量調節方法がわかるか
・どのようなときに酸素流量を増加してよいかがわかるか
・携帯用酸素ボンベ、同調器の使い方がわかるか
・携帯用酸素ボンベは何時間使用できるかわかるか（わからない場合は酸素の業者に確認する）
・火気厳禁であることをわかっているか
・入浴時に濡れるからとネーザルを外す人が多いため、入浴時の酸素使用方法は必ず確認する
・酸素濃縮器のある居室を1階や活動の中心になる部屋にしているか

---

**本人・家族からよくある質問・相談**

**Q** 寝てばかりいるので、このままだと動けなくなってしまうのではないかと心配です。

**A** COPDは少し動いただけでも息苦しくなる病気なので、休憩をとりながらゆっくり動くようにしましょう。まったく動かないでいると筋肉が弱くなってしまいますが、息苦しいなか、がんばって動くと、たくさんエネルギーを使って疲れてしまいます。運動と休憩のバランスをとりましょう。

**Q** 仕事は続けられますか？

**A** 先生と相談してみますね。酸素療養を行っていても、デスクワークなど激しい動きを必要としない仕事であれば、続けられる場合もあります。

## 安定期

**この時期は?** ▶ 酸素を使用しながらの生活に慣れつつあり、呼吸状態も安定している。

## 看護の目標

- 増悪、合併症に注意し、自分らしい生活を送ることができる。
- 肺炎に注意し、感染予防を行うことができる。
- 十分な栄養摂取を行うことができる。
- 呼吸リハビリテーションにより呼吸筋増強を行う。

### 1 訪問時のアセスメントと看護ケア

優先度 ★★★とても高い ★★☆やや高い ★☆☆高い

| アセスメント | 観察項目 | ケアのポイント |
|---|---|---|
| ★★★ **QOLを維持する** | | |
| ・安定期に旅行など趣味や楽しみの活動を見つける<br>・呼吸状態も落ち着いているため、今のうちにやりたいことを行う | ・趣味や好きなこと<br>・本人のやりたいこと<br><br>安静時の$PaO_2$が70Torr以下の場合は、航空機による移動の際に低酸素血症が悪化する可能性がある。航空機移動を検討する場合は、医師に相談する | ・楽しみの活動を一緒に見つける<br>・旅行であれば、酸素の業者に旅行先に酸素濃縮器を持っていってもらえるなど、趣味の活動が行えるよう情報提供を行う |
| ★★★ **家族・社会とのつながりをもつ** | | |
| ・不活動による閉じこもりを予防する | ・趣味、好きなこと<br>・外出頻度<br>・家族構成、家族の居住場所<br>・キーパーソン | ・地域活動(交流カフェや敬老会など)への参加を促す<br>・必要時、デイサービスなどのサービス調整をする |

安定期

| アセスメント | 観察項目 | ケアのポイント |
|---|---|---|
| ★★★ 環境を整える | | |
| ・急性増悪を防ぐためには、感染予防が必要<br>・COPDの増悪は予後を左右するため、普段との違いに気をつけ、異常の早期発見に努める | ・バイタルサイン<br>・咳嗽の様子、喀痰の量・性状<br>・肺音（エア入り、左右差、肺雑音の有無、種類、場所） | ・外出時は人混みを避けるよう伝える<br>・手洗い・うがい、マスク着用を勧める |
| ★★☆ 食事をする | | |
| ・増悪すると食事摂取もできなくなり、全身状態が悪化しやすい | ・食欲<br>・飲水量、摂食量<br>・食事内容 | ・食欲、摂食量の低下がないか観察する<br>・普段から十分な食事摂取を心がけるよう伝える |
| ★★☆ 動く | | |
| ・呼吸困難感から不活動になることが多い | 【普段の運動量】<br>・説明した運動は普段からできているか<br>・散歩などの外出はできているか、その方法は何か（電車かタクシーかバスか。電車やバスなら駅・停留所までの距離はどのぐらいか）<br><br>【呼吸困難感の程度】<br>・どのようなときに呼吸困難感が増加するか<br>・平地歩行はどのくらいの距離できるのか<br>・坂や階段は上がれるのか | ・体操やウォーキングなどの全身運動を続けるよう声かけし、支援する<br><br>> 歌が好きな人であれば、歌うことも呼吸補助筋の筋力増強に有用である<br><br>・趣味を運動に生かして継続できるよう支援する |

| アセスメント | 観察項目 | ケアのポイント |
|---|---|---|
| ★☆☆ **呼吸をする** | | |
| ・呼吸状態は落ち着いているため、感染・増悪に注意する | ・呼吸困難感程度（ヒュー・ジョーンズ分類→p.89）、どのようなときに増加するか<br>・経皮的酸素飽和度、動脈血ガス分析（$PaO_2$、$PaCO_2$）<br>・呼吸数、リズム、深さ（努力呼吸、頻呼吸など）<br>・肺音・エア入り・左右差、肺雑音の有無・種類・場所<br>・咳嗽、喀痰の量・性状<br>・胸郭運動<br>・チアノーゼの有無、ばち指の有無<br>・在宅酸素療法の確認事項（→p.90）を参照 | ・経皮的酸素飽和度の変化や咳嗽、喀痰の増加など感染徴候に注意し、増悪の早期発見に努める |
| ★☆☆ **体温を維持する** | | |
| ・軽度の心不全でも容易にCOPDの増悪につながる<br>・肺性心が合併している場合は、特に浮腫、チアノーゼや頸静脈怒張といった症状に注意が必要<br>・COPDの増悪は予後を左右するため、普段との違いに気をつけ、異常の早期発見に努める | ※導入期に準じる（→p.87） | ※導入期に準じる（→p.87） |

安定期

| アセスメント | 観察項目 | ケアのポイント |
|---|---|---|

**★☆☆ 排泄する**

| | | |
|---|---|---|
| ・便秘は腹圧の上昇から呼吸困難感を増加させるだけではなく、食事摂取量を低下させ、栄養摂取不足にもなるため、排便コントロールが必要 | ※導入期に準じる（→p.87） | ※導入期に準じる（→p.87） |

**★☆☆ 休息する**

| | | |
|---|---|---|
| ・呼吸困難により熟睡感を得られないことがある<br>・睡眠中の低換気により高二酸化炭素血症を伴う低酸素血症がみられることがあるため、$CO_2$ナルコーシスに注意する | ※導入期に準じる（→p.87） | ※導入期に準じる（→p.87） |

**★☆☆ 清潔を保つ**

| | | |
|---|---|---|
| ・酸素療法に慣れ、また、低酸素に慣れることで、$SpO_2$が下がっていても呼吸困難感を感じなくなり、入浴時、酸素を使用しないようになることも多い<br>・入浴が日常生活動作では最もエネルギーを使用することを説明し、必ず酸素を使用するよう説明する | ・どのような時に呼吸困難感が増加するか<br>・労作時の経皮的酸素飽和度、酸素流量の指示<br>・入浴方法 | ・普段の生活でもきちんと酸素を使用するよう説明する |

| アセスメント | 観察項目 | ケアのポイント |
|---|---|---|
| ★☆☆ **安全を保つ** | | |
| ・安定期では呼吸状態も落ち着き、酸素使用にも慣れ、活動範囲が広がるため、さらに転倒に注意するよう声かけする | ※導入期に準じる（→p.88） | ※導入期に準じる（→p.88） |
| ★☆☆ **コミュニケーションをとる** | | |
| ・コミュニケーションの不活発による抑うつ状態に注意する | ※導入期に準じる（→p.88） | ※導入期に準じる（→p.88） |

---

**本人・家族からよくある質問・相談**

**Q** 息苦しいというので酸素（流量）を上げました。

**A** 酸素は多ければ多いほどよいわけではありません。適切な値にしないと体は呼吸をしないようにはたらくため、二酸化炭素が外に出ていかなくなります。二酸化炭素が体に溜まると生命に危険を及ぼすため、酸素量は先生に教えてもらった（指示された）量を守りましょう。

**Q** 酸素（流量）を上げたのに酸素の値（$SpO_2$）が上がりません。

**A** 5L以上であれば、マスクを使いましょう。ネーザルのままだと有効な酸素濃度になりません。

★酸素流量と吸入酸素濃度のめやす

| 鼻カニュラ | | 簡易酸素マスク | | リザーバー付き酸素マスク | |
|---|---|---|---|---|---|
| 酸素流量（L/分） | 吸入酸素濃度の目安（%） | 酸素流量（L/分） | 吸入酸素濃度の目安（%） | 酸素流量（L/分） | 吸入酸素濃度の目安（%） |
| 1 | 24 | | | | |
| 2 | 28 | | | | |
| 3 | 32 | | | | |
| 4 | 36 | | | | |
| 5 | 40 | 5～6 | 40 | | |
| 6 | 44 | 6～7 | 50 | 6 | 60 |
| | | 7～8 | 60 | 7 | 70 |
| | | | | 8 | 80 |
| | | | | 9 | 90 |
| | | | | 10 | 90～ |

コヴィディエン ジャパン株式会社ホームページより転載
http://www.covidien.co.jp/medical/academia/respiratory/oxygen

**増悪期**

## 増悪期 この時期は?

- ▶ COPD自体の増悪、肺炎、心不全などにより、全身状態が一気に悪化しやすく、本人・家族共に不安になりやすい。
- ▶ COPDの増悪、肺炎などによる入退院を繰り返し、徐々に全身状態が低下していく。

## 看護の目標

- 増悪と寛解を繰り返しながら、今後、自分の最期について自己決定ができる。
- 慢性呼吸不全の増悪、感染性、誤嚥性肺炎、$CO_2$ナルコーシス、心不全の徴候に注意する。
- 緊急時の対応を本人・家族が理解できる。

### 1 訪問時のアセスメントと看護ケア

優先度 ★★★とても高い ★★☆やや高い ★☆☆高い

| アセスメント | 観察項目 | ケアのポイント |
|---|---|---|
| ★★★ 呼吸をする | | |
| ・呼吸状態が急激に悪化するため、入院の選択をすることが多い<br>・急激に呼吸状態が悪化すると家族も心配し、酸素流量を勝手に上げてしまい、$CO_2$ナルコーシスになってしまうことがある<br>・咳嗽、喀痰が増加し、自力での喀出が困難な場合には吸引や用手的排痰法を用いる | ・呼吸困難感、その程度<br>・安静時経皮的酸素飽和度、動作時(体位交換時など)の経皮的酸素飽和度、酸素流量、動脈血ガス分析($PaO_2$、$PaCO_2$)<br>・呼吸数、リズム、深さ(努力呼吸、頻呼吸など)<br>・肺音(エア入り、左右差、肺雑音の有無とその種類・場所、ラトリングの有無、場所)<br>・咳嗽と喀痰の量・性状<br>・胸郭運動 | ・緊急時の連絡先、対応の確認<br>　緊急時、特に自覚症状としての呼吸困難が増悪したときにはどこに連絡するのか、ファーストコールを確認<br>・酸素流量指示確認、酸素機器の流量の確認、調整、マスクの用意はされているのかの確認<br>　再度医師と酸素流量の指示、経皮的酸素飽和度に対してどの程度アップ可能か、酸素機器は適切か(最大何L酸素を使用できるか)、ハイフローセラピー(ネーザルハイフロー)を普段使用しているのなら、マスクの準備はされているのかを確認<br>・吸引が必要な場合、本人・家族に吸引器の貸与や購入を勧める<br>・必要時、家族、ヘルパーに吸引指導を行う |

| アセスメント | 観察項目 | ケアのポイント |
|---|---|---|
| | | ・喀痰の粘稠度を下げ、排痰を行いやすくするため、十分な水分摂取を行うよう本人・家族に説明する<br>・ADL（日常生活動作）が低下して、寝返りが打てない場合、訪問時には端座位、側臥位にて深呼吸を促す<br>・用手的呼吸介助を行う<br>・背部マッサージを中心にマッサージを行う。 |

> 呼吸の調節は横隔膜で行う。横隔膜は背部側にあるため、端座位、側臥位にし、背中を開放した状態で深呼吸を行うと肺が拡張する

> アロマオイルを用いるのも有用

### ★★★ 食事をする

| アセスメント | 観察項目 | ケアのポイント |
|---|---|---|
| ・増悪時や肺炎などの感染時には食欲、摂食量がさらに低下し、低栄養、脱水が進行する<br>・嚥下機能低下が起こることが多いため、誤嚥を予防する | ・食欲<br>・摂食量、飲水量<br>・食事内容<br>・嚥下状況<br><br>> むせがないか、とろみはつけているか | ・嚥下機能を評価する<br>・むせるようであれば、とろみ剤の活用を説明する<br>・食事、飲水前に唾液腺のマッサージを行う<br>・脱水が進行した場合、点滴による補液を検討する |

### ★★★ 体温を維持する

| アセスメント | 観察項目 | ケアのポイント |
|---|---|---|
| ・軽度の心不全でも容易に増悪につながる<br>・肺性心が合併症している場合は、特に、浮腫、チアノーゼや頸静脈怒張といった症状に注意が必要 | ・浮腫<br>・頸静脈怒張<br>・チアノーゼの有無、ばち指の有無 | ・浮腫やチアノーゼといった症状がみられたら、医師に連絡し、連携を図る |

### ★★★ QOLを維持する

| アセスメント | 観察項目 | ケアのポイント |
|---|---|---|
| ・呼吸困難感の増悪があるため、家族が苦しそうな状態をみているのがつらく、在宅で療養すると決めた後も何度も「入院をしたほうがよかったのだろうか」と迷うことが多い | ・本人の意向<br>・家族の意向 | ・早い段階から、医師に病状の説明をしてもらい、本人・家族に今後どうしたいかを話してもらえるよう依頼する<br>・意思決定はいつでも、何度でも変更可能であることを伝える<br>・本人・家族の思いを傾聴する |

増悪期

| アセスメント | 観察項目 | ケアのポイント |
|---|---|---|
| ・よくなったり、悪くなったりを繰り返すため、予後予測が難しい | 増悪し、肺炎になっても「またよくなるのではないか」という期待がある反面、「もうよくならないのではないか」という不安を抱えることも多い | ・パンフレットなど（→p.100）を活用し、今後起こりうる変化を説明する |

### ★★★ 社会・家族とのつながりをもつ

| アセスメント | 観察項目 | ケアのポイント |
|---|---|---|
| ・本人の呼吸困難感など自覚症状が増加するにつれて、家族も死を意識することが多い | ・家族構成、家族との関係性<br>・家族それぞれの意思と家族で意向が統一されているか<br>・本人の意向について家族がどれだけ理解しているか | ・終末期に向けて、あらためてキーパーソンや家族の意向、家族との関係性を整理する。その際、ケアマネジャーとの連携を図る<br><br>ケアマネジャーは訪問看護導入前からかかわっていることもあり、看護師の知らない家族の情報をもっていることも多い<br><br>・家族の意思を確認する<br>・会っておきたい親族や友人はいないか、本人・家族に再度確認する |

### ★★☆ 排泄する

| アセスメント | 観察項目 | ケアのポイント |
|---|---|---|
| ・水分摂取の低下や体動の低下により、排便が困難になる | ※導入期に準じる（→p.87） | ※導入期に準じる（→p.87） |

### ★★☆ 清潔を保つ

| アセスメント | 観察項目 | ケアのポイント |
|---|---|---|
| ・シャワーは日常生活動作で最もエネルギーを使うので、清拭に切り替えるなど、呼吸困難感が増加しないよう清潔ケアを援助する | ・体動による呼吸の変化（呼吸困難感、経皮的酸素飽和度、呼吸数、胸郭の動き） | ・清拭、足浴などの清潔ケアを行う際は、休憩を挟んでゆっくり行う<br>・体動前後での経皮的酸素飽和度を測定し、低下する場合には、酸素流量をあらかじめ上げてから動くよう伝える |

### ★☆☆ コミュニケーションをとる

| アセスメント | 観察項目 | ケアのポイント |
|---|---|---|
| ・$CO_2$ナルコーシスによる意識レベルの低下がない場合には、言語での意思疎通は保たれる | ・意識レベル<br>・全身倦怠感の有無、疲労感の状態 | ・本人の疲労感が強い場合には、家族に話を聞く |

| アセスメント | 観察項目 | ケアのポイント |
|---|---|---|
| ・増悪期は会話することでもエネルギーを消耗する | | |

**★☆☆ 環境を整える**

| アセスメント | 観察項目 | ケアのポイント |
|---|---|---|
| ・湿度が低い冬は、特に排痰の粘稠度が増し、排痰が困難になる<br>・増悪時は特に呼吸困難感が増す | ・湿度<br>・衣服 | ・湿度が低い季節は、加湿器の使用を提案する。使用できない場合には濡れタオルを干し、湿度を上げる<br>・ゆったりとした締め付けのない衣服を勧める。安楽でいられる衣服を選択する |

**★☆☆ 休息する**

| アセスメント | 観察項目 | ケアのポイント |
|---|---|---|
| ・呼吸困難感、易疲労感が起こりやすい<br>・傾眠である場合や意識レベルの明らかな変化があった場合には$CO_2$ナルコーシスを疑う*<br>*睡眠中の低換気により高二酸化炭素血症を伴う低酸素血症がみられることがある | ・体勢による呼吸の変化(呼吸困難感、経皮的酸素飽和度、呼吸数、胸郭の動き)<br>・意識レベル | ・頭部を少しギャッジアップするなど呼吸のしやすい安楽な体位を説明する<br>・クッションや枕、タオルを丸めたものなどを用いてポジショニングを行う |

**★☆☆ 動く**

| アセスメント | 観察項目 | ケアのポイント |
|---|---|---|
| ・急激に呼吸困難感が増すため、起き上がることが困難なことも多い | ・体動による呼吸の変化(呼吸困難感、経皮的酸素飽和度、呼吸数、胸郭の動き) | ・無理に動かないよう説明する<br>・体動時、経皮的酸素飽和度が低下する場合酸素流量をあらかじめ上げてから動き始めるよう伝える<br>・排泄や清潔を維持するために、ポータブルトイレの導入やおむつへの変更、ヘルパーの導入を助言するなど必要時、ADLの援助を行う |

**★☆☆ 安全を保つ**

| アセスメント | 観察項目 | ケアのポイント |
|---|---|---|
| ・呼吸困難感の増加、筋力の低下があるため、移動の際には転倒に特に注意する | ・ADL状況<br>・歩行状況 | ・排泄はポータブルトイレを利用し、食事はギャッジアップしてベッド上で行うなど、動きを少なくして、呼吸困難感を最小限にするよう工夫する |

増悪期

## ★入院を考慮すべき状態

- 呼吸困難の急激な増悪
- チアノーゼや浮腫の出現
- 増悪に対する初期治療に無反応
- 重大な依存症
- 頻回の増悪
- 不整脈の出現
- 診断が不確実で、鑑別診断が必要
- 高齢者
- 在宅サポートが不十分

## ★緩和ケアのパンフレットの例

緩和ケアについて本人や家族に説明する際は、パンフレットなどを用いるのも方法の1つである。

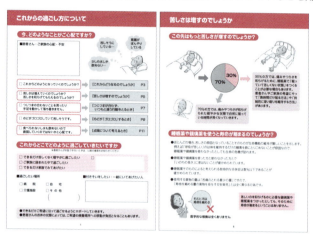

「緩和ケア普及のための地域プロジェクト：OPTIM study（厚生労働科学研究 がん対策のための戦略研究）」から許可を得て転載
http://gankanwa.umin.jp/pdf/mitori02.pdf

### 本人・家族からよくある質問・相談

**Q** ご飯がまったく食べられなくなってしまいました。これからどうなるのでしょうか？

**A** 食べられないからといって、無理に口の中に入れると誤嚥性肺炎の危険があります。むせがあって食べられない場合には、とろみ剤を使いましょう（サンプルを取り寄せることができるので、サンプルを家族に渡すのも有効です）。
また、満腹になると肺を圧迫して息苦しさが増すので、本人の食べられそうなものを少しずつ食べるようにしましょう。呼吸することでエネルギーをたくさん使うので、医師から処方された経腸栄養剤（商品例：エンシュア®）はできるだけ飲むようにしましょう。
咳、痰が多い場合には、疾患の増悪が考えられるので、医師にすぐ報告します。

〈文献〉
1）川越正平編著：在宅医療バイブル 家庭医療学、老年医学、緩和医療学の3領域からアプローチする．日本医事新報社，東京，2014．
2）長尾和宏総編：在宅医療のすべて．中山書店，東京，2014．
3）正野逸子，本田彰子編著：関連図で理解する在宅看護過程．メヂカルフレンド社，東京，2014．
4）大阪府立呼吸器・アレルギー医療センター編：在宅酸素療法ケアマニュアル 病棟・外来・訪問HOTスタッフ必携 今すぐ使える！ これでカンペキ！．メディカ出版，大阪，2012．
5）井上智子，佐藤千史編著：病期・病態・重症度からみた疾患別看護過程＋病態関連図 第2版．医学書院，東京，2012．

# V 認知症

経過別 ケア項目：解説ページ

| ケア項目 | 導入期<br>（認知症初期） | 進行期<br>（認知症中期） | 増悪期<br>（認知症後期） |
|---|---|---|---|
| 呼吸をする | p.112 | p.118 | p.128 |
| 体温を維持する | p.112 | p.118 | p.128 |
| 食事をする | p.113 | p.118 | p.126 |
| 排泄する | p.109 | p.116 | p.126 |
| 休息する | p.113 | p.120 | p.129 |
| 環境を整える | p.108 | p.115 | p.129 |
| 動く | p.113 | p.120 | p.130 |
| 清潔を保つ | p.114 | p.121 | p.127 |
| 安全を保つ | p.108 | p.117 | p.130 |
| コミュニケーションをとる | p.111 | p.122 | p.130 |
| 家族・社会とのつながりをもつ | p.110 | p.117 | p.128 |
| QOLを維持する | p.112 | p.123 | p.124 |

よくある質問・相談　p.114, 132

# 認知症　在宅ではココが重要！

## 疾患の特徴

- 認知症とは、「一度発達した知的機能が、脳の器質的障害によって広範囲に継続的に低下した状態のこと」と定義されている[1]。

### 主な症状

**認知機能障害（中核症状）**
- 記憶障害
- 見当識障害
- 認知障害（失語、失行、失認）
- 遂行機能障害（実行機能障害）
- 空間機能障害
- 意欲・気力の障害
- 感情の障害
- 自己決定の障害
- 判断力の障害
- 問題解決能力の障害
- 人格障害

### 誘因
- 身体的要因
  （脱水、便秘、発熱、痛みなど）
- 心理・社会的環境要因
  （不安、孤独、恐怖、自尊心が傷つく、ストレス）
- 物理的環境要因
  （光や音などの不快な刺激）

### BPSD（行動・心理症状）

**行動障害**
- 焦燥
- 不穏
- 徘徊
- 攻撃性
- 食欲・摂食障害
- 概日リズム障害

**心理症状**
- うつ症状（感情障害）
- アパシー（無気力）
- 妄想
- 幻覚

不穏　混乱　大声

### 引き起こされる困難

**本人への影響**
- 身体症状の増悪
- ADL（日常生活動作）の低下
- その人らしさの消失

**家族への影響**
- 介護への困難感・とまどい
- 介護への不安
- 人が変わってしまったような喪失感
- 身体拘束の要因
- 虐待の誘引

## 看護のめざすゴール

- 認知機能障害（中核症状）や行動・心理症状（behavioral and psychological symptoms of dementia：BPSD）に伴う生活障害を支援し、症状の緩和や本人の自立度に合わせて自立を促し、その人らしい生活を送ることができる。
- 合併症の予防や病状悪化の早期発見に努める。
- 家族も支援し、必要に応じて社会資源を活用する。家族の介護負担の軽減を図り、住み慣れた地域で生活できるよう調整する。
- 終末期には、人工的栄養・水分補給などの意思決定を支援する。

### 導入期（認知症初期）

- 本人と顔なじみの関係をつくり、訪問看護に慣れてもらう。
- 認知症の症状に伴う生活障害を自立に向けて支援し、安定した生活を送ることができる。
- 家族の認知症への理解度や介護負担に関してもアセスメントし、認知症への理解を促すとともに、安定した日常生活が継続できるように調整する。

### 進行期（認知症中期）

- 認知症の病状の進行と、それに伴う認知機能障害やBPSDに対し、症状を緩和する。生活障害に対するケアを検討し、できることの自立を促す。
- 医療的なケアがある場合には、認知機能の低下に伴い、自己管理が困難となってくるため、最小限の医療的ケアになるように調整すると共に、家族が安全に管理できるようにかかわる。
- 家族の認知症への理解度や介護負担などについてもアセスメントし、安定した日常生活を継続できるように調整する。
- 症状の進行に伴い、嚥下障害が出現してくるため、人工栄養・水分補給の意思決定に関しても、家族が主体的に行えるよう支援する。

### 増悪期（認知症後期）

- 認知症の進行に伴う、合併症の予防や早期発見をし、重症化しないように体調管理をする。
- 増悪期は家族の負担や疲労感も増大するため、社会資源サービスの調整をする。
- 終末期には緩和ケアに努め、その人らしい終末期を過ごせるように調整する。
- 嚥下障害に伴い、家族は人工栄養・水分補給など意思決定を迫られ、精神的負担も大きくなるため、家族へのケアも行う。

★認知症の経過

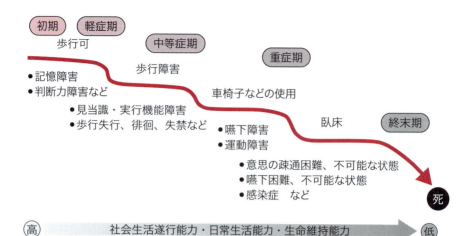

桑田美代子：エンド・オブ・ライフにおける諸問題と支援．中島紀恵子編，認知症の人々の看護，医歯薬出版，東京，2013：146．より引用

# 在宅看護のケアポイント

## 本人、家族と安心感をもてる関係づくりが、はじめの一歩

- 認知症初期では、本人が支援を必要と感じていないことが多く、自尊心も強い。訪問看護を受け入れてもらうことが難しい。
- 短期記憶の障害により、覚えていないため、混乱をきたしやすい。
- 本人や家族の思いに寄り添い、否定しない。無理に認知症であることを受け入れるよう誘導せずに見守る。
- 本人だけではなく、認知症の進行と共に介護も必要となり、家族への支援も必要となる。

## 本人のADLや認知症の進行に合わせた支援を

- 適切な支援をすることでBPSDが抑えられる。
- 残存機能を活かした支援をすることで、ADLの維持や廃用症候群の予防になる。

## 安心して生活できる環境づくりが大切

- 認知機能低下や加齢による変化から、危険な状況を招いたり、危険回避が困難になる。

## 🌱 人工的栄養・水分補給の意思決定への支援も

- 認知症の進行に伴い、嚥下障害が出現する。
- 本人の今後を左右する問題であり、本人や家族で抱え込んでしまうと負担が大きい。

## 🌱 ときには、在宅の限界を見きわめることも重要

- 在宅での生活を希望されていても、介護に伴う身体的・精神的な負担が大きく、本人・家族に不利益が生じてしまう場合がある。
- 限界が来る前に、社会資源などを活用し、安定した生活が送れるよう調整することも大切である。

# 導入期（認知症初期）

**この時期は？**
- ▶ 記憶障害や見当識障害が出現する。
- ▶ 本人がある程度、病識をもっていることもある。
- ▶ ADLは比較的良好に保たれていることが多い。

## 看護の目標

- 療養者と顔なじみの関係をつくり、訪問看護に慣れてもらう。
- 認知症の症状に伴う生活障害を自立に向けて支援し、安定した生活を送ることができる。
- 家族の認知症への理解度や介護負担に関してもアセスメントし、認知症への理解を促すとともに、安定した日常生活が継続できるように調整する。

## 1 初回訪問のポイント

★ 込み入った会話や抽象的な話は、理解できないこともある。

★ 本人の訴えが必ずしも正確とはいえないことがある。また、介護する家族も、介護の渦中にいると冷静さを失ったり、取り繕ったりすることもあり、事実を伝えているとは限らないこともある。

- ・認知症の進行状況に合わせて、物を示したり、ジェスチャーなど非言語的コミュニケーションを使って、本人が理解できるように話をする。
- ・適宜、本人と家族、別々に話を聞く機会を設ける。
- ・本人と家族との関係性が悪い場合、看護師と家族が話している場面を目撃するだけで、被害妄想につながることがあるため、注意する。

【考えておきたいこと】

1. 訪問看護を受け入れてもらう
- 顔なじみの関係を築く。
- 認知症初期～中期は、感情が不安定で周囲の発言に過敏に反応を示し、攻撃的になる傾向がある。本人のプライドを傷つけたり、否定したりするような発言は避ける。
- 顔なじみのケアマネジャーなどから紹介してもらい、安心感を与える。

2. 環境を整えたうえで話をする
- 加齢に伴う難聴や視力低下から、周りの音がうるさかったり、部屋が暗かったりすると、相手の表情がわかりにくく、声も聞き取りにくいなどコミュニケーションに支障をきたしやすい。姿勢が不安定だと集中力も途切れてしまうことがある。
- 「テレビを消す」「本人の横や対角線に座る」「穏やかな声でゆっくり話す」などの工夫をする。

## 【看護師の注意点と本人・家族に伝えること】

### 1. 情報収集のポイントと留意点
- 病状の経過や、症状による生活障害、既往歴、生活歴、ADL、家族構成や介護状況など現状を把握する。
- 訪問時間が限られており、初回訪問時には緊張したり、集中力が続かないことを考慮する。
- 本人と家族の困っていることが違うこともある。
- 関係者からは、事前に情報収集しておく。
- 話だけではなく、生活環境なども観察して正確な情報を把握する。観察する際には、自尊心を傷つけないように配慮する。
- 緊急性の高いことから情報収集をする。緊急性の低いことは、次回訪問時に回すことも考慮する。

### 2. 基礎疾患など病状の悪化はないか確認する
- 認知症高齢者のほとんどは、基礎疾患をもっていたり、加齢に伴う身体機能の低下がある。肺炎や尿路感染症、脱水症状を起こしやすい。
- 認知機能の低下により、自身の症状を訴えられず、BPSDなどの増悪などで現れることがある。
- 本人や家族の訴えで自覚症状がなくても、フィジカルアセスメント病状の悪化がないか観察する必要がある。
- 家族の「いつもと何かが違う」というような訴えには、病状の悪化が潜んでいることもあるため、注意が必要である。

### 3. 認知症への理解不足があったり、介護経験がなかったりすると、認知症の症状に翻弄されることがある
- パンフレットなどを使用し、わかりやすく説明する。介護している家族も高齢の場合には、絵が入っていたり、文字が大きく見やすいものを使用するとよい。
- 家族が介護する中で、考えが変化したり、気づくことがある。その家族自身の言葉をキーワードに、説明を行うようにする。
- 認知症の初期ではADLが自立しており、自尊心も保たれているため、介入がしにくい。
- 家族と共に、本人やライフスタイルなどから、介護方法を検討し、試行錯誤しながら進める。
- 家族への認知症の理解を促し、共にケアを考えられるよう支援をする。
- 家族の認知症の理解度、治療に対する思いなどをアセスメントする。

### 4. 症状の進行に伴う今後のケアの方向性
- 認知症初期での訪問看護の導入は珍しく、認知症の中期や末期に医療的なケアが必要となり、導入へ至るケースがほとんどである。認知症初期からかかわることができれば、今後の病状進行やそれに伴うBPSDなどを予測し、予防や軽減を図るケアが検討しやすくなる。
- コミュニケーションが比較的良好にできる段階であり、本人の価値観や生活歴などを聞き、本人、家族と信頼関係を築き、人工的水分・栄養補給などの意思決定支援への介入がスムーズに行える。

導入期（認知症初期）

## 2 訪問時のアセスメントと看護ケア

優先度 ★★★とても高い ★★☆やや高い ★☆☆高い

| アセスメント | 観察項目 | ケアのポイント |
|---|---|---|
| ★★☆ 安全を保つ | | |
| ・認知機能の低下や加齢に伴う視力や作業能力の低下により、服薬管理が困難になる（内服忘れや、重複した内服など） | ・服薬管理方法<br>・処方薬の確認<br>・内服薬の形状は適切か<br>・内服方法や効果などの理解<br>・管理能力の低下の程度<br>・視力低下がないか（薬袋の文字が判読できているか）<br>・手指の巧緻性の低下による作業能力低下<br>・市販薬やサプリメントの内服 | 【服薬管理方法の工夫】<br>・服薬カレンダーや服薬管理ケースを使用する<br><br>・目に付きやすい場所や配色、文字の大きさを変えるなど工夫する<br>・内服を一包化するなど内服しやすい工夫をする<br>・家族やヘルパーの協力を得る<br><br>複数の病院から処方されることが多く、市販薬やサプリメントを含めて、医師や薬剤師と重複の処方や飲み合わせに問題がないか確認する |
| ★★☆ 環境を整える | | |
| ・認知機能の低下や加齢に伴い、適切な室温調整が困難になる | ・室温や湿度<br>・時期に合わせた冷暖房の器具の使用状況<br>・冷暖房器具の使用ができるか<br>・衣類は適切か<br>・脱水症状やうつ熱などの症状はないか | 【室温調整の工夫】<br>・適切な冷暖房器具の使用や衣類選択ができるよう促す<br>・冷暖房器具の設定温度が適切か確認する<br><br>表示が小さく見にくかったり、ボタンの細かい操作が困難などで、設定が変わっていることがある<br><br>【水分摂取の工夫】<br>・水分摂取の声かけをする<br>・本人が摂取できるように準備を工夫する |

| アセスメント | 観察項目 | ケアのポイント |
|---|---|---|
| ・認知機能の低下に伴い、掃除やゴミ出しなどが困難になったり、収集癖などから生活環境が悪化しやすい | ・部屋の様子（片づけができているか）<br>・ゴミの分別ができるか、ゴミ出しの日がわかるか<br>・収集癖の有無<br>・収集することへの本人の思いや、収集することの意味 | 【環境整備の工夫】<br>・本人の許可を得て共に片づけを行う<br>　※物盗られ妄想などの症状がある場合は、許可なく片づけると妄想を助長させてしまったり、訪問を拒否されてしまう<br>　※収集した物には、本人なりの意味があるため、否定しない<br>・収集したもので片づけられるものは、本人が気がつかないように片づける<br>・郵便物や通帳などの貴重品の保管の徹底<br>【社会資源の活用（インフォーマルな資源の活用）】<br>・自治体によっては、ゴミを玄関まで取りに来てくれる<br>・郵便物など重要な文書は、郵便局員の協力を得る |

## ★★☆ 排泄する

| アセスメント | 観察項目 | ケアのポイント |
|---|---|---|
| 【排便】<br>・加齢に伴う消化管機能の低下や、水分摂取量の減少により、便秘になりやすい | ・腸蠕動音、腹部膨満<br>・悪心や食欲不振などの自覚症状<br>・排便習慣<br>・内服薬（緩下薬の種類や量） | ・食事や水分摂取の改善を提案する<br>・排泄ケア（腹部温罨法やマッサージ、緩下薬の調整）をする |
| 【排尿】<br>・加齢に伴う排尿機能の低下や、前立腺肥大や糖尿病、腎疾患などの影響で尿失禁しやすい | ・排尿回数<br>・残尿感などの自覚症状<br>・前立腺肥大などはないか<br>・水分・食事の摂取量 | ・主治医と連携し治療へつなげる |

導入期（認知症初期）

| アセスメント | 観察項目 | ケアのポイント |
|---|---|---|
| ★☆☆ 家族・社会とのつながりをもつ | | |
| ・物忘れへの自覚やコミュニケーションへの困難感を伴い、抑うつになりやすい | ・本人の思い（今までの生活歴や、体調の変化や認知症の症状のとらえ方など）<br>・これからの生活への意向<br>・コミュニケーションをとるうえで、加齢に伴う難聴や視力低下がないか<br>・家族の理解度<br>・家族の認知症や介護に対する思い | 【コミュニケーションの工夫】<br>・話を傾聴する<br>・難聴や視力低下の状況に合わせて環境を調整する<br>・認知症の症状に合わせ、ゆっくりと話すなどコミュニケーションのとり方を工夫する<br>・意図的に話をする時間をつくる<br>【家族へのケア】<br>・家族の思いをくみ取る<br>・パンフレットなどを用いて認知症について説明する<br>・本人とのコミュニケーションのとり方や接し方を共に考える<br>【ケアスタッフへの説明】<br>・認知症への理解を促す<br>・コミュニケーションや対応方法について検討する |
| ・家族の認知症への理解が乏しい場合、介護負担や今後への不安が増大する。不適切なケアによりBPSDが出現しやすく、BPSDの出現によりさらに介護が困難となり、悪循環に陥りやすい | ・認知症の状況<br>・介護状況やかかわりの様子<br>・家族の介護に対する思いや認識<br>・家族の認知症の理解度<br>・家族の不安やストレス<br>・家族の健康状態<br>・協力者や相談できる相手がいるか | 【家族へのケア】<br>・家族の思いをくみ取る<br>・労をねぎらう<br>・認知症への理解を促す<br>【介護方法の工夫】<br>・介護方法の指導<br>・解決策を共に考える（家族の無理のない範囲で行えるように調整する）<br>・他に協力できる家族がいる場合は、介護分担を提案する<br>【環境調整】<br>・目が届くような環境調整をする<br>【社会資源の活用】<br>・家族も自分の時間がとれるようサービスの調整をする<br>・デイサービスやデイケア、ショートステイの活用を勧める |

| アセスメント | 観察項目 | ケアのポイント |
|---|---|---|
| | | ・関係者と情報を共有する<br>・社会資源などの情報の提供をする |
| ・介護負担や、認知症や介護に対する知識不足による不適切な介護には虐待リスクが潜んでいる | ・打撲や怪我の有無<br>・生活環境（清潔さ）<br>・家族との関係性<br>・介護方法や状況<br>・今までの介護歴<br>・介護に対する家族の思い<br>・家族の認知症への理解度 | ・虐待のリスクや疑いがある場合は、関係者と連携し、情報共有しながらかかわる<br>・介護方法が不適切な場合は、認知症への理解を促し、介護方法の指導や再検討をする<br>・ショートステイなど家族のレスパイトの調整をする |

## ★☆☆ コミュニケーションをとる

| アセスメント | 観察項目 | ケアのポイント |
|---|---|---|
| ・記憶障害や認知障害の症状、加齢に伴う難聴により、相手の訴えが理解できない<br>・本人の伝えたいことが伝わらない<br><br>認知症の初期は一見認知症とは思われないことも多く、受診時に主治医とのコミュニケーションがうまくいかずトラブルになりやすい | ・コミュニケーションの様子<br>・話しかけられたときの対応<br>・補聴器の使用状況<br>・コミュニケーション時の表情や動作 | 【言語的コミュニケーション】<br>・穏やかな低い声のトーンで話す<br>・会話のペースを合わせる<br>・簡単で短い言葉を使う<br>・けっして怒らない<br>・部屋にある写真や小道具を用いて会話をする<br><br>【非言語的コミュニケーション】<br>・会話の中でタッチングをする<br>・ジェスチャーをしたり、物を見せながらわかりやすく伝える<br><br>【環境調整】<br>・雑音が聞こえず、気が散らない環境をつくる<br>・必要に応じて補聴器の調整を促す<br><br>使い慣れないものは、なくしやすいので、管理方法を検討する<br><br>【社会資源の活用】<br>・主治医への橋渡しをする<br>・家族の受診同行を促す<br>・必要時、高齢者外来や物忘れ外来など専門機関を紹介する |

導入期（認知症初期）

| アセスメント | 観察項目 | ケアのポイント |
|---|---|---|

★☆☆ **QOLを維持する**

| | | |
|---|---|---|
| ・認知機能の低下に伴う無気力や、意欲低下などの症状が出やすい<br><br>周囲の人に怒られたり、失敗したりしたことから無気力や意欲の低下につながることがある | ・認知機能<br>・表情や言動<br>・日中の活動状況<br>・本人や家族の思い<br>・介護状況<br>・家族の認知症への理解度 | 【活動を促す支援】<br>・傾聴する<br>・日中活動への参加を促す（→p.113「動く」参照）<br>・日常生活において、自立できるように援助する<br>【家族へのケア】<br>・認知症への理解を促す<br>・介護方法を共に検討する |

★☆☆ **呼吸をする**

| | | |
|---|---|---|
| ・認知症高齢者は体調不良を自覚しても状況を言葉で伝えられないことがある<br>・普段の呼吸機能を確認しておくことが必要 | ・バイタルサイン<br>・呼吸回数や深さ、リズム<br>・肺呼吸音、胸郭の動き<br>・皮膚色、爪の状態<br>・呼吸器疾患の基礎疾患、治療歴の確認 | 【家族へのケア】<br>・観察ポイントを説明する<br>・症状がなくても、家族が「普段と違う」と感じた場合には、医療的な判断をしてもらうことが大切であると説明する<br>・往診や訪問看護の緊急連絡先を確認する |

★☆☆ **体温を維持する**

| | | |
|---|---|---|
| ・認知症高齢者は体調不良を自覚しても状況を言葉で伝えられないことがある<br>・体調不良そのものを認識できないこともある<br>・普段の体調を把握しておくことが必要 | ・バイタルサイン<br>・基礎疾患や治療歴などの確認 | 【家族へのケア】<br>・観察ポイントを説明する<br>・症状がなくても、家族が「普段と違う」と感じた場合には、医療的な判断をしてもらうことが大切であると説明する<br>・往診や訪問看護の緊急連絡先を確認する |

| アセスメント | 観察項目 | ケアのポイント |
|---|---|---|
| ★☆☆ **食事をする**<br>・認知機能の低下に伴い、炊事や買い物などの家事が困難になってくる | ・炊事の状況（ガスの管理や調理ができているか）<br>・買い物の状況<br>・食品が適切に保存できているか（賞味期限切れがないか） | 【炊事や買い物など家事への支援】<br>・できないところを支援する見守りや声かけをする<br>・共に買い物や家事を行う<br>・賞味期限切れの食品は、自尊心を傷つけないような声かけをして処分する<br>・注意書きの提示をする（ガス栓を閉めるなど）<br>　※ガス漏れや水漏れ報知器、電気調理器の使用などを勧める<br>・家族やヘルパーに介助方法を指導する |
| ★☆☆ **休息する**<br>・認知機能の低下により、失敗や不安、焦燥感から活動性が低下しやすい。閉じこもりがちになり、睡眠リズムが不規則になりやすい | ・睡眠の状況<br>・日中の活動状況<br>・睡眠薬などの使用状況、その効果、日中活動への影響 | 【入眠を促すケア】<br>・就寝前の入浴や足湯をする<br>・温かい飲みものを準備する（カフェイン飲料は避ける）<br>・温度や照明、肌触りのよい下着や布団の使用など、環境を調整する<br>・日中活動を促す（→p.113「動く」参照）<br><br>【家族へのケア】<br>・家族やヘルパーへの援助方法を指導する<br>・記録ノートなどを用いて睡眠や日中の様子を確認する<br><br>【主治医との連携】<br>・必要時、睡眠薬を検討する |
| ★☆☆ **動く**<br>・認知機能の低下により、失敗や不安、焦燥感から活動性が低下しやすい。閉じこもりがちになる | ・日中の活動状況<br>・活動への意欲<br>・生活パターン<br>・家族や他者との交流の様子 | 【活動を促す支援】<br>・外出の援助をし、活動を促すような声かけをする<br>・過去の趣味などを取り入れたレクリエーションをする |

導入期（認知症初期）

| アセスメント | 観察項目 | ケアのポイント |
|---|---|---|
| | ・通所サービスの利用状況、利用時の様子<br>・本人の訴え | ・家族とのコミュニケーションの機会を増やす<br>・家族やヘルパーへ支援方法やコミュニケーション方法の指導をする<br>【環境調整】<br>・部屋を明るくしたり、生活の音が聞こえるようにしたり、活動促進できる環境を調整する<br>・ADLに合わせて歩行器など福祉用具の選定をする |

★☆☆ **清潔を保つ**

| アセスメント | 観察項目 | ケアのポイント |
|---|---|---|
| ・認知機能の低下に伴い、入浴や整容など清潔行動が億劫になったり、興味が薄くなったりする。清潔保持が困難になってくる | ・清潔行動の状況（入浴や洗髪、歯磨き）<br>・どの行動ができないのか（準備、更衣、洗うところか）<br>・皮膚や口腔内の状態<br>・入浴拒否はないか、ある場合は、拒否の理由を確認<br>・介護状況 | ・清潔行動への誘導や声かけをする<br>　　本人に馴染みのある言葉を使う<br>・できないところは、手順を伝えながら介助する<br>・入浴できないときには状況に合わせて、清拭、足浴、洗髪、ドライシャンプーなどを取り入れる<br>・入浴時は滑り止めマットを使用する<br>・ADLに合わせてバスボードやシャワーチェアなどの福祉用具を使用する |

---

**家族からよくある質問・相談**

**Q** 本人は「薬を飲めている」と言うが、薬がたくさん余っています。どうしたらいいでしょうか。

**A** 本人は自分でできると思い、プライドをもっているため、傷つけないようにすることが大切です。服薬カレンダーなどを利用し、一緒に管理してみましょう。また、家族が知らないところで、本人が病院を受診して、薬が処方されていることもあるので、薬の内容を改めて確認することも大切です。

**Q** 本人が自分で緩下薬を調整しているのですが、ときどきトイレが汚れていて下痢をしているようです。どう対応したらよいでしょうか。

**A** 本人に排便状況を確認したり、トイレの汚染状況から排便リズムを観察したりすることから始めましょう。緩下薬の調整が最小限になるように、食事や水分摂取など食事の改善も行ったほうがよいですね。また、緩下薬の作用による下痢だけではなく、腐敗したものを誤って食べている可能性もあるため、改めて環境を見直してみましょう。

## 進行期（認知症中期） この時期は？

▶ 認知障害（失行、失認、失語）や実行機能障害が顕著に出現する。
▶ 家族の介護負担が増大する。
▶ 歩行障害が出現し、徐々にADLが低下する。

## 看護の目標

- 認知症の病状の進行と、それに伴う認知機能障害やBPSDに対し、症状を緩和する。生活障害に対するケアを検討し、できることの自立を促す。
- 医療的なケアがある場合には、認知機能の低下に伴い、自己管理が困難となってくるため、最小限の医療的ケアになるように調整すると共に、家族が安全に管理できるようにかかわる。
- 家族の認知症への理解度や介護負担などについてもアセスメントし、安定した日常生活を継続できるように調整する。
- 症状の進行に伴い、嚥下障害が出現してくるため、人工栄養・水分補給の意思決定に関しても、家族が主体的に行えるよう支援する。

## 1 訪問時のアセスメントと看護ケア

優先度　★★★とても高い　★★☆やや高い　★☆☆高い

| アセスメント | 観察項目 | ケアのポイント |
|---|---|---|

### ★★☆ 環境を整える

| アセスメント | 観察項目 | ケアのポイント |
|---|---|---|
| 認知機能の低下に伴い、危険認知能力が低下。平衡感覚や筋力の低下に伴い転倒しやすい<br><br>徘徊などのBPSDにより転倒のリスクは高くなる<br><br>加齢に伴い、血管が脆弱になったり、抗血栓薬を内服していることも多く、硬膜下血腫を形成しやすい | ・臥位、座位、立位、歩行の動作の様子<br>・身体症状の有無、程度（関節痛やかばうような動作、循環不全に伴う浮腫など）<br>・眠気やふらつきなどの副作用のある内服薬の使用の有無、内容<br>・生活環境（通路に物が置いてないか、十分な明かりがあるかなど） | 【ADLに合わせた環境調整】<br>ベッド臥床時の転落予防<br>・ベッドの高さを低くする<br>・低床のベッドを利用する<br>・床にマットや布団などを敷く<br>座位時の転落予防<br>・体勢が崩れないようポジショニングをする<br>・滑り止めを使用する<br>・車椅子クッションを使用する<br>歩行時の転倒予防<br>・足元の照明を調整する<br>・床に障害物を置かない<br>・手すりの設置や段差の解消 |

進行期（認知症中期）

| アセスメント | 観察項目 | ケアのポイント |
|---|---|---|
| | ・着用している衣服の様子（滑りやすい靴下や、ズボンの裾）<br>・過去の転倒歴<br>・皮下出血など外傷はないか | ・家具などの角を保護する<br>・状況に応じて、杖や歩行器など福祉用具の選定をする<br>【衣服の調整】<br>・滑りやすい靴下やスリッパを履かない<br>・ズボンの裾でつまずかないように長さを調整する |

関節痛や浮腫がある場合
・適切な鎮痛薬の使用を検討する
・マッサージやストレッチ方法を伝える
・弾性ストッキングの使用を勧める
・主治医と相談し、適切な薬剤の使用を検討する
・家族やヘルパーに、予防対策を指導する

転倒した場合
・バイタルサインや意識状態を確認する
・外傷がないか、関節可動域を確認する
・頭を打撲した場合は、脳神経学的所見はないか確認する
・主治医に報告する（骨折などの外傷や意識レベルの低下など脳神経学的な所見があれば、すみやかに主治医へ報告し支持を仰ぐ）

★★☆ 排泄する

| アセスメント | 観察項目 | ケアのポイント |
|---|---|---|
| ・認知機能の低下から、トイレの場所がわからない、排泄すること自体を忘れてしまうなどの機能性尿失禁を起こす<br>・加齢による排尿機能の障害や糖尿病などの疾患が原因と考えられる場合は、失禁の種類に合わせた治療やケアへつなげる必要がある | ・認知機能の程度（尿意を催してから排泄し、部屋まで戻る動作のどこが障害されているか）<br>・ADLの状態（歩行、立ち上がり、排泄行為ができるか）<br>・陰部の皮膚の状態<br>・尿路感染などの既往歴<br>・尿意時の行動パターン（落ち着きがなくなるなど）<br>・家族やヘルパーの介護の状況<br>・本人・家族の思い | 【トイレ誘導】<br>・トイレへ目印をつける<br>・夜間は、トイレまでの通路の足元灯を点けておくことを勧める<br>・落ち着きがないときには、トイレへ誘導する<br>【ADLに合わせた環境調整】<br>・杖などで歩行を介助する<br>・手すり設置を勧める<br>・ポータブルトイレの使用を検討する（夜間だけ使用するなど）<br>【ADLや認知機能の状態に合わせて介助する】<br>・排泄物の処理や、立ち上がりの介助など<br>・適宜、陰部洗浄 |

| アセスメント | 観察項目 | ケアのポイント |
|---|---|---|

## ★★☆ 安全を保つ

| アセスメント | 観察項目 | ケアのポイント |
|---|---|---|
| ・認知症の症状やBPSDから徘徊や多動となり、思いもよらない行動につながることがある<br><br>脱水や発熱など全身状態の悪化に伴い徘徊が起こることもある | ・徘徊や多動の状態<br>・不安や焦燥感など心理的状態<br>・全身状態<br>・疲労の様子<br>・本人や家族の思い<br>・家族の疲労感 | 【徘徊や多動へのケア】<br>・気持ちをそらす声かけや誘導(説得や強要、強制をしない)<br>・氏名や連絡先の表示を勧める<br>・外へ出ないような環境調整(2重ロックにするなど)<br>・室内環境を整える(危ない物は隠すなど)<br>・散歩など定期的な外出の機会をつくる<br>・日中活動を行い、気分転換を図る<br>・外出への同行をする<br><br>【家族へのケア】<br>・話を傾聴する<br>・労をねぎらう<br>・認知症への理解を促し、対応方法を共に検討する |

## ★★☆ 家族・社会とのつながりをもつ

| アセスメント | 観察項目 | ケアのポイント |
|---|---|---|
| ・BPSDに伴い、妄想や感情障害、性格の変化があり、家族とトラブルになったり、介護負担が増大する<br>・変わっていくことへの家族の悲嘆や不安がある | ・BPSDの状況(物盗られ妄想や、不機嫌な様子、興奮、感情失禁など)<br>・性格の変化<br>・言動や行動、表情<br>・認知機能の状態<br>・生活に支障はないか<br>・本人の思い<br>・家族の介護状況、疲労感、思い | ・話を傾聴する(→p.122「コミュニケーションをとる」参照)<br><br>【物盗られ妄想へのケア】<br>・貴重品などは、一定の場所に保管する<br>・一緒に探したり、代替えの物を準備しておく<br>・疑われても感情的にならない<br><br>【興奮時のケア】<br>・刺激せず様子をみる<br>・安全な環境を整える(危険な物は隠す、など)<br><br>【家族へのケア】<br>・傾聴する<br>・労をねぎらう<br>・認知症への理解を促す |

進行期（認知症中期）

| アセスメント | 観察項目 | ケアのポイント |
|---|---|---|
| | | ・困っていることに対し、共に介護方法を検討する（家族だけで抱え込まないよう支援する）<br>・ショートステイなどレスパイトを図れるよう調整する |

### ★☆☆ 呼吸をする

| アセスメント | 観察項目 | ケアのポイント |
|---|---|---|
| ・体調不良を認識し、訴えることが困難になる<br>・普段の呼吸機能を確認しておくことが必要 | ・バイタルサイン<br>・肺呼吸音、胸郭の動き<br>・皮膚色、爪の状態<br>・呼吸器疾患の基礎疾患・治療歴の確認 | 【家族へのケア】<br>・呼吸の観察ポイントを説明する<br>・症状がなくても、家族が「普段と違う」と感じた場合には、医療的な判断をしてもらうことが大切であると説明する<br>・往診や訪問看護の緊急連絡先を確認する |

### ★☆☆ 体温を維持する

| アセスメント | 観察項目 | ケアのポイント |
|---|---|---|
| ・体調不良を認識し、訴えることが困難になる<br>・脱水症や不潔になりやすく感染症を起こしやすい<br>・普段の体調を確認しておくことが必要 | ・バイタルサイン<br>・基礎疾患や治療歴などの確認 | 【家族へのケア】<br>・観察ポイントを説明する<br>・症状がなくても、家族が「普段と違う」と感じた場合には、医療的な判断をしてもらうことが大切であると説明する<br>・往診や訪問看護の緊急連絡先を確認する |

### ★☆☆ 食事をする

| アセスメント | 観察項目 | ケアのポイント |
|---|---|---|
| ・やせや肥満など栄養状態の悪化のリスクがある<br>・認知機能障害やBPSDの症状により、過食や拒食、異食、頻繁な食事欲求が出現する | ・食事摂取量<br>・食事内容<br>・間食の有無、程度<br>・食べ物を探すような行動の有無や様子<br>・嗜好品<br>・体重の変動<br>・採血データ<br>・食事中の様子（箸などを使って口まで運べるか、どの行動に障害があるか、半側空間無視はないか） | 【食事内容の工夫】<br>低栄養の場合<br>・高カロリーな食品や栄養補助食品を利用する<br>・間食をプラスする<br>栄養過多な場合<br>・低カロリーな食品を利用する<br>・小さな茶碗を使ったり、盛り付け方を工夫する<br>【食事動作への援助】<br>食器の工夫<br>・柄の太い箸を使う |

| アセスメント | 観察項目 | ケアのポイント |
|---|---|---|
| ・認知症が進行し、摂食行動が困難になってくる<br><br>発熱や便秘などの腹部症状、虫歯、口腔内の炎症、義歯が合わないなどの影響で、食事摂取量が低下することがある | | ・深めの皿や縁が反ってすくいやすい食器を使う<br>・皿が滑らないように、滑り止めマットを使う<br>食事の工夫<br>・おにぎりなど手で持って食べられるものにする<br>・食物の形状を工夫する<br>介助<br>・最初は時間がかかっても自分で食べるように促し、疲れて箸が止まったら介助する<br><br>【環境調整】<br>・食事を見やすい位置にセットする<br>・テーブルの高さを調整する<br>・座位のポジショニングをする<br>・匂いや部屋の明るさなど、食事に集中できる、明るい雰囲気で食事ができるようにする<br>異食や頻回な食事欲求がある場合<br>・棚にロック(鍵)をかけたり、見えないところに、食べものを隠す |
| ・糖尿病や高血圧など食事制限が必要な場合、守るのが困難になる | ・食事制限の指示内容<br>・血糖値や血圧などの検査データ<br>・本人・家族の理解度や思い | 【食事の工夫】<br>・制限食の介護食品や宅配弁当などのサービスを利用する |
| ・認知症の進行と共に、嚥下障害が出現する | ・嚥下機能のどこが障害されているか<br>・食後の呼吸状態(痰の増加や喘鳴)<br>・口腔内の食物残渣の様子<br>・本人や家族の思い | 【嚥下障害へのケア】<br>・水飲みテストなどで評価する<br>・食形態を工夫する(舌触りが滑らかでとろみが均一なものがよい)<br>・姿勢を工夫する(ポジショニングを行い安定した姿勢を保つ)<br>・食事が視界に入るように置く<br><br>【リハビリテーション】<br>・食前などに舌や口輪筋、頬筋などのマッサージや嚥下体操を行う |

進行期（認知症中期）

| アセスメント | 観察項目 | ケアのポイント |
|---|---|---|
| | | ・家族にその方法を説明する |
| | | 【窒息時の対応を説明】 |
| | | ・タッピングや吸引をし、原因となる食物を取り除く |
| | | ・状況に応じて、救急車の要請、主治医への連絡をする |

★☆☆ 休息する

| アセスメント | 観察項目 | ケアのポイント |
|---|---|---|
| ・認知機能の低下により、失敗や、焦燥感から活動量が低下する。日中の傾眠や、昼夜逆転しやすくなる<br>・失敗や焦燥感が引き金となり、興奮や不穏などのBPSDの症状を引き起こす | ・睡眠の状態（排泄での中途覚醒の頻度や、夜間の興奮や不穏などの有無、程度）<br>・日中の覚醒や活動状態<br>・睡眠薬などの内服の有無や種類<br>・睡眠薬が日中活動へ与える影響の有無や程度<br>・睡眠時の環境<br>・本人・家族の思い | 【入眠を促すケア】<br>入眠前<br>・入浴や足浴を行う<br>・温かい飲みものを促す<br>環境調整<br>・肌触りのよいパジャマや寝具を使用する<br>・室温や湿度を快適に保つ<br>・照明は、足元灯にするなどを勧める<br>・主治医と睡眠薬などの内服の検討を行う（日中の活動に影響の残らない薬剤の選択）<br>・日中の活動を促す（p.120「動く」参照） |

★☆☆ 動く

| アセスメント | 観察項目 | ケアのポイント |
|---|---|---|
| ・認知機能の低下に伴い、自ら行動することが困難になる。周囲への興味・関心も低下し、他者との交流が困難になる<br>・廃用性もADL低下を起こしやすい | ・日中活動の様子<br>・1日の生活リズム<br>・体調に関する訴え<br>・眠気を催す薬剤の使用状況<br>・通所サービスの利用状況<br>・以前の趣味や特技<br>・本人や家族の思い<br>　　家族が、転倒などに注意するあまり、活動を制限していないかなど | 【生活リズムをつくる】<br>・起床時の洗面や更衣を行う<br>・日中は居間で過ごす<br>【日中の活動を促す】<br>・テレビやラジオをつけたり、好きな音楽をかける<br>・以前の趣味を活かしたレクリエーションを取り入れる<br>・通所サービスなどを利用し、他者との交流を促したり、ADLや残存機能を維持できるようにする |

| アセスメント | 観察項目 | ケアのポイント |
|---|---|---|
| | | 【環境調整】<br>・ADLに合わせた福祉用具を選定する<br>・部屋を明るくしたり、料理など生活音が聞こえるような環境調整をする |

睡眠薬などの服用に伴う日中の眠気が強い場合は、主治医と薬剤の使用調整を行う

## ★☆☆ 清潔を保つ

| アセスメント | 観察項目 | ケアのポイント |
|---|---|---|
| ・認知機能の低下やBPSDに伴い、入浴や口腔ケアなどの清潔行動が困難になってくる | ・皮膚の状態<br>・全身の清潔状態(口腔や、爪、陰部などの汚染状況)<br>・認知機能やADLの程度<br><br>・拒否がある場合には、その理由や今までの清潔習慣の状況<br>・入浴前後の表情や言動の変化 | 【入浴介助】<br>・入浴動作を誘導する<br>・行動障害の状況に応じて、泡立てたタオルを渡したり、洗う順番を声かけしたりして、自立を促す<br>・できないところは、介助する<br><br>【環境調整】<br>・滑り止めマットなど滑りにくい環境を整える<br>・座位保持が不安定な場合など、ADLに合わせて、シャワーチェアや浴槽台、バスボードなどの福祉用具を選定する<br>・手すりなどの設置を検討する<br>・高齢者は、ヒートショックを起こしやすいため、温度差に注意する<br>・脱水予防のため、入浴後に水分補給できるようにする<br>・入浴を拒否する場合は、清拭や足浴、陰部洗浄などで代替する<br>・高齢者は皮膚が乾燥していたり、脆弱であるため、保湿も行う<br><br>【不潔な行為への支援】<br>・すみやかに排泄物を片づける<br>・陰部の保清や手浴をし、更衣を促す<br>・汚染された衣類などを隠してしまう場合は、定期的な室内の整理を行う<br>・不潔な行為があっても、怒らず対処する |

浴室へ行き、体や髪を洗い、着替えをし部屋へ戻る動作のどこが障害されているか

**進行期（認知症中期）**

| アセスメント | 観察項目 | ケアのポイント |
|---|---|---|
| ・認知機能の低下に伴う弄便（便を触る）、羞恥心や自尊心から汚染されたおむつなどを隠すなど、不潔な行為が起こる<br><br>　不潔な行為から消化器感染症を起こすことがある | ・不潔な行為の様子（どんなときに起こるかなど）<br>・排泄行為の様子<br>・排便の状況（下痢や便秘はないか、それに伴う不快な症状はないか）<br>・陰部の粘膜や皮膚の状態（ただれや瘙痒感はないかなど）<br>・本人の思い<br>・家族の介護状況や思い | 【不潔な行為の予防を行う】<br>・排便コントロール<br>・定期的なトイレ誘導<br>・スキンケア<br>・丈の長い上着を着るなど、衣類の調整<br>・ADLやサイズの合ったおむつの選択<br>・日中活動を促す<br><br>【清潔の保持】<br>・定期的な爪切り<br>・食前の手洗い習慣をつける |

★☆☆ **コミュニケーションをとる**

| アセスメント | 観察項目 | ケアのポイント |
|---|---|---|
| ・認知機能の低下から、言葉の理解障害が進行し、同じことを繰り返したり、つじつまの合わない会話になり、コミュニケーションが困難になる | ・認知症の程度、BPSDの出現状況<br>・コミュニケーションの様子<br>・理解障害やコミュニケーション障害から、生活に支障をきたしていないか<br>・声をかけられたときの反応<br>・聴力<br>・表情や動作<br>・今までの生活歴や、職歴、どんなことを大切にしてきたのか<br>・生活への困難感 | 【言語的コミュニケーション】<br>・簡単な言葉で会話する<br>　自尊心を傷つけるような、子どもに話すような態度は避ける<br>・話を傾聴する<br>　はじめて聞いたような態度で接する、話を合わせる、否定しない、最後まで聞く<br>・部屋にある写真や昔の話を通して、昔の記憶を回想する<br>・生活歴など今までの人生のことを聞き、その人の人となりを理解する<br><br>【非言語的コミュニケーション】<br>・表情や動作から思いをくみ取る<br>・話をするときには、ジェスチャーや物を提示してわかりやすくする<br>・タッチングなどスキンシップを図り、安心感を与える<br><br>【コミュニケーションの機会を増やす】<br>・デイサービスなどを利用する<br>・家族へかかわり方の指導をする |

| アセスメント | 観察項目 | ケアのポイント |
|---|---|---|
| ★☆☆ QOLを維持する | | |
| ・認知症の進行に伴い、判断力が低下し自立した生活が困難となり、QOLが低下しやすい | ・今までの生活歴や人生<br>・認知機能の状況<br>・生活への障害の程度<br>・家族の本人や介護に対する思い<br>・介護への充実感や疲労感<br>・家族の介護力や協力体制<br>・家族の認知症症状に対する対処方法<br>・本人の希望（認知症になる以前の希望など） | ・障害の状況に応じた支援を行う<br>・話を傾聴する<br>・状況によっては、在宅の限界を見わめる |

> **CASE** 80歳代男性　中等度のアルツハイマー型認知症
>
> 　近くに介護を手伝ってくれる家族はおらず、心疾患、膝関節症の持病のある妻（80歳代）が介護していた。認知症の進行に伴い、介護負担が増大し、妻への身体的な負担も大きくなっていった。
> 　介護者である妻は、家で介護したいとの強い希望があった。デイサービスの利用回数を増やしたり、ショートステイの利用、ヘルパーの導入など段階的にサービスの利用を増やしていったが、妻の心疾患が悪化。妻と関係者で話し合い、妻が通いやすい施設へ入所することになった。
> 　介護負担だけではなく、介護負担に伴う身体的・精神的側面もアセスメントする必要がある。介護者の中には、介護したい思いはあるが、できないこともある。その思いに寄り添い、できるだけ介護に携わることができるように支援することも必要である。

## 増悪期（認知症後期）

**この時期は？**
- 意思疎通が困難になる。
- 嚥下障害や廃用症候群から、肺炎や褥瘡などの合併症を起こしやすい。
- 日常生活全般に介護が必要となる。
- 終末期へと移行していく。

## 看護の目標

- 認知症の進行に伴う、合併症の予防や早期発見をし、重症化しないように体調管理をする。
- 増悪期は家族の負担や疲労感も増大するため、社会資源サービスの調整をする。
- 終末期には緩和ケアに努め、その人らしい時間を過ごせるように調整する。
- 嚥下障害に伴い、家族は人工栄養・水分補給など意思決定を迫られ、精神的負担も大きくなるため、家族へのケアも行う。

### 1 訪問時のアセスメントと看護ケア

優先度 ★★★とても高い ★★☆やや高い ★☆☆高い

| アセスメント | 観察項目 | ケアのポイント |
|---|---|---|
| ★★★ QOLを維持する | | |
| ・認知機能の低下に伴い、意思表示や判断が困難となる<br>・ADLも低下し、全般的な介助が必要となる<br>・QOLを維持することも周囲への依存度が高くなる | ・本人の思いや今までの生活の様子<br>・家族の思い<br>・介護状況や家族の介護負担、介護に対する思い<br>・生活状況 | 【本人を尊重したケア】<br>・本人の意向がケアへ反映されるように検討する<br>・思いを尊重した対応をする<br>【家族へのケア】<br>・傾聴する<br>・労をねぎらう<br>・介護負担の軽減を図る（日常の介護に追われ疲弊しないように配慮するなど）<br>・認知症への理解を促す<br>・ショートステイなどレスパイトケアの利用を勧める<br>【終末期の療養の場の決定】<br>・両者にとって最善となるような決定ができるように支援する |

| アセスメント | 観察項目 | ケアのポイント |
|---|---|---|
| ・人工的栄養・水分補給に関して家族は意思決定を迫られる<br>・意思決定の際には、とまどいや罪悪感などを感じやすく、一度決めても、気持ちが揺れることがある<br><br>意思決定には、胃瘻造設だけではなく、点滴を行うのかなども含まれる | ・意識や判断力があるときに、本人がどのような治療希望をもっていたか<br>・主治医からどのように説明を受けたか<br>・家族は主治医の説明をどうとらえているのか<br>・胃瘻や点滴に対する家族の考え<br>・何もしないことに対する考え<br>・どのように看取りを考えているか<br>・今までの介護経験や看取りの経験 | 【家族へのケア】<br>・主治医の説明に補足したり、わからなかった点について再度説明する<br>・傾聴し、家族の思いを整理する<br>・本人がどう言っていたかや、どのような人生を歩んできたのかなどを、共に振り返る<br>・一度決めても揺れることがあるため、もう一度考えたいときには、再度支援する<br>・家族が決めたことは否定せず、肯定的にかかわる |
| ・終末期には身体的、精神的、スピリチュアルな苦痛も出現してくる | ・苦痛時の表情や動作の有無、安静時と体動時の様子の違い<br>・何かを訴えようとするようなしぐさ<br>・バイタルサイン（呼吸や脈拍）の変調<br>・疼痛に伴う随伴症状（冷汗や末梢冷感など）<br>・家族の看取りの経験や思い、今後への不安 | 【苦痛の緩和】<br>・フェイスケールなどを用いる<br>・温罨法やマッサージなどのリラクゼーションケア<br>・音楽や芳香療法（アロマセラピー）<br>・清潔や排泄ケアなど日常生活にも苦痛を伴うため、方法を再検討する<br>・苦痛を伴う不必要な医療的なケアは、主治医と相談して再検討する<br><br>意思疎通が困難であっても、意志のある人として尊厳をもってかかわる<br><br>【家族へのケア】<br>・終末期の変化やかかわり方などをパンフレットを用いて説明する<br>・話を傾聴する<br>・介護の労をねぎらう<br>・不安や心配への対応<br><br>【社会資源の活用】<br>・介護負担が増大するため、ヘルパーなどの利用の検討をする |

増悪期（認知症後期）

| アセスメント | 観察項目 | ケアのポイント |
|---|---|---|
|  |  | ・介護に追われることなく、本人に寄り添うなど家族にしかできないことができるようにサービスの調整をする<br>・ヘルパーにも、状態の変化やケアの方法などを伝え、不安なくケアできるように支援する |

★★☆ 食事をする

| アセスメント | 観察項目 | ケアのポイント |
|---|---|---|
| ・加齢や認知機能の低下に伴う、嚥下障害が出現し、経口摂取が困難になる<br>・栄養補給が十分でない場合、人口的水分・栄養補給について検討が必要となる | ・嚥下機能の評価<br>・嚥下リハビリテーションの状況<br>・本人・家族の思いや考え（認知症が進行する前、どのように考えていたか）<br>・人口的水分・栄養補給に対する家族の理解度<br>・主治医からの説明 | 【経口摂取の可能性を評価する】<br>・主治医や関係者と情報を共有して検討する<br>・適宜、歯科へ紹介し、意見を仰ぐ<br>・傾聴しながら、共に考える<br>・最善の方法を検討する |
| ・経口摂取により十分な栄養を摂取することは困難になるが、食事の楽しみを味わえるようにする | ・嚥下機能の評価<br>・口腔内の状態<br>・食事の嗜好<br>・本人・家族の思いや食事への意欲<br>・主治医と相談し許可を得る | 【誤嚥の予防をする】<br>・ポジショニングなど環境調整をする<br>・覚醒した状態で行う<br>・食事前後の口腔ケア<br>・食事形態や一口量を見直す<br>・適宜、吸引器の準備をする |

★★☆ 排泄する

| アセスメント | 観察項目 | ケアのポイント |
|---|---|---|
| ・水分や食事量の減少、活動性の低下によって、便秘になりやすい | ・腸蠕動音<br>・便秘に伴う腹部症状（膨満感や悪心、嘔吐、食欲の低下など）<br>・便の性状や排便リズム<br>・食事や水分摂取量とその内容<br>・日中の活動の様子 | 【食事・水分摂取の工夫】<br>・水分はこまめに補給できるように準備する（嚥下障害がある場合には、ゼリー飲料など）<br>・食事では、水溶性の食物繊維や発酵食品などを取り入れる<br>【排泄ケア】<br>・腹部の温罨法やマッサージの実施<br>・緩下薬の調整<br>・便秘時には、浣腸や摘便を検討する |

| アセスメント | 観察項目 | ケアのポイント |
|---|---|---|
| | ・緩下薬など薬剤使用状況 | 【家族へのケア】<br>・食事や水分摂取について共に考える<br>・腹部の温罨法やマッサージの方法を伝える<br>・緩下薬の調整についても共に考える |
| ・認知機能の低下に伴い失禁し、介護負担が増大する | ・失禁の様子<br>・皮膚の状態<br>・失禁に伴う、シーツなどへの汚染状況<br>・おむつの使用状況<br>・本人・家族の思い<br>・家族の介護負担の程度 | 【おむつなどの物品の工夫】<br>・サイズの合ったおむつを使用する<br>・尿取りパットを、女性は扇子折にし大陰唇に当てたり、男性は陰茎部を包むように当て漏れにくくする<br>・防水シーツを使用する<br><br>【介護負担の軽減】<br>・介護方法を家族と共に検討する<br>・介護方法の指導をする<br>・社会資源の活用を勧める |

★★☆ **清潔を保つ**

| アセスメント | 観察項目 | ケアのポイント |
|---|---|---|
| ・認知機能の低下やADLの低下から、本人が清潔を保つことが困難になる | ・全身状態<br>・ADLの程度<br>・認知症の進行状況<br>・保清状況（フケや抜け毛、眼脂、爪の汚れ、皮膚の汚れ、口腔内の状況）<br>・本人や家族の思い<br>・清潔に関する認識<br>・家族の介護負担<br>・社会資源の活用状況（ヘルパーや訪問入浴など） | 【介護方法の指導】<br>・清潔ケアの必要性を説明する<br>・介護方法の検討や指導をする<br>・介護用品の選定（清拭剤やドライシャンプー、スポンジブラシなど）をする<br><br>【社会資源の活用】<br>・ヘルパーや訪問入浴により、保清の分担をする<br>・口腔内にトラブルがある場合には、訪問歯科などの検討をする |
| ・皮膚トラブルや褥瘡になりやすい<br><br>自分で症状を訴えられないため、悪化しやすい | ・皮膚の様子（赤発やびらん、かぶれ、引っ掻き傷など）<br>・爪の状態（白癬）<br>・炎症や排膿の有無、程度<br>・瘙痒感や疼痛の有無、程度 | 【皮膚トラブル、褥瘡の予防】<br>・清潔の保持ができているか確認する<br>・皮膚の保護（保湿剤の使用や汗などの拭き取り）を行う<br>・家族やヘルパーへの指導をする<br>・褥瘡形成や炎症を起こしている場合には、主治医へ報告し、往診対応や指示を仰ぐ |

増悪期（認知症後期）

| アセスメント | 観察項目 | ケアのポイント |
|---|---|---|
| | ・栄養状態など全身状態<br>・処置の状況（頻度や使用薬剤など） | |

**★★☆ 家族・社会とのつながりをもつ**

| アセスメント | 観察項目 | ケアのポイント |
|---|---|---|
| ・認知機能の低下に伴い、自分自身で名前や身近な人のことがわからなくなってくる。家族に喪失感が起こりやすい | ・本人の行動や、表情<br>・認知機能の状態<br>・本人の思い<br>・家族の言動や表情、思い<br>・家族の介護状況、疲労感 | 【家族へのケア】<br>・話を傾聴する<br>・介護の労をねぎらう<br>・認知症への理解を促す<br>・困っていることに対し、共に介護方法を検討する |

**★☆☆ 呼吸をする**

| アセスメント | 観察項目 | ケアのポイント |
|---|---|---|
| ・加齢や認知症の進行に伴い、嚥下機能が低下するため、誤嚥性肺炎を起こしやすい<br><br>高齢者は、肺炎を起こしていても症状が現れにくく、重症化しやすい | ・バイタルサイン<br>・呼吸状態（肺音、呼吸パターンなど）<br>・呼吸困難感などの自覚症状<br>・チアノーゼなどの他覚症状<br>・苦痛様表情の有無<br>・痰などの気道分泌物の増加や性状<br>・嚥下機能 | ・排痰ケア、吸引をする<br>・発熱がある場合はp.128「体温を維持する」参照<br>・安楽なポジショニングを勧める<br>・口腔ケアをし、誤嚥性肺炎の予防に努める<br>・肺炎などの炎症症状や、酸素飽和度の低下がある場合は、主治医へ報告し、往診対応や在宅酸素の導入などの検討、指示を仰ぐ<br>・家族に観察方法や療養指導、吸引指導を行う |

**★☆☆ 体温を維持する**

| アセスメント | 観察項目 | ケアのポイント |
|---|---|---|
| ・加齢による免疫力低下により、呼吸器や皮膚の感染症にかかりやすい<br>・水分摂取量の低下や認知機能低下に伴い、清潔を保てずに尿路感染症になりやすい | ・バイタルサイン<br>・熱型<br>・発熱に伴う、悪寒や呼吸状態の変化、発汗など<br>・尿の性状（混濁の有無など）<br>・皮膚や粘膜の状態（赤発やびらん、熱感など）<br>・苦痛様表情の有無 | ・クーリングを行う<br>・悪寒がある場合は、保温する<br>・水分補給を工夫して行う<br>・安楽なポジショニングを勧める<br>・感染症が疑われる場合は、主治医へ報告し、往診での対応や指示を仰ぐ<br>・家族への観察方法や療養指導を行う<br>・インフルエンザや肺炎球菌などの予防接種を勧める |

| アセスメント | 観察項目 | ケアのポイント |
|---|---|---|
| ・認知機能の低下により、衣服や掛け物の調整ができなくなり、うつ熱になりやすい | ・バイタルサイン<br>・紅潮や発汗の有無 | 【環境調整】<br>・衣服や掛け物の調整をする<br>・室内の環境調整（換気や気候に合った冷暖房器具の使用）を調整する<br><br>・クーリングを実施する<br>・水分補給をする<br>　※冷たいものを摂取すると体温が下がりやすい<br><br>・発汗がある場合は清拭や更衣を行う |

## ★☆☆ 環境を整える

| アセスメント | 観察項目 | ケアのポイント |
|---|---|---|
| ・認知機能やADLの低下に伴い、ベッド上での生活が中心となる<br>・本人が不快を訴えることが困難である | ・療養環境（音や光、温度、湿度、臭気、寝具）<br>・表情や動作<br>・ベッドやサイドレールなどに不具合がないか | 【清潔で心地よい環境調整】<br>・外の光が入り、生活の音が聞こえる環境をつくる<br>・ケアを行う際はプライバシーが保たれるようにする<br>・気候にあった室温、湿度の調整をする<br>・清潔な衣服や寝具を準備する<br>・福祉用具を調整する |

## ★☆☆ 休息する

| アセスメント | 観察項目 | ケアのポイント |
|---|---|---|
| ・加齢や認知症の進行に伴い、睡眠リズムが変化する<br>　※睡眠リズムの変化により、本人に不快な症状がなく、家族の介護負担がなければ経過をみる | ・睡眠リズム<br>・覚醒時の様子（興奮や不機嫌な様子などの有無）<br>・睡眠薬などの使用状況<br>・夜間の様子（声を出しているなど） | 【睡眠を促す工夫】<br>・入眠前に足浴や温罨法を行う<br>・肌触りのよいパジャマや寝具を使用する<br>・室温や湿度を快適に保つ<br>・照明は、足元灯にするなどを提案する<br>・主治医と睡眠薬などの内服の検討を行う（日中の活動に影響の残らない薬剤の選択）<br>・日中の活動を促す（→p.130「動く」参照） |

増悪期（認知症後期）

| アセスメント | 観察項目 | ケアのポイント |
|---|---|---|

**★★☆ 動く**

| | | |
|---|---|---|
| ・ADL低下に伴い、ベッド上で過ごす時間が増え、関節拘縮など廃用症候群になりやすい。また、無動に伴う苦痛も生じる<br><br>廃用症候群はさまざまな合併症を起こす<br><br>関節拘縮は、更衣やおむつ交換などの介護負担の増大を招く | ・全身状態<br>・上下肢の運動機能<br>・座位や臥位時の様子や移動時の動作状況<br>・認知症の進行状況<br>・マッサージやリハビリテーションの実施状況<br>・身体損傷の有無、程度<br>・リハビリテーションに対する意欲<br>・家族の思い<br>・介護負担 | 【廃用症候群の予防・緩和ケア】<br>・温罨法やマッサージ、リハビリテーションを実施する<br>・指示動作ができない場合には、手を添えて介助し、動作を促す<br>・ポジショニングの実施をする<br><br>【家族へのケア】<br>・廃用症候群予防の必要性を伝える<br>・本人ができるところは、ADL維持のため実施してもらうなど、介護方法を指導する<br>・ポジショニングの指導をする<br><br>ポジショニングが難しい場合には、家族にもできるようわかりやすく写真や図などで提示する |

**★☆☆ 安全を保つ**

| | | |
|---|---|---|
| ・認知機能の低下により、危険回避することができなくなる<br>・胃瘻やカテーテル類が認識できず、自己抜去のリスクが高い<br><br>カテーテル類の管理は家族の協力が不可欠 | ・認知症の進行状況<br>・カテーテル類の管理状況（適切な管理ができているか）<br>・本人が、カテーテル類を触るような動作や、不快を示すような表情やしぐさがあるか<br>・家族の認識 | 【適切な管理方法の検討】<br>・カテーテル類の固定の位置の工夫（本人から見えないようにするなど）を検討する<br>・カテーテル類による皮膚トラブルの予防を検討する<br>・管理方法や手技の確認と、指導をする |

**★☆☆ コミュニケーションをとる**

| | | |
|---|---|---|
| ・認知機能の低下に伴い、発語も少なくなり、感情表出も乏しく、コミュニケーションが困難となる。本人の思いをくみ取りにくくなる | ・認知症の程度<br>・コミュニケーションの様子<br>・理解障害やコミュニケーション障害から、生活に支障をきたしていないか | 【言語的コミュニケーション】<br>・簡単な言葉で話しかける<br><br>自尊心を傷つけるような、子どもに話すような態度は避ける<br><br>・傾聴する（否定せず、最後まで聞く） |

| アセスメント | 観察項目 | ケアのポイント |
|---|---|---|
| | ・声をかけられたときの反応、視線<br>・表情、動作（眉間にしわを寄せるなどの苦痛の表情など）<br>・聴力<br>・コミュニケーションが困難になってしまったことに対する思いやとまどい。そのことに対する、家族の対処行動 | ・部屋にある写真や家族との昔の話を通して、昔の記憶を回想するように話しかける<br>【非言語的コミュニケーション】<br>・表情や動作から思いをくみ取る<br>・話をするときには、ジェスチャーや物を提示してわかりやすくする<br>・タッチングなどスキンシップを図り、安心感を与える<br>・家族への指導を行う |

**CASE** 90歳代女性、アルツハイマー型認知症後期

　在宅で看取りの希望があり、訪問看護が開始となった。主介護者は娘で、10年近く介護をしていた。胃瘻や点滴などの医療的な処置はしないと、嚥下機能が低下している中で経口から摂取していた。誤嚥性肺炎を併発し、急激に状態が悪化したため、主治医からは看取りの時期が近いと伝えられ、絶飲食となった。

　主介護者である娘は、「食べられないと死んでしまう」と点滴を希望し実施された。徐々に、浮腫や痰の貯留が多くなり、本人の苦痛も増大していった。娘と面談する時間を設け、今までの介護のことや、意思疎通が図れるときに本人がどのように話していたか、絶飲食や点滴に対する思い、これからの不安など話を聞いた。共に整理し、看取りの時期の変化についても説明した。主治医とも相談し、点滴は中止となり、楽しむ程度の少量の経口摂取の許可を得ることができ、自宅で看取ることができた。

### 家族からよくある質問・相談

**Q** お風呂に入りたがらないのですが、どうしたらよいでしょうか？

**A** 拒否がある場合は、無理にさせようとはせず、時間を置いて声をかけたり、馴染みのある言葉を使って声かけの方法を工夫しましょう。「湯が沸きましたよ」や、お風呂場まで誘って「湯が沸いたので先に入ってください」などと声をかけてみましょう。

**Q** 汚れたおむつや下着を隠していました。どうしたらよいでしょうか？

**A** 汚してしまったという自尊心があるため、隠すという行動になっています。隠したことを、怒鳴ったり、怒ったりすることで、さらに自尊心が傷つき、意欲低下やBPSDの悪化を誘発してしまうことがあります。本人が気がつかないときに片づけたり、トイレにおむつなどを入れるゴミ箱を用意しておくなど、環境を工夫してみましょう。

**Q** 徘徊しようとするので止めさせようとしたら、急に怒り出しました。

**A** 徘徊には本人なりの理由があり、それを止めようとするとBPSDの症状が悪化することがあります。理由を聞き、それに応じるような声かけをしましょう。「家に帰る」という場合は「外が暗いので、今日はここに泊まっていってください。ご家族からもそう言われてます」などの声かけをしましょう。それでも外へ出てしまう場合は、後をついていきます。気がつかない間に外へ出て行ってしまう場合には、名前や住所などの身元がわかる情報を、洋服の裏などに縫い付けておきましょう。

**Q** （臨死期において）食事や水分がほとんど摂れません。大丈夫なのでしょうか？

**A** 自然な経過です。食事や水分の消化吸収にも大きなエネルギーが必要となるため、今の時期は、そこにエネルギーを使うよりも、心臓を動かし、全身に循環させることを体が優先しているのです。今後、エネルギーを消耗すると、心臓や脳、腎臓など大切な臓器への循環を優先するため、手足の末梢が冷たくなってきます。さらに進むと、腎臓への循環も悪くなり、尿の出が悪くなります。そうなると看取りの時期が近いサインです。

〈文献〉
1）水谷信子：認知症と看護．中島紀恵子編，認知症の人々の看護．医歯薬出版，東京，2013：1．
2）桑田美代子：エンド・オブ・ライフにおける諸問題と支援．中島紀恵子編，認知症の人々の看護．医歯薬出版，東京，2013：146．
3）中島紀恵子編：認知症の人々の看護．医歯薬出版，東京，2013．
4）大越扶貴，田中敦子編著：認知症高齢者の訪問看護実践アセスメントガイド．中央法規出版，東京，2006
5）水谷信子，水野敏子，高山成子，他編：最新老年看護学 改訂版．日本看護協会出版会，東京，2011．
6）岡本充子，桑田美代子，吉岡佐知子，他：エンド・オブ・ライフケアを見据えた"高齢者看護のキホン"100．看護 2015；67（4）；6-124．

# VI 統合失調症

経過別 ケア項目：解説ページ

| ケア項目 | 導入期 | 安定期 | 増悪期 |
|---|---|---|---|
| 呼吸をする | p.144 | p.150 | p.154 |
| 体温を維持する | p.144 | p.151 | p.154 |
| 食事をする | p.141 | p.149 | p.153 |
| 排泄する | p.142 | p.149 | p.154 |
| 休息する | p.142 | p.148 | p.153 |
| 環境を整える | p.145 | p.151 | p.153 |
| 動く | p.145 | p.150 | p.155 |
| 清潔を保つ | p.145 | p.149 | p.154 |
| 安全を保つ | p.141 | p.147 | p.152 |
| コミュニケーションをとる | p.143 | p.150 | p.155 |
| 家族・社会とのつながりをもつ | p.143 | p.148 | p.156 |
| QOLを維持する | p.144 | p.150 | p.156 |

よくある質問・相談　p.151

# 統合失調症 在宅ではココが重要！

## 疾患の特徴

- 認知、情動、意欲、行動、自己と他者の感覚など、多彩な精神機能の障害がみられる。幻覚や妄想が特徴的である。
- 精神機能の障害により生活に支障が起こり、家庭・地域での生活が困難に陥ることもある。
- 人生の転機やストレスが発症のきっかけになりやすい。
- 症状は個人によりさまざまで、幻覚・妄想をもつ人もいれば、もたない人もいる。

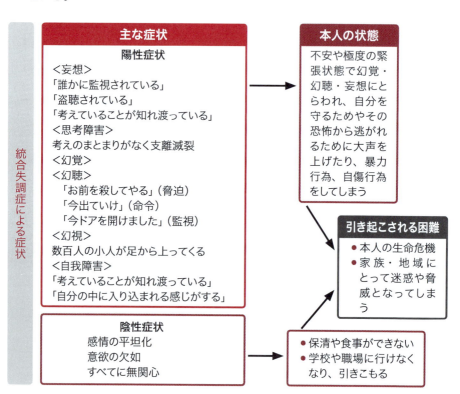

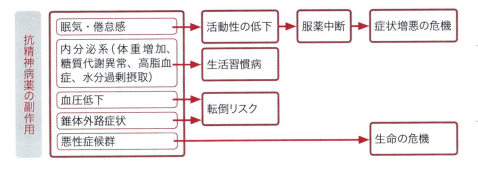

> **MEMO** 統合失調症の診断基準
>
> 統合失調症の診断基準は、アメリカ精神医学会のDSM-5、世界保健機関のICD-10が主に用いられている。
>
> [DSM-5]
> A. 以下のうち2つ以上、各々が一か月間ほとんどいつも存在する。これらのうち少なくとも一つは1か2か3である
>    1. 妄想
>    2. 幻覚
>    3. まとまりのない発語
>    4. 非常にまとまりのない緊張病性の行動
>    5. 陰性症状(感情の平板化・無為)
>
> B. 障害の始まり以降の期間の大部分で仕事、対人関係、自己管理などの面で一つ以上の機能のレベルが病前に獲得していた水準より著しく低下している
>
> C. 障害の持続的な兆候が少なくとも6か月間存在する

日本精神神経学会(日本語版用語監修), 髙橋三郎, 大野裕(監訳):DSM-5精神疾患の分類と診断の手引き.医学書院,東京, 2014:99.より作成

# 看護のめざすゴール

- 本人が、統合失調症の症状による生きづらさを抱えながらも、家族をはじめ、訪問看護師、保健師、ヘルパー、相談支援専門員など地域でかかわる人の支援を得て、症状をコントロールし、その人なりの自立した生活を送る。

**導入期** ● 退院後の環境や生活の変化に支援者のサポートを受けながら適応し、症状の悪化がなく在宅生活に入れる。

**安定期** ● 安定した症状コントロールを継続しながら、徐々にセルフケア自立や、作業所やデイケアなど生活の場を拡大できる。

**増悪期** ● 症状悪化の前兆を早期発見し、増悪させることを除去し、適切な医療につなげる。

# 在宅看護のケアポイント

## ✓ 本人と人間関係を築き発展させていく。

- 統合失調症患者は人間関係の中で生じる葛藤状況に非常に弱く、それが症状を悪化させるきっかけになりやすい。
- これまでの人生において、人間関係でうまく対処ができなかった失敗体験を積んでいることが多い。
- 訪問看護の開始は新しい他者（訪問看護師）との人間関係のスタートで、不安緊張を感じやすい。
- 看護師と人間関係を構築するプロセスで葛藤をうまく対処できる経験を積めると、自信を得て、洞察力が深まり、他者への信頼獲得につながる機会になる。

> **MEMO 本人を脅かさず関係構築する注意点や方法**
> ・本人と2人きりよりは他者もいるオープンな場で会話する
> ・プライベートな情報は交換しない
>
> 警戒が強いときは
> ・日常生活の援助を通してかかわりをもつ
> ・ゲームやスポーツなどの活動を媒介してかかわる
> ・共に散歩をする（注意があちこちに向き、他者を必要以上に意識しない）

## ✓ 家族も含めて支援対象ととらえる。

- 家族は社会の最小単位。家族の規範や信念が本人に影響していることがある。
- 家族が疾患の特徴や本人の生きづらさを理解してかかわることが症状悪化を防ぎ、在宅療養の継続につながる。
- 家族が本人に批判的な言動をしたり、過保護（本人の尊厳性を考慮しない保護・家族側の不安を伴う保護）にしていたりする場合は再発を起こしやすくする。

## 統合失調症の陰に潜む重大な疾患を見落とさない。

- 幻覚妄想や思考障害などの症状がある場合、身体症状の訴えとの区別が難しく重篤な疾患を見落とすことがある。
- 抗精神病薬を長期に服用していることが多く、副作用での肥満、自分で規則正しい生活を送れず生活習慣病になりやすい。
- 定期的な体重測定、血液検査データなどを確認する。
- 訪問時のバイタルサイン測定で状態を把握する。

## セルフケア自立を支援する。

- セルフケア自立は本人の自信につながる。
- 入院期間が長い場合も多く、掃除、洗濯、調理、買い物、金銭管理など生活のために必要な行動、セルフケアができないことがある。
- 本人のストレングスを見つけ、それを強化することを意識する。
- あくまでも本人のストレスにならない加減で自立を勧める。

## 服薬支援が重要！

- 再発再燃予防には服薬が欠かせない。
- 服薬の中断は病識がないこと、被毒妄想や誇大妄想、認知機能障害、家族や周囲が病気や内服を否定する、副作用による不快感などで起こりやすい。
- 抗精神病薬には主にドーパミン系に作用する定型抗精神病薬とドーパミン系以外にも作用する非定型抗精神病薬がある。薬の種類により副作用の出現は違いがある。
- 自己判断での大量服薬は生命危機をもたらす危険をはらんでいる。
- 本人の薬の飲みやすさ、認知機能や服薬習慣に応じて支援方法や薬の剤型も選択・変更する。

★抗精神病薬の剤型

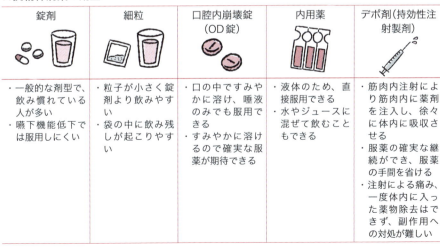

| 錠剤 | 細粒 | 口腔内崩壊錠（OD錠） | 内用薬 | デポ剤（持効性注射製剤） |
|---|---|---|---|---|
| ・一般的な剤型で、飲み慣れている人が多い<br>・嚥下機能低下では服用しにくい | ・粒子が小さく錠剤より飲みやすい<br>・袋の中に飲み残しが起こりやすい | ・口の中ですみやかに溶け、唾液のみでも服用できる<br>・すみやかに溶けるので確実な服薬が期待できる | ・液体のため、直接服用できる<br>・水やジュースに混ぜて飲むこともできる | ・筋肉内注射により筋肉内に薬剤を注入し、徐々に体内に吸収させる<br>・服薬の確実な継続ができ、服薬の手間を省ける<br>・注射による痛み、一度体内に入った薬物除去はできず、副作用への対処が難しい |

## 導入期 この時期は?

- ▶ 病院で症状がコントロールされ、在宅生活に移行する。
- ▶ 在宅生活へスムーズに適応ができないと容易に悪化しやすいリスクをもっている。

## 看護の目標

● 退院後の環境や生活の変化に支援者のサポートを受けながら適応し、症状の悪化がなく在宅生活に入れる。

## 1 初回訪問のポイント

★ 看護師を受け入れてもらう。訪問できることがまず第一歩。

> **CASE** 50歳代男性　玄関を開けてくれない
>
> 退院前カンファレンスで訪問看護師と顔合わせ済み。その際には主治医から訪問看護の必要性を説明され、本人も「よろしくお願いします」と話していた。
> 退院後、はじめて自宅を訪問すると、応答はあるが玄関は開けてくれない。「俺には訪問看護師は必要ないから帰ってくれ。人を家に上げるもの嫌だ」と入れてもらえなかった。

【考えておきたいこと】
- 統合失調症は、その症状から自閉的になりやすく、外からのはたらきかけや変化(新しい訪問看護師との出会い・自宅への訪問)に対して敏感で不安を増強させやすい。
- 病識がないことがあり、その場合には訪問看護の必要性を理解していないことが多い。

【看護師の注意点と本人・家族に伝えること】

1. **玄関を開けてくれないとき**
- 無理に開けさせることはせず、ドア越しにでも話をする。
- 話ができるなら、訪問看護は本人の生活を助けるために来ていることを伝える。
- 直接本人と話ができないときには、家族に様子を確認する。

2. **脅かさない**
- 本人に近づきすぎず離れすぎない適度な距離を保つ。
- 穏やかな表情と口調、声のトーンで話す。

3. **話ができたら…**
- 次回の訪問日時を決めて、本人の同意のうえで訪問を続けられるようにする。

- 要望などが聞き取れた場合は、次回それを取り入れることを伝える。

4. 病識がない場合
- 支援者のサポートも依頼する。
- 家族、主治医、地域の保健師など他者からも訪問看護の必要性を説明してもらう。

> **MEMO　ケアマネジメントしてくれる相談支援専門員**
> 精神障害のある人の日常生活上の問題や困難の相談に応じたり、社会資源の利用の橋渡しをしてくれるのが相談支援専門員である。具体的には、生活状況に合わせて、ヘルパーの利用などの福祉サービス導入の手続き、調整、計画を立案したり、サービス導入後も状況に合わせて修正を行ってくれるなど、介護保険でのケアマネジャーのような役割を担ってくれる。
> また、社会資源を活用するための支援、ピアカウンセリング、専門機関の紹介なども行う。市区町村の窓口で相談支援専門員の紹介を受けることができる。

★ 退院直後は落ち着いてみえても、急性増悪のリスクをもっている。

★統合失調症の急性増悪のメカニズム

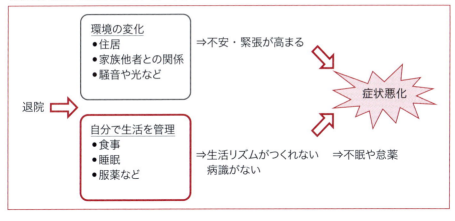

【考えておきたいこと】
- 統合失調症は、新しい環境に適応しにくく、不安や緊張を感じやすい。
- 病院では起床と就寝時間、内服や食事も規則正しく決められている。自宅に帰って管理されなくなった途端に、生活リズムが崩れ、怠薬が起こりやすい。

【看護師の注意点と本人・家族に伝えること】
- まずは服薬を継続してもらう。
- 日課を一緒に確認し、生活リズムをつくる。
- 家族がいれば、服薬や生活リズムの見守りと声かけに協力してもらう。

★怠薬している場合の対応

| 病識がない | ・薬の効果を理解してもらう、病院でのクライシスプラン（本人・支援者と共に作成する危機の察知と対応方法の計画—入院中に作成することが多い）などを活用 |
|---|---|
| 薬袋から取り出して飲むのが難しい | ・服薬カレンダーの使用を提案 |
| うっかり忘れる | ・日課に組み込む（食事の後、朝起きたらすぐなど） |
| 飲み心地が悪い<br>倦怠感が強くなる | ・主治医へ相談報告 |
| 症状が悪化して飲めない | ・内服を勧めるとともに主治医へ報告 |

★ 家族の支援を得られると在宅の生活が継続しやすくなる。

【考えておきたいこと】
- 家族は本人にとって重要なキーパーソンである。家族との信頼関係を築くと、本人の看護師への不安が軽減される。
- 家族が本人の一番近くで生活ぶりをみているので、本人の変化にも気づきやすい。
- 家族が病気を理解し、対応方法や注意点を身につけると、病状も安定しやすい。
- 家族が本人の妄想の対象になる場合もあることに留意する。

【看護師の注意点と本人・家族に伝えること】
- 本人から幻覚や幻聴による興奮や執拗な訴えを受けた経験があると、家族の不安や疲弊感が大きいことがあるので、家族の訴えをよく傾聴する。
- 入院で服薬を適切に調整され、定期的な内服ができたことで症状が安定したことを伝え、家族に本人の服薬には気を配り、声かけしてもらうよう依頼する。
- 看護師の役割を伝える（在宅の生活が穏やかに過ごせるよう、生活を見守り、助ける）。同時に家族の困りごとにも対応することを伝える。

★ 視診と問診を中心に、本人の受け入れを確認しながらフィジカルアセスメントを進める。

【考えておきたいこと】
- 本人が重大な身体疾患をもっていても、妄想など統合失調症の症状や薬の副作用との判別ができにくく発見が遅れることもある。
- 薬の副作用で肥満や高脂血症を起こすこともあり、生活習慣病が潜んでいることもある。
- 症状が安定していても、体に接触されることに抵抗がある人が多い。

【看護師の注意点と本人・家族に伝えること】
- 初回訪問でフィジカルアセスメント全部を無理にせず、訪問を重ねる過程で観察を行う。

## 2 訪問時のアセスメントと看護ケア

優先度 ★★★とても高い ★★☆やや高い ★☆☆高い

| アセスメント | 観察項目 | ケアのポイント |
|---|---|---|
| ★★★ 安全を保つ | | |
| ・退院直後は環境変化によるストレス、生活リズムの乱れにより症状が再発しやすい | ・陽性症状：幻覚幻聴、興奮、攻撃性<br>陰性症状：自閉傾向、意欲低下、気分症状<br>・症状の頻度、時間、程度、内容<br>・精神状態（→p.146）<br>・医師との関係性 | ・本人の安心できる部屋づくり（密閉性がある、好ましい家具配置など<br>・日課を決めて生活する<br>・家族やヘルパーや保健師など他の支援者にも注意する症状を伝えておく<br>・家族や支援者が症状が強いと感じたらすぐに連絡をしてもらう<br>・夜間の連絡体制を家族、主治医と確認しておく |
| ・退院後は服薬管理を自分でしなくてはならず怠薬の危険もある | ・服薬アドヒアランス<br>患者が積極的に治療方針の決定に参加し、その決定に沿って治療を受けること<br>・薬の飲み心地（眠気・倦怠感など）<br>・不快な副作用の有無<br>・これまでの入院歴・治療経過 | ・服薬カレンダーや服薬ケースなど使いやすいものを選択<br>・1日の生活リズムを決めて服薬習慣を盛り込んでいく<br>・家族やヘルパーなどにも服薬の確認を依頼する<br>・服薬を確認し継続していたら肯定的にフィードバックする<br>・薬の副作用で飲み心地が悪い場合は怠薬してしまう前に主治医に報告<br>・怠薬や通院中断のきっかけや理由がわかれば、同じ状況にしないように対応する<br>・病識がない場合は服薬の必要性を説明する。主治医や家族からも伝えてもらう |
| ★★★ 食事をする | | |
| ・退院直後は、生活リズムがつくれず、食事がとれないこともある | ・食事の時間回数 | ・1日の生活リズムを決めて食事時間を確保<br>・生活リズムが守れたら肯定的なフィードバックをする |
| ・食事をつくるための行動ができないことがある | ・食事調達の手段<br>・調理の能力 | ・食材調達や調理ができない場合は、家族に依頼かヘルパー導入や配食サービスなど地域保健師、相談支援専門員と相談する |

導入期

| アセスメント | 観察項目 | ケアのポイント |
|---|---|---|
| ・被毒妄想のため食べないこともある | ・食事にかかわる妄想の有無 | ・妄想により食べられない場合は主治医に相談 |
| ・薬の副作用で嚥下機能低下が起こりやすい | ・嚥下機能、むせこみの有無、肺副雑音の有無 | ・嚥下機能が低下している場合は、食事の姿勢や形態のアドバイスを本人や家族に行う |
| ・過飲水が起こる可能性がある | ・体重測定<br>・水分量の確認<br>・口渇の有無<br>・多飲による頻尿、尿失禁、下痢、むくみの有無 | ・体重の定期的な測定をして副作用による体重変動をモニタリングする<br>・多飲はないか、1日水分摂取量を聞くことと体重変動から推察する<br>体重の日内変動1.2%以上は体調に変調を起こしやすい |

### ★★★ 排泄する

| アセスメント | 観察項目 | ケアのポイント |
|---|---|---|
| ・退院直後は生活リズムがつくれない<br>・薬の副作用で便秘を起こしやすい<br>・便秘など身体的不快症状は精神症状を悪化させる | ・排便時間、回数、便の性状<br>・排尿回数<br>・消化器、腎泌尿器疾患既往 | ・3回の食事を規則的にとれるように活動量を増やす<br>・腹部の温罨法やマッサージを行う<br>・腰背部温罨法（腰椎4付近を温める→p.243）で副交感神経を刺激する<br>・食事内容を指導する（繊維食品、腸内細菌を多くとる）<br>・必要なら緩下薬の処方を主治医へ依頼する |

### ★★★ 休息する

| アセスメント | 観察項目 | ケアのポイント |
|---|---|---|
| ・退院直後は生活リズムがつくれず昼夜逆転など起こりやすい<br>・不眠は症状悪化を引き起こす | ・睡眠時間<br>・入眠時間<br>・中途覚醒の有無<br>・日中の活動量 | ・就寝時間を決める<br>・就寝時間に合わせた生活を指導する<br>・多飲があると夜間も尿意で中途覚醒になるため、避けるように説明する<br>・室内を暗くして静かな環境をつくる<br>・午睡が多いときは日中の活動を決めて毎日行うよう伝える |
| ・薬の副作用が強いと眠気が強くなり、日中の活動に支障が出る可能性がある | ・熟眠感の有無（すっきりと目覚めるか）<br>・日中倦怠感や眠気の有無 | ・眠気が強く食事もしないで休むなどの場合は主治医に報告して薬の調整を検討してもらう |

| アセスメント | 観察項目 | ケアのポイント |
|---|---|---|
| ★★★ コミュニケーションをとる | | |
| ・疾患の特性からコミュニケーションをとりにくいことがある | ・会話中の表情、目線、緊張の有無<br>・思考停止や支離滅裂といった症状の有無 | ・本人と物理的な距離をとる<br>・穏やかな話し方、表情を心がける<br>・会話を遮らず自由に話してもらう<br>・妄想・幻覚など本人独自の世界観で話をしても否定も肯定もせずに聞くが、看護師には「見えない、聞こえない」ことを伝える<br>・妄想・幻覚などで緊張や焦りが強い場合は意図的に話題を切り替える<br>・本人にとって禁忌となる言葉があるときは、その言葉を避ける |
| ・周囲のかかわり方により病状悪化を招くこともある | ・家族との会話中の表情、緊張の有無<br>・家族の言葉のかけ方、かかわり方 | ・妄想・幻覚は否定も肯定もしないよう家族に伝える<br>・家族から本人への批判的な言葉や感情的な言動は避けてもらう |
| ★★☆ 家族・社会とのつながりをもつ | | |
| ・家族が介護に疲弊している可能性がある | ・家族構成<br>・本人も含めた家族内役割<br>・発症による家族内役割の変化、偏り負担の有無<br>・個々の発達段階<br>・個々の抱える問題<br>・家族の病気治療への理解<br>・家族の本人への対応<br>・家族の今後の不安<br>・これまでの療養経過と疲弊感<br>・本人の家族に対する気持ち | ・傾聴し、共感する<br>・役割変更による過度の負担があるときは調整を試みる<br>・過干渉、依存関係、父親母親役割の偏りなどがある場合は調整を試みる |
| ・社会参加が症状や長期入院の影響で難しい | ・外出への意欲<br>・家族以外のサポートの有無<br>・社会活動歴<br>・金銭管理の状態 | ・セルフケア自立に向けてできる点は自分で行うよう促す<br>・社会活動でこれまで困難であったことと対処法を情報収集し、今後の社会活動の手がかりにする |

| アセスメント | 観察項目 | ケアのポイント |
|---|---|---|
| | | ・外出、買い物や金銭管理ができない場合は、家族に支援を依頼するか、ヘルパー導入を担当保健師に相談する |
| ・薬の副作用で性機能障害が起こりやすいためパートナーとの関係に影響が起こる可能性ある | ・パートナーとの関係<br>・性機能への影響の有無（月経変化、乳汁分泌、射精障害、勃起不全） | ・性機能については本人からは相談しにくいので、話しやすい雰囲気と質問方法を工夫する<br>・性機能障害があってもパートナーとの関係を維持できるよう、相談に乗る<br>・服薬を中断しないよう支援をする |

★★☆ **QOLを維持する**

| アセスメント | 観察項目 | ケアのポイント |
|---|---|---|
| ・症状をもちながらの生活は人生の希望、目標がもちにくい | ・現在の生活への本人の受け止め<br>・これまでの生き方と今後の希望の有無、内容<br>・好きなこと、好きなもの、あこがれることなどを聞く | ・話しやすい雰囲気づくり、タイミングをよくみる<br>・本人が語る「自分」を傾聴<br>・自尊心が低下している場合が多いので、現在の生活でできていることを具体的に肯定的にフィードバックする |

★☆☆ **呼吸をする**

| アセスメント | 観察項目 | ケアのポイント |
|---|---|---|
| ・喫煙者が多く、呼吸器疾患合併の可能性もある<br>・副作用による誤嚥性肺炎のリスクがある | ・呼吸回数・リズム観察<br>・肺音聴取<br>・呼吸器疾患既往<br>・喫煙歴<br>・誤飲の有無 | ・喫煙の場合、本数のコントロールを本人と共に行う<br>・肺炎が疑われる場合は主治医へ連絡 |

★☆☆ **体温を維持する**

| アセスメント | 観察項目 | ケアのポイント |
|---|---|---|
| ・薬の副作用による肥満・脂質異常・糖代謝異常がある場合が多く、循環器疾患を合併しやすい | ・体温、血圧、脈拍<br>・循環器疾患既往<br>・体重、血液データ<br>・糖尿病家族歴<br>・不整脈の有無 | ・体重管理<br>・脈拍不整がある場合は主治医へ連絡する<br>・定期的な血液検査を主治医へ依頼する |
| ・症状により衣類調整ができないリスクがある | ・衣類の調整 | ・うつ熱や脱水に注意する |

| アセスメント | 観察項目 | ケアのポイント |
|---|---|---|
| ★☆☆ 環境を整える | | |
| ・病状悪化すると室内が乱雑になることがある | ・室内の整理整頓 | ・症状が安定している状態か（幻覚幻聴などがないか）確認する<br>　　前回よりもゴミが散乱していると、症状悪化の徴候が疑われる<br>・トイレまでの通路は確保して歩行の妨げにならないように環境調整をする |
| ・こだわりや症状により適切な温度調整できないことがある | ・窓や外部からの光<br>・室内の換気・温度・湿度 | ・換気し、温度と湿度を適正に保つ |
| ★☆☆ 清潔を保つ | | |
| ・セルフケア不足により、清潔が保てない | ・外観<br>・衣類、身づくろい、整容<br>・清潔行動<br>　入浴、歯磨き | ・「整容が乱れている」「着替えができていない」などは、症状悪化の徴候ととらえ、幻覚幻聴などがないか確認する<br>・洗濯ができない場合は、家族に支援してもらうかヘルパー導入を保健師に相談する<br>・入浴更衣の動作ができない場合は、本人が受け入れれば支援する<br>・本人が受け入れれば歯磨きの支援をする<br>　　高齢の場合、嚥下機能低下があるうえに歯磨きを怠ると誤嚥性の肺炎になりやすい |
| ★☆☆ 動く | | |
| ・薬の副作用による転倒のリスクがある | ・起立性低血圧の有無<br>・錐体外路症状の有無（→p.179）<br>　・パーキンソニズム（小刻み歩行、足の出にくさ、前のめり歩行）<br>　・ジストニア（手足首のねじれ）<br>　・アカシジア（落ち着きなく動き回る） | ・起立性低血圧、錐体外路症状のある場合、立位や体動時の転倒予防を指導する<br>・夜間のトイレなどで転倒しないよう、滑りにくい履物、手すりの設置依頼、通路の整理整頓などを行う |

導入期

**★精神状態の観察ポイント**

訪問時には、特徴的な症状（陽性・陰性症状）と合わせて以下の項目を確認し、変動が激しい場合やいつもと違う場合は悪化を疑う。

| 外見 | 身だしなみ、服装、外見、年齢相応か　など |
|---|---|
| 話し方 | 早い、遅い、促迫した話し方、無口　など |
| 思考の内容 | 妄想、自我の感覚、自殺念慮　など |
| 思考の過程 | まとまりのなさ、支離滅裂　など |
| 認知機能 | 現実見当識、記憶力、集中力、日常生活での判断・決断する力　など |

> **MEMO　清潔保持、環境を整える介入が逆効果になることも**
> 
> 　統合失調症の人を訪問すると、ゴミが山積みになって居場所がわずかしかなかったり、かたくなに入浴を拒む場合がある。
> 　ただし、統合失調症の人には独自のこだわりや安心できるスタイルがあるので、それを理解し、焦らず対応することも必要である。

> **MEMO　本人が受診を強く拒んだら……**
> 
> 　症状が悪化しているのに本人が受診に応じない。そんなときは家族以外の第三者、主治医や保健師、看護師が説得する。それでも受け入れなければ、家族が市区町村の窓口で相談し、指定医の診察を受け、必要であれば入院までつなげる方法もある。
> 　ただ、時間を要すること、本人にとって苦痛な体験になりやすいこと、家族も罪悪感をもつことなどからマイナス面が多い。拒否に至る前に症状の増悪を察知して受診につなげられることが、本人・家族にとって望ましい。

## 安定期 この時期は?

- 服薬が継続できていて、症状がコントロールされている。
- 徐々にセルフケア自立を図り、デイケア・作業所など生活の場を拡大し、他者とのかかわりを拡大する。自宅以外の居場所をつくり、自信をつける時期。
- 環境変化や葛藤を感じる状況になると、容易に症状が悪化するリスクがある。

## 看護の目標

- 安定した症状コントロールを継続しながら、徐々にセルフケア自立や、作業所やデイケアなど生活の場を拡大できる。

## 訪問時のアセスメントと看護ケア

優先度 ★★★とても高い ★★☆やや高い ★☆☆高い

| アセスメント | 観察項目 | ケアのポイント |
| --- | --- | --- |
| ★★★ 安全を保つ | | |
| ・セルフケアの自立や生活の場を広げることで症状が悪化する可能性がある | ・陽性症状：幻覚幻聴、興奮、攻撃性<br>陰性症状：自閉傾向、意欲低下、気分症状<br>・症状の頻度、時間、程度、内容<br>・精神状態（→p.146）<br>・医師との関係性の変化の有無<br>・受診中断がないか<br>・デイケアなど自宅外での症状有無、頻度、時間、程度、内容<br>・頓服薬の増加の有無 | ・クライシスプランをもとに悪化徴候がないかを本人と共に確認<br>・受診中断の場合は理由を確認し受診の必要性を理解し、受診につなげる<br>・デイケアなど外出先と連携して、症状を継続して観察する体制をつくる<br>・定期的に支援者と連絡をとり、連携体制を維持する |
| ・外出で生活リズムが変わり、服薬が中断する可能性がある | ・服薬継続の有無<br>・薬の飲み心地 | ・外出先での内服の時間、方法を本人や支援施設と事前に話し合っておく<br>・飲み心地の悪さ、倦怠感や眠気が強ければ主治医に相談 |

安定期

| アセスメント | 観察項目 | ケアのポイント |
|---|---|---|

### ★★★ 家族・社会とのつながりをもつ

| アセスメント | 観察項目 | ケアのポイント |
|---|---|---|
| ・症状悪化を招かないため生活の場の拡大は、本人の意向を尊重し、能力にあったものを見きわめる必要がある | ・外出への意欲<br>・社会参加への意欲<br>・外出、デイケア参加などでの反応<br>・金銭管理の状態<br>・陽性症状：幻覚幻聴、興奮、攻撃性<br>・陰性症状：自閉傾向、意欲低下、気分症状<br>・症状の頻度、時間、程度、内容<br>・精神状態（→p.146）<br><br>落ち着きのなさ、身づくろいや整容の変化、室内の整理整頓の変化がある、幻覚・幻聴などの症状が出現、活動参加へ本人の否定的な様子 | ・デイケア参加は段階的に進める<br>・短時間の外出、散歩から始める<br>・症状の悪化がなければ徐々に行動範囲を広げて外出時間をのばしていく<br>・地域の障害者支援センターなど集団の場へつなげる<br>・社会参加の場は慎重に選択する<br>・本人が参加したことのある社会活動や趣味に近いものなど、本人の希望や意思を尊重する<br>・担当保健師や相談支援専門員など複数の支援者で本人と共に場を選ぶ<br>・見学をして本人に確認してもらう<br>・いつもと違う言動がみられたら、社会参加の中断・中止は迷わず行う<br>・本人にも中断・中止はその後の生活に何ら支障はないことを伝えておく<br>・中断・中止した場合もこれまで参加できたことを賞賛し、十分に休息してもらう |
| ・家族の支援見守りを密にしてもらう必要がある | ・家族に対する気持ち<br>・家族以外のサポートの有無<br>・家族内役割<br>・個々の抱える問題<br>・関係性の変化<br>・病気治療への理解<br>・本人への対応、期待<br>・今後の不安<br>・疲弊 | ・家族の疲労や不安、困難がないか傾聴し、共感する<br>・デイケアなど生活の場が広がることは支援者が増えることにつながることを説明し、支援を依頼する<br>・症状悪化時は、中断・中止は起こりうることを説明する<br>・外出や他の場所に出向けたことを本人に肯定的にフィードバックしてもらう |

### ★★★ 休息する

| アセスメント | 観察項目 | ケアのポイント |
|---|---|---|
| ・生活の場を広げることで疲労しやすい<br>・休息が十分でないと症状悪化を招く | ・睡眠時間の変化<br>・熟眠感の有無<br>・入眠困難の有無<br>・中途覚醒の有無<br>・日中の倦怠感 | ・外出が加わっても無理のない生活リズムをつくる<br>・行動範囲を広げている段階では不安や緊張が強くなりやすく、疲労しやすいことを伝える<br>・睡眠の変化がないか、家族にも注意して観察してもらう |

| アセスメント | 観察項目 | ケアのポイント |
|---|---|---|
| ★★☆ **食事をする** | | |
| ・日課が変わり、規則的な食事が摂れなくなる可能性がある | ・食事時間の変化や回数変化の有無 | ・日課に合わせた食事時間の調整を本人と共に行う |
| ・食事の自立がスムーズにいくように支援する必要がある | ・調理の意欲の有無<br>・食材調達（買い物・金銭管理）ができるか<br>・調理ができるか<br>・片づけられるか | ・本人の意欲があれば、食事にかかわることのうち、できる部分から一緒に行う<br>・一緒に手順を決めて、繰り返す |
| ・デイケア参加やセルフケアの自立という新たな変化が加わり、ストレス対処行動として飲水行動が活発になる可能性がある | ・飲水量<br>・体重<br>・落ち着きのなさなど行動 | ・自立行動を始めたことを賞賛する<br>・ストレス対処になる他の方法を共に探す<br>・1日の飲水量を一緒に決める<br>・飲む時間を決める<br>・守れたら肯定的にフィードバックする |
| ★★☆ **排泄する** | | |
| ・日課が変わり排泄習慣が崩れる可能性がある | ・排便回数、排尿回数<br>・便秘・下痢の有無と回数<br>・腹満感や腹部不快感の有無<br>・食欲低下の有無 | ・毎日の排便時間を新しい日課に合わせる<br>・排便のための食事習慣を継続する<br>・朝の飲水を勧め、胃大腸反射を起こしやすくする<br>・緩下薬の使用も主治医と相談する |
| ★★☆ **清潔を保つ** | | |
| ・いつもの清潔行動を崩さず継続するための支援が必要である | ・服装や整容がこれまでと比べて乱れたり、派手になるなど変化がないか | ・整容や更衣など清潔行動がとれていたら肯定的フィードバックをする<br>・できないことが続いた場合は支援をする |
| ・保清行動の自立がスムーズにいくよう支援する必要がある | ・本人の意欲<br>・入浴や更衣の習慣<br>・洗濯や掃除などできること、できる部分を確認 | ・入浴・更衣が自立できるよう不足部分を支援<br>・定期的な入浴更衣を習慣化する<br>・できることを本人と決める<br>・洗濯の手順を確認し、できる部分を一緒に行う<br>・繰り返し手順を決めて行う |

**安定期**

| アセスメント | 観察項目 | ケアのポイント |
|---|---|---|

### ★★★ コミュニケーションをとる

| | | |
|---|---|---|
| ・新しい環境や人との関係を築く際、コミュニケーションが障壁になりやすい | ・新たな人との会話の有無、会話中の表情や言動、緊張の程度<br>・周囲の人の受け入れ<br>・支援者の有無 | ・本人の了解を得たうえで、支援施設側に本人の会話の特徴などを伝えておく<br>・新しい場で人と話すときに伝わりにくさや会話にとまどいがあれば助言する |

### ★★☆ QOLを維持する

| | | |
|---|---|---|
| ・療養しながらも人生の希望、目標を持つことはその人らしい人生を営むことにつながる | ・今の生活への受け止め(安心感、満足感、充実感、不安感、不満、焦りなど)<br>・今後の生活への期待や要望<br>・本人の趣味や好きなこと | ・本人・家族共に今後の生活への希望を確認する<br>・自宅療養が継続できていることを肯定的にフィードバックし、希望をもてるように支援する |

> 希望の実現に向けて、具体的に本人が今できていること、今後できたらいいこと、看護師や家族が支援できる部分を話し合う

### ★☆☆ 動く

| | | |
|---|---|---|
| ・副作用による転倒の予防をする必要がある | ・本人が内服している薬の副作用<br>・起立性低血圧の有無<br>・パーキンソニズム、ジストニア、アカシジア(→p.179)の有無 | ・1か月ごとなど定期的に副作用症状をチェックし比較し、見落としがないようにする |

### ★☆☆ 呼吸をする

| | | |
|---|---|---|
| ・身体合併症が出現することがある<br>・喫煙者が多く呼吸器疾患合併の可能性もある<br>・副作用による誤嚥性肺炎のリスクがある | ・呼吸回数、呼吸の形<br>・肺雑音の有無・種類、$SpO_2$、呼吸困難の有無<br>・排痰、咳嗽の有無、性状 | ・呼吸困難や、これまでなかった肺雑音、$SpO_2$の低下などある場合は主治医に報告する |

| アセスメント | 観察項目 | ケアのポイント |
|---|---|---|
| ★☆☆ **体温を維持する** | | |
| ・肥満・高脂血症がある場合が多く循環器疾患合併の可能性もある | ・体温、血圧、脈拍<br>・尿量、浮腫の有無<br>・呼吸困難 | ・突然の浮腫や呼吸困難が出現した場合は主治医へ報告する |
| ★☆☆ **環境を整える** | | |
| ・室内の片づけ、掃除できる部分の自立を支援する | ・室内の整理整頓<br>・掃除、ゴミ捨てができているか | ・本人の意向を確認しながら整理整頓、掃除、ゴミ捨ての方法を決める<br>・手順を決めて繰り返し継続する<br>・継続できていたら肯定的にフィードバックする |
| ・病状の悪化のサインとして環境が乱れることがある | ・室内の乱れごみの散乱の有無、程度 | ・乱れがひどく、いつもと違うかたい表情、自閉的や攻撃的な言動が伴う場合は、頓薬があれば内服を勧める。主治医へ報告する |

---

> **MEMO** 本人から電話が頻繁にかかってきたら…
> 　不安が強い、被害妄想から抜け出せないときなど、本人から訪問看護師あてに数分ごとなど頻繁に電話が入り、困惑することがある。
> 　統合失調症の患者は情報処理能力が低下していて思考が散漫になりやすいことから、会話や表情から相手の気持ちをくみ取ることが難しい。次の訪問があることをはっきりと伝えたり、対応できる時間を決めて対応すると本人が理解しやすい。

---

**家族からよくある質問・相談**

**Q** 自立したいからと食事の仕度を自分でやり始めたが、すぐにやめてしまった。再び始めるように言うと怒り出した。

**A** 近くで見ているお母さんは気になりますね。統合失調症は経過の中でよいときと悪いときがあり、揺れ動くのが病気の特徴だといえます。ここで本人を批判しては病状を悪くすることもあるので、まずは私たちと焦らず見守りましょう。

増悪期

## 増悪期 この時期は？

▶ 妄想・幻覚症状が活発になり、日常生活がいつもどおりに過ごせず、食事や休息がとれなくなっている。

### 看護の目標

● 症状悪化の前兆を早期発見し、増悪させることを除去し、適切な医療につなげる。

### 訪問時のアセスメントと看護ケア

優先度　★★★とても高い　★★☆やや高い　★☆☆高い

| アセスメント | 観察項目 | ケアのポイント |
|---|---|---|
| ★★★ 安全を保つ | | |
| ・症状悪化に伴い自傷他害に至る可能性がある | ・増悪の予兆（活発な幻覚幻聴の有無、興奮・衝動性の高さ・攻撃性）<br>・外部との意思疎通性の悪さ（表情や目つき、独語の有無、空笑の有無）<br>・強い自閉傾向、意欲低下 | ・本人を脅かさない対応をする<br>　・妄想や幻覚の内容に対しては直接触れず、それにより起こる恐怖やおびえ、悲しさなど感情に焦点を合わせて共感する<br>　・体に触れることに拒否的になることもあるので、触れる際には声かけをする<br>　・奇異な行動の背後にある妄想・幻覚の内容を想像して行動の意味をとらえる<br>・衝動性が高い場合は居室内のものを少なくし、落ち着く環境をつくる<br>・暴力に至りそうな場合は、安全を考えて本人から離れる<br>・夜間や緊急時の対応方法を家族や主治医と確認する<br>・ヘルパー、担当保健師、相談支援専門員にも状況を共有する |
| ・怠薬により症状が出現している可能性がある | ・残薬の確認<br>・内服変更の有無<br><br>家族には飲むふりをして吐き出したり、外包だけとっておいて薬はゴミ箱に捨てていることもある | ・薬の飲み残しがあれば理由を確認し、確実な内服継続の方法を本人と考える<br>・クライシスプランを振り返り、内服の必要性を本人と共に確認する<br>・拒薬の場合は、家族によく確認する |

| アセスメント | 観察項目 | ケアのポイント |
|---|---|---|
| | | ・症状が強く服薬継続が難しい場合は主治医に連絡し、薬の調整など依頼<br>・薬の変更があった場合は、変更による症状出現も考えられるので、処方内容を確認し、主治医に報告する |
| ・人間関係のトラブルで症状悪化の可能性もある | ・友人や恋人との関係<br>・デイケアなどでの交流トラブルの有無<br>・家族との関係 | ・きっかけがわかれば、原因となった人との接触を避けるようにする<br>・本人が問題解決できるように相談に乗る |

**★★☆ 環境を整える**

| アセスメント | 観察項目 | ケアのポイント |
|---|---|---|
| ・外部環境からの刺激で症状が増悪することもある | ・明るさや騒音<br>・これまでの環境との違い（騒音、室温、臭い、光） | ・衝動性が高まると、家具を壊したりすることがあるので、危険物を除去する<br>・できれば個室など閉鎖環境をつくる<br>・光や音に過敏になることがあるので室内灯は暗めに調整する<br>・本人の快適な環境を整える |

**★★☆ 休息する**

| アセスメント | 観察項目 | ケアのポイント |
|---|---|---|
| ・症状悪化の予兆として不眠が起こりやすい | ・ここ数日の睡眠状態を確認 | ・動きが鈍くなるなど眠気があるときは、睡眠を優先させて十分に休息するように本人・家族に説明する |

**★★☆ 食事をする**

| アセスメント | 観察項目 | ケアのポイント |
|---|---|---|
| ・昼夜逆転など生活リズムの崩れにより摂取できない | ・生活リズム<br>・食事回数、時間 | ・生活リズムを整える<br>・確実な服薬や薬物調整を主治医に依頼して症状の軽減を図る |
| ・幻覚・幻聴や被毒妄想、活動の低下により摂取できない | ・被毒妄想や幻聴による支配があるか<br>・食事摂取行動が可能か<br>・嚥下機能低下の有無 | ・本人が妄想を起こさずに食べられるものがあれば、それだけでも食べてもらう<br>・食事量低下による脱水、活動性の低下で起こる嚥下機能低下からの窒息、肺炎の予防と早期対応をする |
| ・過飲水を起こす可能性もある | ・飲水量<br>・体重 | ・過飲による水中毒症状（意識レベルの低下や手の震え出現など）があれば主治医に報告<br>・飲水に代わる対処方法を試す |

増悪期

| アセスメント | 観察項目 | ケアのポイント |
|---|---|---|
| **★★☆ 排泄する** | | |
| ・便秘による腹部膨満や身体的な不快感が症状増悪を助長する | ・排便習慣<br>・排尿回数・量 | ・本人が受け入れる範囲でケアを行う<br>・腹部・腰背部温罨法<br>・腹部マッサージ<br>・朝の飲水を勧め、胃直腸反射を促す<br>・食事指導(繊維食品、乳酸菌摂取)<br>・必要時、緩下薬を使用 |
| **★★☆ 清潔を保つ** | | |
| ・セルフケアできずに支援を要する | ・清潔行動の観察<br>・いつもと比べての変化の有無(整容、身づくろい) | ・本人の拒否がない範囲で清潔ケアを行う<br>・衣類の重ね着など本人のこだわりがある場合は尊重する |
| **★★☆ 呼吸をする** | | |
| ・精神症状による呼吸困難が起こる可能性がある | ・安定期との呼吸回数やリズムの変化<br>・肺音、喀痰有無、$SpO_2$低下、呼吸困難の有無 | ・精神症状のコントロールを優先する<br>　頓薬があれば内服し、落ち着ける環境で安静にしてもらう<br>・衣類の締め付けを緩める<br>・呼気を意識して過換気にならないように説明する<br>・痰がある場合は水分摂取を勧める |
| ・呼吸困難がある場合症状悪化の誘因となる身体合併症が潜んでいる可能性がある | ・呼吸器検査データ<br>・安定期と比べて呼吸回数やリズムに変化があるか | ・呼吸器疾患による症状の有無を観察し、身体合併症が考えられたら主治医へ報告 |
| **★★☆ 体温を維持する** | | |
| ・精神症状悪化で室温調整できずうつ熱や脱水も起こりうる | ・安定期と比べて血圧・体温・脈拍の変化があるか<br>・循環器検査データ<br>・循環器疾患既往 | ・室温を管理<br>・適切な服装を促す<br>　不適切な厚着の場合、本人の症状として脱げないこともある<br>・水分摂取を促す |

| アセスメント | 観察項目 | ケアのポイント |
|---|---|---|
| ・抗精神病薬の副作用による悪性症候群の可能性がある | ・悪性症候群<br>・高熱、重篤な錐体外路症状の出現、頻脈（通常より30回/分以上）発汗の有無<br>・抗精神病薬の開始、増減があったか | ・頻度はまれだが重症になるため注意する<br>・早急に対応が必要で至急主治医へ連絡し、緊急受診をする |
| ・症状悪化の誘因となる身体合併症が潜んでいる可能性がある | ・安定期と比べて血圧・体温・脈拍に変化があるか<br>・循環器検査データ<br>・循環器疾患既往・浮腫や呼吸困難の有無 | ・循環器疾患により起こる症状の有無を観察し、身体合併症が考えられたら主治医に報告する |

★☆☆ **動く**

| アセスメント | 観察項目 | ケアのポイント |
|---|---|---|
| ・活動性低下による筋力低下や失禁、褥瘡の可能性がある | ・活動性低下があるか<br>・失禁、褥瘡など皮膚状態 | ・トイレ誘導やポータブルトイレの使用開始、おむつの一時的な使用など、本人の状態に合わせて検討する<br>・家族やヘルパーにも今の状態を説明し、トイレ介助などを依頼する |
| ・活動性の高まりによる転倒などのリスクがある | ・活動性が高まっているか | ・転倒を起こさないよう危険物をできるだけとり除く |

★☆☆ **コミュニケーションをとる**

| アセスメント | 観察項目 | ケアのポイント |
|---|---|---|
| ・症状により他者とコミュニケーションがとれず、本人、家族共に困惑して不安を抱きやすい | ・空笑や独語の増加の有無<br>・表情・身体の緊張の有無<br>・声かけに対する反応 | ・穏やかな話し方、表情を貫く<br>・切迫した話し方や混乱があれば、本人の言いたいことを要約したり、順序化したり、反復したりする<br>・看護師に反応を示さず自閉的になっている場合は、非言語的な反応を見逃さない<br>・本人が許せば、そばで一緒の時間を過ごす<br>・安全であることを伝える<br>・家族に今の状態を伝えて無理に会話や返答を求めないよう説明する |

増悪期

| アセスメント | 観察項目 | ケアのポイント |
|---|---|---|
| ★☆☆ **家族・社会とのつながりをもつ** | | |
| ・症状により家族や社会との交流は難しく、行き違いや誤解からトラブルも起こしやすい | ・家族の本人への対応<br>・家族の不安・疲弊<br>・家族との関係<br>・友人や恋人との関係<br><br>症状が落ち着けば再び社会参加も可能なことを伝える | ・症状に応じ、本人の合意を得たうえで、いったんデイケアや作業所などへの参加を見合わせる<br><br>焦らず、症状が落ち着いたら再スタートすればいいことを説明する<br><br>・支援施設にも現在の状態を伝える<br>・家族の不安を傾聴する |
| ★☆☆ **QOLを維持する** | | |
| ・症状をコントロールし身体的な不快感を緩和することがQOL維持となる | ・セルフケア不足部分 | ・生命維持と症状改善を支える<br>・清潔、食事、排泄、休息の支援をする |

★**症状増悪の誘因となりやすい変化や出来事**

| 本人の外で起こること | 大きな支援災害や事故 | ・大きな災害は、自我の弱さからあたかも自分の体験のようにとらえられ、不安が大きくなりやすい |
|---|---|---|
| | 季節の変化 | ・気温や湿度など、取り巻く環境の変化に適応するのが難しい |
| 本人の中で起こること | 生理前と生理中（女性の場合） | ・月経前症候群（PMS）や月経中の腹痛など、身体の不快症状が精神症状に影響しやすい |
| | 家族・恋人・友人との関係 | ・人間関係を構築するのが難しい |

〈文献〉
1) 萱間真美, 稲田俊也, 稲垣中編：服薬支援とケアプランに活かす非定型抗精神病薬Q＆A. 医学書院, 東京, 2012.
2) 宇佐美しおり, 野末聖香編：精神看護スペシャリストに必要な理論と技法. 日本看護協会出版会, 東京, 2009.
3) 中井久夫, 山口直彦：看護のための精神医学. 医学書院, 東京, 2004.
4) 阿保順子, 佐久間えりか編：統合失調症急性期看護マニュアル. すぴか書房, 埼玉, 2009.
5) 菱沼典子, 小松浩子編：看護実践の根拠を問う. 南江堂, 東京, 2007.
6) 正野逸子, 本田彰子編著：関連図で理解する在宅看護過程. メヂカルフレンド社, 東京, 2014.
7) 長江弘子編著：生活と医療を統合する継続看護マネジメント＝CONTINUING NURSING MANAGEMENT. 医歯薬出版, 東京, 2014.
8) チャールズ・A・ラップ／リチャード・J・ゴスチャ：ストレングスモデル リカバリー志向の精神保健福祉サービス. 金剛出版, 東京, 2014.

# VII

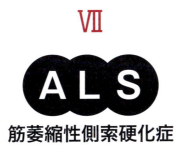

## ALS
### 筋萎縮性側索硬化症

経過別 ケア項目：解説ページ

| ケア項目 | 導入期 | 進行期 | 安定期 | 増悪期 |
|---|---|---|---|---|
| 呼吸をする | p.163 | p.166 | p.170 | p.174 |
| 体温を維持する | p.165 | p.168 | p.173 | p.174 |
| 食事をする | p.163 | p.167 | p.172 | p.176 |
| 排泄する | p.164 | p.167 | p.172 | p.176 |
| 休息する | p.164 | p.168 | p.172 | p.174 |
| 環境を整える | p.165 | p.169 | p.173 | p.176 |
| 動く | p.162 | p.169 | p.173 | p.176 |
| 清潔を保つ | p.164 | p.168 | p.172 | p.176 |
| 安全を保つ | p.162 | p.169 | p.173 | p.175 |
| コミュニケーションをとる | p.165 | p.167 | p.171 | p.175 |
| 家族・社会とのつながりをもつ | p.162 | p.169 | p.171 | p.175 |
| QOLを維持する | p.163 | p.168 | p.171 | p.175 |

よくある質問・相談　p.169

# ALS 在宅ではココが重要！

## 疾患の特徴

- 運動ニューロンの異常により、随意運動が障害される。
    - 私たち人間が普段、意識的、無意識的に行っている日常生活行動（食事、活動、歩行、会話など）が障害されていく。
    - 呼吸筋麻痺により生命に危機が及ぶ。
- 近年、医療的処置（胃瘻造設、気管切開、人工呼吸器など）の導入により、呼吸運動が麻痺してからも長期生存でき、在宅での療養生活が可能となっている。

| 主な症状 | 引き起こされる困難 |
|---|---|
| ・筋力低下、嚥下障害、構音障害、呼吸困難（起こりにくい症状は、情動運動系障害、自律運動系障害）<br>・ALSに前頭側頭型認知症や錐体外路症状を伴う型があるとの報告がある | ・食事・排泄・活動・睡眠など日常生活行動の障害（誤嚥・栄養不足・浮腫・やせ、便秘、転倒、睡眠不足など）<br>・コミュニケーションの障害<br>・本人・家族の疾患の進行に対する悲嘆や不安、介護の過重負荷、家族機能の変容、社会からの孤立感 |

## 看護のめざすゴール

- 変化するニーズに合わせてケアの内容を変更・修正する。
    - ALSは全身の随意運動が徐々に障害されていく進行性の疾患のため、進行に伴い本人・家族のニーズは変化する。看護師は、ニーズの把握に努め、変化に合わせて提供するケアの内容も変更・修正する。
    - 本人の意向に沿ったていねいで的確なケアを提供することを通して、本人の療養生活のサポートをすると共に、本人・家族との信頼関係の構築をめざす。
- 残存機能を活かしコミュニケーションを維持する。
    - ALSを発症してからも、本人の意思は保たれる。そのため本人は相手に伝えたいこ

とがあっても、随意運動が障害され、人工呼吸器装着後であれば声も失っているために、自分からコミュニケーションを開始することができない苦悩を体験する。
- 看護師は本人が体験している苦悩を理解し、残存機能を活かせる手段を利用して、コミュニケーションを維持する。また、障害に応じて使用可能なコミュニケーション支援機器を共に探し続ける。

## 家族を支え、家族から頼られる存在となる。

- 重要な介護者である家族も、本人同様に支援する必要がある。体調を聞いたり、日ごろの介護をねぎらったりと、細やかな配慮を心がけ、家族が頼れる存在となれるようかかわる。

**導入期**
- 嚥下障害、歩行障害、構音障害など、身体症状による苦痛が緩和される。
- 本人・家族が疾患について理解でき、今の状況を受け入れられるよう支える。
- 症状の進行・変化に伴い、本人・家族が今後の生活の見通しを立てられる。

**進行期**
- 導入期と同様、嚥下障害、歩行障害、構音障害など、身体症状による苦痛が緩和される。
- 病状の進行に伴い、医療的処置の選択を迫られる時期である。本人・家族が主体的に意思決定することができ、他者からの支援を受けながら生活環境の調整ができるよう、適切な情報提供を行い、意思決定を支える。

**安定期**
- 本人・家族が病気を受容し、サービスを利用して、心身共に安定した生活ができる。
- 家族・サービス関係者が安心して安全に人工呼吸器や胃瘻など医療機器の管理ができる。

**増悪期**
- 病状の進行に伴って生じる不安や苦痛の緩和をめざす。
- 本人・家族の意思決定の揺らぎに寄り添い、支える。

# 在宅看護のケアポイント

## "大切にしていることは何か""どう生きたいと考えているか"など、本人の価値観を含めた全体像の把握に努める。

- 本人が、できる限り自分らしい人生を送ることができるよう支援する。
- 進行に伴い、本人・家族が直面する意思決定の場面において、看護師は適切な情報提供を行い、本人の意思決定の過程を支える。
- 本人が意思表示できない、または看護師が本人の意思を確認することが困難な状態

で意思決定を迫られた場合、本人を尊重した意思決定支援を行うためには、日ごろからコミュニケーションをとり、本人の価値観を含めた全体像の把握に努める必要がある。

## 病状の進行に伴って生じる、本人・家族の葛藤、悲嘆、不安に寄り添う。

- 本人・家族は生命維持にかかわる非常に重い意思決定を迫られる。これまでの本人・家族とのかかわりを通して、意思決定支援を行うのに適している人物とタイミング、必要な情報について、医療者間でカンファレンスを開くなどしてよく話し合い、医療者間で意思の統一を図る。
- 意思決定の過程で、看護師は「本人・家族にとっての最善とは何か」を考えるにあたり、葛藤や迷いが生じることがある。そうなった場合は、ステーション内で共有し、第三者の意見を得るなどして、看護師自身の葛藤や迷いをできる限り解消し、本人・家族の意思決定の過程に寄り添う。

★意思決定が重要

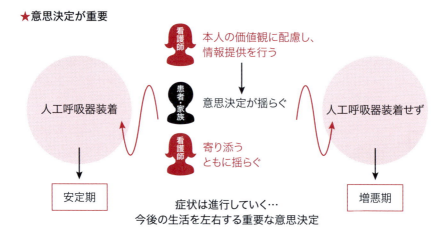

## 退院前カンファレンスに参加する。

- 療養生活には医療機関、往診医、訪問歯科、ヘルパー、リハビリテーションスタッフなど多職種かつ大人数がかかわるため、綿密な連絡調整が重要となる。
- 療養生活を支える多職種チームの機能を十分に発揮できるようにするため、できるかぎり退院前カンファレンスに参加し、サービス開始前に顔の見える連携をとっておくことが望ましい。

## 生活障害への対応がQOLの維持につながる。

- 必要な支援が得られるようサービス、補助具、助成制度を紹介する。
- 日ごろから本人・家族にとってどのような生活障害が起こる可能性があるかを考え、予防的対応をする。

## 導入期 この時期は？

▶ 進行に伴い、歩行、嚥下、会話などに障害が出てくる。
▶ 進行性の難病のため、本人・家族の不安、悲嘆は大きい。

## 看護の目標

- 嚥下障害、歩行障害、構音障害など、身体症状による苦痛が緩和される。
- 本人・家族が疾患について理解でき、今の状況を受け入れられるよう支える。
- 症状の進行・変化に伴い、本人・家族が今後の生活の見通しを立てられる。

### 1 初回訪問のポイント

★ 本人・家族の状況を理解し、直面している困難の把握に努める。

★ どんなことでも話せる雰囲気づくりを心がける。

・緊急時の連絡先や対処方法などを確認しておく。
・必要な支援が得られるようサービス、補助具、助成制度を紹介する。

【考えておきたいこと】
- 本人・家族は告知後、これから起こる身体変化、見通しが立たない今後の生活への不安や悲嘆を抱えている。
- 人によって発症部位、進行の速さは個人差がある。生活行動はどの程度維持できているのか。
- 症状の進行に伴い、家族の介護力が重要となる。先を見越して、家族の介護力についてアセスメントする必要がある。

【看護師の注意点と本人・家族に伝えること】
- 本人・家族の生活状況や、直面している困難の把握のため、発症してから今までの経過、既往歴、医師からの説明内容、不安なこと、困っていることについて情報収集を試みる。
- 告知後の先がみえない大きな不安や悲嘆のなかで、精神的に不安定になっていることもあり、はじめから質問してばかりだと、距離を置かれたり警戒されたりすることがある。様子をみながら、時間をかけて情報収集していったほうがよい場合もあることを考慮する。
- ケアマネジャーや往診医の依頼について確認する。
- 病状の進行に伴い、導入される在宅サービス数は増加する。自宅に他人が頻繁に出入りすることに対して抵抗やストレスを感じ、サービス導入が困難になることもある。症状が進行した後の生活を本人・家族がイメージできるよう、初回訪問時ではなくても、早期から（可能であれば入院時から）説明する。

導入期

## 2 訪問時のアセスメントと看護ケア

優先度 ★★★とても高い ★★☆やや高い ★☆☆高い

| アセスメント | 観察項目 | ケアのポイント |
|---|---|---|

### ★★★ 動く

| アセスメント | 観察項目 | ケアのポイント |
|---|---|---|
| ・障害の進行に伴い、歩行が困難になる<br>・残存機能を活かして、本人の足で歩くことができるよう支援する | ・筋力低下の程度<br>・尖足の状態<br>・関節可動域<br>・装具の使用<br>・歩行状態、歩行時の姿勢、歩きやすさ | ・理学療法士に相談し、歩行状態に応じた補助具の導入<br>　└ 給付、貸与制度も紹介する<br>　└ ・杖、装具、テーピングの使用<br>　　・電動車椅子のクッション、アームレスト　など<br>・理学療法士、作業療法士に相談し、筋力の維持と拘縮予防のためのリハビリテーションを実施<br>　└ ・補助具の利用による歩行訓練、関節可動域訓練　など<br>・マッサージ、ストレッチ |

### ★★★ 安全を保つ

| アセスメント | 観察項目 | ケアのポイント |
|---|---|---|
| ・転倒の可能性が高くなるため、転倒予防策を検討する | ・歩行状態、歩行時の姿勢、バランス<br>・関節可動域、関節の柔軟性<br>・脱臼・外傷の有無 | ・手すりやスロープ、室内にリフトの設置を検討する<br>・段差をなくす<br>・ナースコールの利用<br>・ドアを引き戸やアコーディオンカーテンにする |

### ★★★ 家族・社会とのつながりをもつ

| アセスメント | 観察項目 | ケアのポイント |
|---|---|---|
| ・仕事を継続することができないため、本人も家族も社会的孤立感を感じてしまうことが多い<br>・社会との接点を持ち続けられるよう支援する必要がある | ・発病前の職業、仕事内容、地位、役割<br>・今の状況への理解、捉え | ・傾聴する<br>・患者会の紹介<br>・当事者どうしが交流できる場を設ける |
| ・家庭内での役割変更を強いられる | ・本人の喪失感、孤独感<br>・家族構成 | ・傾聴し、できることに目を向けられるよう促す |

| アセスメント | 観察項目 | ケアのポイント |
|---|---|---|
| ・本人が自尊心を保つことができるよう支援するとともに、家族の介護力を確認する必要がある | ・相談できる相手の有無<br>・本人・家族の疾患の理解と受け入れ | ・気分転換のため外出の提案<br>・家族支援<br>・支援を得られる人的資源の確認<br>・訪問介護サービスの提案<br>・本人・家族の価値観の把握<br>・ケアマネジャー、訪問介護サービスの紹介、(依頼していない場合)往診の依頼を勧める |

### ★★★ QOLを維持する

| アセスメント | 観察項目 | ケアのポイント |
|---|---|---|
| ・これまでできたことが、徐々にできなくなるという、非常に深刻で大きな喪失を本人は体験する<br>・深刻な状況のなか、QOLと共に自尊心が維持できるような支援が必要である | ・本人・家族の表情、発言<br>・価値観、大切にしていること<br>・生活状況 | ・本人・家族の全体像の把握に努める(本人の職業、好きなこと、学生時代の思い出なども含む)<br>・病状が進行して、多くを喪失するなかで、大切にしていることが可能な限り維持できるよう、本人・家族と共に考える |

### ★★☆ 呼吸をする

| アセスメント | 観察項目 | ケアのポイント |
|---|---|---|
| ・痰の喀出困難や換気量の低下による呼吸困難感が生じる可能性がある<br>・効果的な気道浄化を図る必要がある | ・バイタルサイン<br>・経皮的酸素飽和度、呼吸音<br>・呼吸困難感<br>・呼吸補助筋の使用<br>・咳嗽力の大きさ<br>・痰が喀出できているか | ・バイタルサインの測定<br>・体位の工夫の提案<br>・深呼吸を促す<br>・咳嗽の練習<br>・水分摂取を促す<br>・加湿器使用の提案<br>・必要時吸引、吸入<br>・必要時、本人・家族に確認のうえ、往診医に報告し、酸素、NPPV(非侵襲的陽圧換気)、気道粘液除去装置(商品例:カフアシスト)の導入 |

### ★★☆ 食事をする

| アセスメント | 観察項目 | ケアのポイント |
|---|---|---|
| ・球麻痺症状の出現により、むせることが多くなり、食欲が低下しやすい | ・嚥下状況<br>・むせこみ、舌の動き<br>・体重、腹囲、上腕の太さ | ・食事形態の工夫(おかゆなどのやわらかい形態、とろみ食)<br>・改良箸、手関節固定装具、食事支援ロボットなども検討する |

導入期

| アセスメント | 観察項目 | ケアのポイント |
|---|---|---|
| ・少しでも食事に楽しみを見いだすことができるよう支援する必要がある | ・食事の性状、利用している半固形栄養剤のカロリーや摂取しやすさ<br>・口腔内の状態 | ・頸椎装具、アームスリング、スプリングバランサー使用の提案 |

★★☆ 排泄する

| アセスメント | 観察項目 | ケアのポイント |
|---|---|---|
| ・腹圧がかけづらく、便秘のリスクが高くなる<br>・排便状況を確認し、必要があれば排便コントロールを行う | ・腸蠕動音<br>・腹部の打診・触診<br>・排便状況<br>・水分摂取状況<br>・食事内容<br>・緩下薬などの使用状況 | ・腹部マッサージ、腹部温罨法<br>・水分摂取を促す<br>・食事に食物繊維を取り入れることを提案する<br>・必要時、医療機関に報告し、緩下薬などを処方してもらう |

★★☆ 清潔を保つ

| アセスメント | 観察項目 | ケアのポイント |
|---|---|---|
| ・浴槽に足を上げて入ることが難しく、移乗・移動方法を検討する必要がある | ・筋力低下の程度<br>・関節可動域<br>・浴室内の環境 | ・バスボードやシャワーチェアの利用を勧める<br>・浴室内・室内にリフトを設置する<br>・浴槽に足を上げて入るのが難しい場合は、踏み台をつくるなど浴室内の工夫をする |
| ・セルフケアによる洗浄が十分にできず、皮膚トラブルが生じる可能性がある | ・保清状況<br>・皮膚トラブルの有無<br>・瘙痒感など | ・皮膚トラブルがある場合は医療機関に相談し、適切な軟膏を処方してもらう |
| ・陰部を清潔にすることができず、皮膚トラブルが生じる可能性がある<br>・排泄後の洗浄の方法を検討する必要がある | ・陰部の皮膚トラブルの有無<br>・自宅内のトイレ（ウォシュレットの有無など） | ・トイレを洋式・ウォシュレット付きにする<br>・自動昇降便座、背もたれ、ポータブルトイレの使用を提案する |

★★☆ 休息する

| アセスメント | 観察項目 | ケアのポイント |
|---|---|---|
| ・夜間低酸素状態になりやすく、中途覚醒が頻回になりやすい | ・睡眠状況、熟眠感があるか<br>・集中力<br>・頭重感 | ・NPPVの使用を提案<br>・NPPV導入後は、使用方法、マスクのフィッティングの仕方、使用状況、使い心地について確認する |

| アセスメント | 観察項目 | ケアのポイント |
|---|---|---|
| ・十分な睡眠が確保できるよう支援する必要がある | | ・十分な睡眠が得られていない場合、医療機関に報告し、睡眠導入薬の内服を検討する |

## ★★☆ コミュニケーションをとる

| アセスメント | 観察項目 | ケアのポイント |
|---|---|---|
| ・球麻痺症状の進行により、コミュニケーションが困難になる<br>・自己表現が維持できるよう支援する必要がある | ・発語が可能か<br>・随意的に動かすことのできる部位 | ・自己表出を促し、傾聴する<br>・文字盤、口文字を習得する<br>・スイッチ、ボタン操作の利用の提案<br>・コミュニケーション支援機器の紹介<br>・障害の進行を想定して、声の保存を提案 |

## ★☆☆ 体温を維持する

| アセスメント | 観察項目 | ケアのポイント |
|---|---|---|
| ・適切な室内温度環境で生活できているかを確認する | ・体温<br>・室温 | ・体温測定<br>・室内温度の確認 |

## ★☆☆ 環境を整える

| アセスメント | 観察項目 | ケアのポイント |
|---|---|---|
| ・快適な室内環境で生活できているかを確認する | ・室内の環境<br>・顔色、表情、発汗など | ・必要があれば、窓を開けて風通しをよくしたり、温・冷罨法を行う |

---

**MEMO** NPPVのフィッティングのコツ

　個人のフェイスライン、頭の形などに合わせたマスクのサイズとタイプを、本人の希望に合わせて選択する。装着の際は、マスクを顔に当ててから、きつく締めすぎないようにして、つまみやストラップを調節して装着する。きつすぎると褥瘡発生のリスクに、ゆるすぎると過剰なリークや角膜の乾燥の原因となる。

　マスクのフィッティングは日々変化する。マスクの空気が漏れる場合は、綿やティッシュを詰めて、調整する。

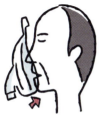
下顎からあてる

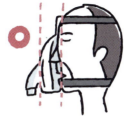
マスクは顔と平行に

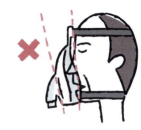
顔面と平行になっていない

## 進行期

**この時期は？**
- 上下肢筋力低下でベッド上生活となる。
- コミュニケーションが困難になる。
- 肺炎を起こしやすく、呼吸筋障害で呼吸困難感が出現する。
- 胃瘻造設、気管切開や人工呼吸器装着など生命にかかわる選択を迫られる。

### 看護の目標

- 導入期と同様、嚥下障害、歩行障害、構音障害など、身体症状による苦痛が緩和される。
- 病状の進行に伴い、医療的処置の選択を迫られる時期である。本人・家族が主体的に意思決定することができ、他者からの支援を受けながら生活環境の調整ができるよう、適切な情報提供を行い、意思決定を支える。

### 訪問時のアセスメントと看護ケア

優先度 ★★★とても高い ★★☆やや高い ★☆☆高い

| アセスメント | 観察項目 | ケアのポイント |
|---|---|---|
| ★★★ 呼吸をする | | |
| ・呼吸困難感が強く、生命の危機を感じることが多くなる<br>・本人の不安軽減のため、症状の改善、緩和を図ると共に、気管切開、人工呼吸器装着について検討する必要がある | ・バイタルサイン<br>・経皮的酸素飽和度<br>・呼吸音<br>・呼吸困難感<br>・呼吸補助筋の使用<br>・咳嗽力の大きさ<br>・誤嚥していないか<br>・頸部の位置<br>・声の大きさ | ・NPPV、酸素使用の意思を確認する<br>・呼吸理学療法を行い、排痰や吸引、吸入を行う<br>・胸郭、呼吸筋のストレッチ<br>・咳嗽の練習 |

【意思決定支援】
- 現在の呼吸状態について本人と家族の評価を確認し、看護師からの評価を伝える
- 人工呼吸器装着について、医師からどのような説明を受けているか、それに対して本人・家族はどのように考えているか確認をし、人工呼吸器装着におけるメリットとデメリットについて説明する
- 本人・家族がどのような選択をしても、意思決定を尊重し支援を続けていくことを伝える。本人と家族の意向が違い、意思決定がスムーズにいかなくても、お互いが納得できるよう寄り添う
- 本人・家族が話し合いを重ねたうえでの意思決定であっても、その決定は揺らぐものであることを理解し、許容する姿勢を持ち続ける

| アセスメント | 観察項目 | ケアのポイント |
|---|---|---|
| **★★★ 食事をする** | | |
| ・食事でむせこみが頻回となり、必要量のカロリーを摂取することが困難になり、やせが著明になってくる<br>・できる限り経口摂取が継続できるよう工夫をするとともに、胃瘻造設について検討する必要がある | ・嚥下状況<br>・むせこみ<br>・舌の動き<br>・体重、腹囲、上腕の太さ<br>・食事の性状、利用している半固形栄養剤の総カロリーや摂取しやすさ<br>・口腔内の状態 | ・経口摂取しやすい食事の提案(プリン、ヨーグルト、ゼリー、おかゆ、半固形栄養剤)<br>・口腔ケア、口腔内の保湿を維持する、唾液腺・顔マッサージ<br><br>【意思決定支援】<br>・本人・家族に対して、FVC(努力肺活量)が50％以上保たれているときに胃瘻造設を行うことが比較的安全であること、胃瘻造設後も可能な限り経口摂取は継続できることなど、胃瘻造設についてのメリット、デメリットを説明する。 |
| **★★★ 排泄する** | | |
| ・腹圧がかけづらく、便秘リスクが高くなる<br>・排便状況の確認をし、必要があれば排便管理をする | ・排便状況<br>・便の性状<br>・使用している緩下薬の内容<br>・腹部膨満感 | ・腹部温罨法、腹部マッサージ<br>・医療機関と連携し、緩下薬などの調整をし、自力で排便可能な便性へ調整する<br>・必要時、浣腸、摘便 |
| ・残尿により膀胱炎になる可能性がある<br>・必要があれば排尿管理をする | ・発熱の有無<br>・排尿時痛<br>・腹痛<br>・尿の性状<br>・浮遊物の有無<br>・残尿感の有無 | ・医療機関に報告し、抗菌薬や解熱薬、膀胱留置カテーテルの検討をする<br>・膀胱炎予防のため、水分摂取を多くすることと併せて、クランベリージュースの摂取を提案する |
| **★★★ コミュニケーションをとる** | | |
| ・病状の進行により、コミュニケーションが困難になるため、本人のストレスは大きくなる<br>・コミュニケーション支援機器の変更・導入を勧める | ※導入期に準じる(→p.165) | ※導入期に準じる(→p.165) |

進行期

| アセスメント | 観察項目 | ケアのポイント |
|---|---|---|

### ★★★ 体温を維持する

| | | |
|---|---|---|
| ・肺炎などを原因として発熱が起こる可能性があり、苦痛の緩和に努める | ・バイタルサイン<br>・顔色、表情<br>・呼吸音 | ・必要時、クーリング<br>・必要時、医療機関に報告し、解熱薬または抗菌薬など、適切な薬剤の処方を依頼する |

### ★★★ QOLを維持する

| | | |
|---|---|---|
| ・進行に伴い、本人・家族は非常につらい苦悩を経験する<br>・この時期は、生命維持のため医療的処置の実施について選択を迫られ、非常に重い課題を課せられる。意思決定支援および精神的支援の必要性が大きい | ・本人・家族の意思、表情、発言<br>・家族関係<br>・生活状況 | ・傾聴する<br>・本人・家族からの意思の表出を待つ<br>・いつでも話せるような雰囲気を意識する<br>・意思決定は揺らぐことを理解し、本人・家族の意思決定を支持的態度で支える |

### ★★☆ 清潔を保つ

| | | |
|---|---|---|
| ・発汗などで皮膚が汚れ、セルフケアでは十分な保清行動が困難となる | ・保清状況<br>・本人の不快感 | ・入浴介助をする<br>・浴室環境を整備する<br>・必要時、全身清拭、陰部洗浄、洗髪をする |

### ★★☆ 休息する

| | | |
|---|---|---|
| ・低酸素や体の痛みにより、中途覚醒を繰り返すことが多い<br>・苦痛が多い身体状況ではあるが、できる限り休息をとれるよう、医療機関と連携する必要がある | ・睡眠状況<br>・集中力<br>・夜間良眠できているか<br>・頭重感があるか<br>・NPPV・酸素の使用状況<br>・関節可動域<br>・使用マットレス | ・睡眠状況について医療機関に報告し、NPPVの設定や酸素の投与量や睡眠薬の必要性について、相談する<br>・ポジショニングクッションの使用や、寝心地のよいマットレスへの変更を勧める<br>・マッサージ、温罨法 |

| アセスメント | 観察項目 | ケアのポイント |
|---|---|---|
| **★★☆ 動く** | | |
| ・可動性が維持されている部位でも、動かさないことにより、廃用が進む。積極的に動かす必要がある | ・可動性が維持されている部位<br>・筋肉の柔軟性<br>・関節可動域 | ・ストレッチ、マッサージ、関節可動域訓練などを行う<br>・訪問リハビリ、訪問マッサージの提案をする |
| **★★☆ 家族・社会とのつながりをもつ** | | |
| ・家族の悲嘆、不安が強い。家族の精神的サポートを行うとともに、サービス調整をし、家族の負担を軽減する必要がある<br>・家族の介護環境のサポートを行い、家族を支えることが、本人の意思決定の選択肢を広げることとなる | ・家族の不安、疲労感、介護負担感 | ・日ごろの介護で、家族が不安に感じていることについて聞き、解決策を共に考える<br>・家族の介護負担が大きい場合は、訪問介護サービスなどの導入を勧める |
| **★★☆ 安全を保つ** | | |
| ・ベッドから転落しやすいため、ベッドサイドの環境を整える必要がある | ・ベッド柵の設置状況<br>・普段のベッドの高さ | ・ベッドから転落してしまう可能性について説明し、ベッドの高さは最低位に保つよう、本人・家族へ伝える |
| **★☆☆ 環境を整える** | | |
| ・体調に適した環境であるかを確認する必要がある | ・室内の環境<br>・顔色、表情<br>・発汗など | ・本人が希望する室内環境に整える |

---

**本人・家族からよくある質問・相談**

**Q** 呼吸器をつけて生活している様子が想像できません。

**A** 患者会などで、実際に呼吸器を装着して生活している様子を見学できる場合もあります。協力していただける方がいましたら、看護師もご一緒しますので、実際の暮らしを見学させてもらいましょう。

## 安定期

**この時期は？**
- 病状の進行が緩やかな時期である。
- 医療的処置（胃瘻造設、気管切開、人工呼吸器装着など）が施され、病状が安定している。
- 生活障害への対応策が確立している。
- 長期療養において合併症が出現する可能性がある。

### 看護の目標

- 本人・家族が病気を受容し、サービスを利用して、心身共に安定した生活ができる。
- 家族・サービス関係者が安心して安全に人工呼吸器や胃瘻など医療機器の管理ができる。

### 訪問時のアセスメントと看護ケア

優先度 ★★★とても高い ★★☆やや高い ★☆☆高い

| アセスメント | 観察項目 | ケアのポイント |
|---|---|---|
| ★★★ 呼吸をする | | |
| ・気管切開、人工呼吸器装着により、家族や介護者が呼吸管理に関する技術、手技を獲得する必要がある | ・医療機関からの指導内容の確認<br>・家族の理解度、どの程度手技を理解し習得できているか | ・介護職に対する吸引指導<br>・呼吸器作動の点検や管理についての補足説明<br>・気管切開部のケア<br>・呼吸器トラブル時の対処方法についての確認<br>・夜間の連絡体制の調整<br>・吸引手技の確認、不安な点や不明な点に対して助言、指導を加える |
| ・気道浄化不足による合併症を予防する必要がある | ・バイタルサイン<br>・経皮的酸素飽和度<br>・呼吸音<br>・痰の性状・量<br>・口腔内の状態 | ・呼吸理学療法、吸引、気道粘液除去装置（商品例：カフアシスト）による排痰、バギング（用手換気）の実施<br>・口腔ケア |

> **MEMO** 災害への備え
> 本人の身の安全を守るために、内服薬や衛生物品など必要なものは1週間分程度そろえておく。呼吸器や吸引器バッテリーの持続時間や避難所の確認をする。足踏み吸引器、発電機、延長コードなど必要物品を事前にそろえておく。

| アセスメント | 観察項目 | ケアのポイント |
|---|---|---|
| **★★★ QOLを維持する** | | |
| ・胃瘻造設、人工呼吸器を装着し、状態や療養環境が安定してくると、関心が自分以外へと向くようになり、よりよい療養環境や自己実現を求めるようになる<br>・本人が理想とする療養環境や自己実現をできる限りかなえられるよう支援する | ・本人の大切にしていることは何か、価値観の再確認<br>・意欲、今後本人がしてみたいこと<br>・サービス関係者に対しての希望など | ・コミュニケーションを通して、本人の理想とする自己実現を明確にし、本人の自己実現への意欲を後押しできるよう、支援する<br>・自然なコミュニケーションをめざして、五感を駆使し、感覚を研ぎ澄ませて、本人が発信したいタイミングを察知するよう努める<br>・作業療法士に相談し、障害の進行に合わせたコミュニケーション方法の検討をする |
| ・療養期間が長期化すると、合併症の併発リスクが高くなることを留意し、日ごろからの健康管理に気をつける | ・問診<br>・バイタルサイン | ・体調の変化があれば、医療機関へ報告し、対応を検討する |
| **★★★ 家族・社会とのつながりをもつ** | | |
| ・患者会などへの社会参加を通して、自分の役割を見いだすことができるよう支援する<br>・毎日介護している家族の負担軽減のため、支援が必要である | ・患者会などへの参加意欲、SNSの利用状況<br>・家族の表情・発言内容・気分転換の方法など、レスパイト(家族の一時休息を目的とした入院)先は確保されているか | ・患者会のパンフレットを渡してみる<br>・ニュースや本人が関心のあることを話題に取り入れる<br>・外出支援(外出時、他者との交流をもつ)<br>・レスパイト入院の利用を勧める |
| **★★★ コミュニケーションをとる** | | |
| ・眼球運動障害をきたしにくいため、末期まで全身不動の状態でも目の動きを利用したコミュニケーションが可能 | ・現在利用しているコミュニケーション支援機器に不便さを感じていないか | ・文字盤、口文字の習得<br>　進行に応じて、適したコミュニケーション方法は変化するので、本人と共に、障害や希望に合わせた、コミュニケーション方法を探索する |

安定期

| アセスメント | 観察項目 | ケアのポイント |
|---|---|---|
| ・受け手側は苦手意識を抱きやすく、良好なコミュニケーションの関係を築くことが難しい | ・療養の長期化により、ALSでは起こりにくい障害とされていた眼球運動、眼輪筋の障害が起こり、TLS（totally locked-in state、完全な閉じ込め状態）の状態となる場合があることを留意してかかわる。<br>・本人の人間性を尊重し、コミュニケーションを大切にする。また、家族の普段の生活パターン、生活環境、行動や言動の変化などを観察し、生活障害が起こっていないかを見きわめる視点をもつことが大切である。 | |

### ★★★ 休息する

| アセスメント | 観察項目 | ケアのポイント |
|---|---|---|
| ・痛み、呼吸困難など不快症状により十分な休息がとれていない場合、その状況を改善する必要がある | ・睡眠状況<br>・内服薬<br>・体位変換の頻度<br>・ポジショニング<br>・心理的状況 | ・マッサージによりリラクゼーションを図る<br>・家族や介護職に向けて適切なポジショニング指導を行う<br>・必要があれば、医療機関へ報告し、薬剤調整をしてもらう |

### ★★★ 食事をする

| アセスメント | 観察項目 | ケアのポイント |
|---|---|---|
| ・家族や介護者が経管栄養の手技を獲得する<br>・十分にカロリーを摂取できない可能性がある | ・胃瘻部の状態、経管栄養の内容<br>・1日の総カロリー<br>・医療機関からの指導内容の確認、家族の理解度、どの程度手技を習得できているか、生活リズムに組み込めているか | ・胃瘻の管理<br>・医療機関と連携し、本人の体の状態に適した栄養剤を選択する<br>・手技の確認、不安な点や不明な点に対して助言、指導を加える<br>・介護職への指導<br>・家族が無理なく介護を継続できているか確認し、日ごろの労をねぎらう |

### ★★★ 排泄する

| アセスメント | 観察項目 | ケアのポイント |
|---|---|---|
| ・膀胱直腸障害はきたしにくいが、腹圧をかけることが困難なため、便秘になりやすく、排便管理が必要である | ・排便状況<br>・便の性状<br>・使用している緩下薬の内容<br>・腹部膨満感 | ・腹部温罨法、腹部マッサージ<br>・医療機関と連携し、緩下薬の調整をし、自然排便可能な便性へ調整する<br>・必要時、浣腸、摘便<br>・水分摂取を勧める |

### ★★★ 清潔を保つ

| アセスメント | 観察項目 | ケアのポイント |
|---|---|---|
| ・十分な清潔行動がとれない | ・保清状況<br>・皮膚トラブルの有無<br>・瘙痒感など | ・訪問入浴サービスの導入（排痰にも有効）を検討する<br>・全身清拭、洗髪などを行う |

| アセスメント | 観察項目 | ケアのポイント |
|---|---|---|
| ★★★ 安全を保つ | | |
| ・安全な移動のために、本人に適した車椅子の調整（オーダーメイド）と介助者の車椅子操作の習得が必要となる | ・定期的にメンテナンスしているか、車椅子のタイヤに空気は十分に入っているか<br>・介助者の移動に不安がないか | ・車椅子乗車時に不便に感じていることはないか、本人や介助者に確認し、必要があれば、車椅子業者に連絡をとる<br>・移動時のリフト使用について手順、注意点を本人・家族、実際に使用する介助者と共有する<br>・外出時の呼吸器、吸引器の車椅子への搭載、落下予防のための固定の方法なども上記同様共有する<br>・介助者が移動に不安を感じている場合は、話を聞き対策を一緒に考える |
| ★★☆ 体温を維持する | | |
| ・体調の確認、安楽な状態で過ごせているか確認する | ・体温<br>・室温<br>・顔色、表情 | ・体温測定<br>・必要があれば、衣服の着脱や、温・冷罨法を行う |
| ★★☆ 動く | | |
| ・自動運動が困難となり、関節拘縮が進むと、拘縮に伴う痛みが生じる場合がある。そのため他動的アプローチが必要である | ※進行期に準じる（→p.169） | ※進行期に準じる（→p.169） |
| ★☆☆ 環境を整える | | |
| ・感覚・知覚障害をきたしにくいため、痛みかゆみなど、感覚的不快症状を感じる<br>・快適な環境で生活できているかを確認する | ・室内やベッド上の環境<br>・マットレスの寝心地<br>・表情、発汗<br>・体位変換の状況 | ・必要があれば、窓を開けて風通しをよくしたり、温・冷罨法を行う<br>・ポジショニングに関する助言<br>・快適なリネン類の紹介 |

> **MEMO　呼吸器を装着している患者の外出支援をする場合**
> 寒い環境で外出するときは、呼吸器本体や回路内の結露に注意が必要。水滴が呼吸器本体に流れ込むと故障する可能性がある。また、雨の日の防水対策も万全にしておくことも重要である。

増悪期

## 増悪期 この時期は?

▶ 呼吸筋麻痺と肺炎により呼吸困難感が生じる。
▶ 家族の悲嘆、介護負担が強い。
▶ 最期まで意志決定が揺らぐ。

## 看護の目標

- 症状の進行に伴って生じる不安や苦痛の緩和をめざす。
- 本人・家族の意思決定の揺らぎに寄り添い、支える。

## 訪問時のアセスメントと看護ケア

優先度 ★★★とても高い ★★☆やや高い ★☆☆高い

| アセスメント | 観察項目 | ケアのポイント |
|---|---|---|
| **★★★ 呼吸をする** | | |
| ・呼吸困難感が強く、呼吸が停止してしまうことに対して恐怖を感じ、生命の危機を感じる<br>・状況の悪化に伴い家族の介護負担、不安が強くなる | ・バイタルサイン<br>・経皮的酸素飽和度<br>・酸素投与量<br>・夜間$CO_2$分圧<br>・呼吸音<br>・バックベッド(在宅後方支援病院)の確認<br>・緩和療法の希望 | ・医療機関と連携をとり、本人・家族が希望する緩和療法を実施<br>・家族の思いを傾聴し、自己表出により気持ちの整理を促す<br>・呼吸理学療法、体位ドレナージ、吸引<br>・バックベッドの確保<br>・訪問介護の利用時間を増やすことを提案<br>・死亡時のサービス関係者の連絡先を確認する |
| **★★★ 体温を維持する** | | |
| ・適切な室内温度環境で生活できているかを確認する | ※進行期に準じる(→p.168) | ※進行期に準じる(→p.168) |
| **★★★ 休息する** | | |
| ・呼吸困難感、筋けいれんなど苦痛が多い | ・睡眠状況<br>・内服薬<br>・体位変換 | ・体位変換、ポジショニングの確認<br>・関節可動域訓練、マッサージ<br>・温罨法 |

| アセスメント | 観察項目 | ケアのポイント |
|---|---|---|
| ・できる限り休息がとれるような支援を検討する | ・ポジショニング<br>・心理的状況 | ・医療機関と連携をとり、本人・家族が希望する薬物療法を実施<br>　　モルヒネ、抗痙縮薬、NSAIDs、オピオイド、抗不安薬など |

### ★★★ コミュニケーションをとる

| アセスメント | 観察項目 | ケアのポイント |
|---|---|---|
| ・病状が進行し、コミュニケーションが困難になる<br>・残存機能を活かしてコミュニケーションを維持できるよう支援する必要がある | ※導入期に準じる（→p.165） | ・文字盤、口文字など、本人の希望に合わせたコミュニケーションツールを使用する |

### ★★★ 家族・社会とのつながりをもつ

| アセスメント | 観察項目 | ケアのポイント |
|---|---|---|
| ・家族は、本人の苦痛な姿を見ているのが耐えがたく、精神的につらい状況に追い込まれる | ・家族の表情、発言、悲嘆や不安など | ・傾聴する<br>・普段介護している家族に対してねぎらいの言葉をかける<br>・看護師も一緒に、本人の意思決定を支えていくことを伝える |

### ★★★ QOLを維持する

| アセスメント | 観察項目 | ケアのポイント |
|---|---|---|
| ・医療的処置を実施しない選択をしても、本人の意思は揺らぐ可能性がある。そのつど、意思の確認が必要である<br>・医療的処置を行わないことを選択した本人の苦痛な様子を近くで見ている家族の苦悩は計りしれない | ※進行期に準じる（→p.168）<br>【死を迎えたあとの家族へのケア】<br>・長期療養を支えてきた家族をねぎらう<br>・本人の療養生活を振り返る<br>・最期まで病気と戦った本人の姿勢に敬意を示す<br>・遺族が十分悲しみを表出できる場をつくる | ・傾聴する<br>・本人・家族からの意思の表出を待つ<br>・いつでも話せるような雰囲気を意識する<br>・意思決定は揺らぐことを理解し、本人・家族の意思決定を支持的態度で支える<br>・最期の時を迎える本人の身体的、精神的変化について、家族に説明する |

### ★★☆ 安全を保つ

| アセスメント | 観察項目 | ケアのポイント |
|---|---|---|
| ・ベッドから転落しやすい<br>・ベッドサイドの環境を整える必要がある | ※進行期に準じる（→p.169） | ※進行期に準じる（→p.169） |

増悪期

| アセスメント | 観察項目 | ケアのポイント |
|---|---|---|
| ★★☆ 排泄する | | |
| ・排尿が少なくなり、死が近づいている可能性がある | ・排尿量の経過<br>・尿の性状<br>・バイタルサイン | ・バイタルサインと排尿量から死が近づいていることを家族に伝える |
| ★★☆ 食事をする | | |
| ・食事をするのは難しい時期<br>・最低限の栄養と水分補給のため、点滴の実施についての意思を、本人・家族に確認する | ・本人・家族の意思 | 【意思決定支援】<br>・医療機関と連携をとり、本人・家族に点滴の実施について説明をしてもらう<br>・本人・家族に医師からの説明で不明点がなかったか確認をし、必要があれば再度説明を依頼する<br>・本人・家族の意思決定に寄り添い支える姿勢を示す |
| ★★☆ 動く | | |
| ・ベッドで寝たきりの状態 | ・可動性が維持されている部位<br>・筋肉の柔軟性<br>・関節可動域 | ・酸素消費量を増やさないよう、ベッド上でできる限り安静を促す |
| ★★☆ 清潔を保つ | | |
| ・酸素消費量を増やさないよう、安静な状態に保ちながら、清潔ケアを行う必要がある | ・本人の不快感<br>・皮膚トラブルの有無 | ・清拭を行う（2人以上で行うとよい） |
| ★☆☆ 環境を整える | | |
| ・体調に適した環境であるかを確認する | ・室内の環境<br>・顔色、表情、発汗など | ・本人が希望する室内環境に整える |

〈文献〉
1) 井上智子, 佐藤千史編：病期・病態・重症度からみた 疾患別看護過程＋病態関連図. 医学書院, 東京, 2012：1174-1196.
2) 日本ALS協会編：新ALSケアブック・第二版 筋萎縮性側索硬化症療養の手引き. 川島書店, 東京, 2013：116-175.
3) 原三紀子, 小長谷百絵, 海老沢睦, 他：看護師がとらえた神経難病本人の心のケア 心のケアの目標とその取り組み. 日本難病看護学会誌 2012；17：137-146.

# VIII パーキンソン病

経過別 ケア項目：解説ページ

| ケア項目 | 導入期 | 安定期 | 増悪期 |
|---|---|---|---|
| 呼吸をする | p.188 | p.195 | p.200 |
| 体温を維持する | p.188 | p.195 | p.200 |
| 食事をする | p.183 | p.191 | p.197 |
| 排泄する | p.184 | p.192 | p.197 |
| 休息する | p.186 | p.193 | p.198 |
| 環境を整える | p.188 | p.195 | p.200 |
| 動く | p.183 | p.191 | p.197 |
| 清潔を保つ | p.185 | p.192 | p.198 |
| 安全を保つ | p.182 | p.190 | p.196 |
| コミュニケーションをとる | p.187 | p.194 | p.199 |
| 家族・社会とのつながりをもつ | p.187 | p.194 | p.198 |
| QOLを維持する | p.186 | p.193 | p.198 |

よくある質問・相談　p.185, 189

# パーキンソン病 在宅ではココが重要！

## 疾患の特徴

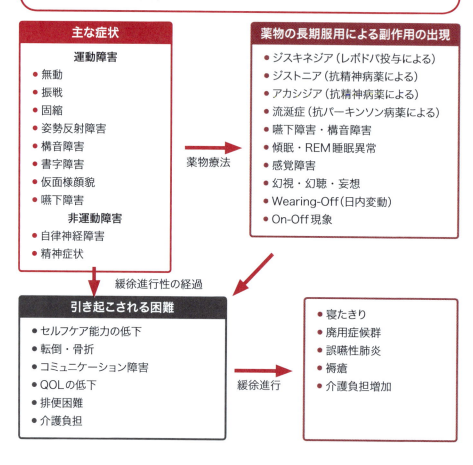

- 黒質線条体ドパミン神経の変性による多系統変性疾患である。
- 中高年に好発し、日本には推定約15〜18万人の患者がいる。
- 病因はいまだに不明で、安静時振戦、筋強剛、無動、姿勢反射障害などの運動症状が出現する。
- 自律神経障害、うつ、睡眠障害、認知症などの非運動症状も高頻度に合

併する。

🌀 治療は薬物療法が主で、運動療法や環境調整が必要となる。

🌀 肺炎や褥瘡など２次的合併症の予防が必要である。
- 疾患が進行すると運動障害、嚥下障害、構音障害などにより、コミュニケーション困難、寝たきりとなることもある。

★パーキンソン病の重症度分類（ホーン＆ヤールの分類）

| Stage Ⅰ | 症状は一側性で、機能障害はないかあっても軽微 |
|---|---|
| Stage Ⅱ | 両側性の障害があるが、姿勢保持の障害はない。日常生活、職業には多少の障害があるが行える |
| Stage Ⅲ | 姿勢保持障害がみられる。活動はある程度制限されるが、職業によっては仕事が可能。機能的障害は軽度ないし中等度だが、独りでの生活は可能 |
| Stage Ⅳ | 重篤な機能障害があり、自力のみでの生活は困難となるが、支えられずに立つこと、歩くことはどうにか可能 |
| Stage Ⅴ | 立つことも不可能で、介助なしではベッドまたは車椅子での生活を強いられる |

★抗精神病薬による代表的な副作用：錐体外路症状

| パーキンソニズム | アカシジア | ジストニア | ジスキネジア |
|---|---|---|---|
| 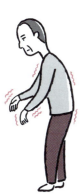 | 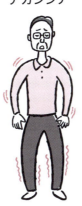 | 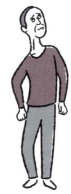 | 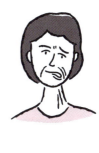 |
| ・前かがみで歩く<br>・表情が乏しい<br>・体の動きがかたく、振戦を伴う | ・じっとしていられない<br>・手足が落ち着かず、びんぼうゆすり<br>・歩き回る | ・体や首がねじれる<br>・痛い<br>・眼球が上転する | ・体がくねくねする<br>・口をもぐもぐする<br>・不随意に舌が出る |

# 看護のめざすゴール

- 進行性で慢性的な疾患のため、徐々に生活への適応が困難となる。経過に応じて他者からの援助を受けながら困難に対処し、その人らしい生活や人生を送ることができる。

**導入期**
- 転倒、転落を起こさず、安全に日常生活を送ることができる。
- 自立して生活できる期間を、できる限り長く保つことができる。
- 本人・家族が疾患について正しい知識をもち、社会資源を活用して、安定した療養生活を送ることができる。

**安定期**
- 身体状況が安定して過ごせるように、診療・治療および看護が受けられる。
- 疾患の進行、新たな合併症出現、それによる日常生活障害が発生した際、適切に対処できる。
- QOLの向上をめざし、安全に外出など社会参加活動が行える。

**増悪期**
- 本人と家族が希望する場所で療養を継続できる。
- 心身の苦痛が緩和される。
- 本人と家族が不安なく、在宅療養を継続できる。

# 在宅看護のケアポイント

## 日常生活が薬効に左右されやすいため、確実に内服するよう支援する。
- 療養が長期に及ぶため、症状の改善や副作用の出現により、自己判断で服薬量を調整・中断することがある。
- 症状の出現状態が日常生活にどのように影響しているのかをアセスメントし、体の動きがよい時間に活動が行えるよう症状コントロールを行う。

## 家族の身体的・精神的・経済的な負担のアセスメントを行い、早期に対応する。
- パーキンソン病は療養が長期に及び、家族の負担は徐々に大きくなる。介護者にかかるのは、介護による身体的負担だけではない。本人の症状が予測不能なために、介護者も外出活動を制限するため、社会的に孤立する。
- 本人の安全のためには常に見守りが必要だという精神的負担があり、介護者自身がその負担に気づかず、蓄積し、介護者自身の将来の健康を害する可能性がある。

## 本人や家族が主体的に意思決定するプロセスを支援する。
- 症状の進行に伴い、さまざまな場面で意思決定が求められる（経口摂取が困難となったときの胃瘻造設の選択、誤嚥性肺炎による呼吸不全にどのような方法で対応するか、療養場所の選択、家族以外の介護者の導入など）。

## 導入期 この時期は?

▶ 疾患の進行に伴い、セルフケア能力の低下やコミュニケーション障害、排便困難、転倒・骨折、介護負担増加など生活障害が出現しており、改めて疾患や生活全体のアセスメントや療養支援体制を整える必要性がある。

## 看護の目標

- 転倒、転落を起こさず、安全に日常生活を送ることができる。
- 自立して生活できる期間を、できる限り長く保つことができる。
- 本人・家族が疾患について正しい知識をもち、社会資源を活用して、安定した療養生活を送ることができる。

### 1 初回訪問のポイント

★ 症状のパターンを理解する。

> **CASE 1** 70歳代男性　徐々に病状が進行
> 10年前から手のふるえ、歩行障害が出現し、受診してパーキンソン病との診断を受けた。投薬を続けていたが、徐々にADLが低下し、構音障害が進み、車椅子での生活になる。尿閉となり、膀胱留置カテーテルを挿入。訪問診療と訪問看護が導入された。
>
> **CASE 2** 70歳代女性　疾患の認識ができていない
> 2年前に歩行障害や動作緩慢、頸部のこわばりなどで受診し、パーキンソン病との診断を受けた。内服薬を処方されたものの効果を実感できず、「自分はパーキンソン病ではない」と考え、処方薬を継続できていなかった。
> 散歩中に転倒し、大腿部頸部骨折で入院。退院後、リハビリの継続目的で訪問看護導入となった。

【考えておきたいこと】
- 本人または家族は、日内変動やOn-Off現象から、長期経過だけではなく1日の中でも変化する症状と付き合いながら、そのときの症状への対処方法を培ってきている。
- まずは本人が症状をどのように把握して、どのように対処してきたかをよく話を聞いて理解する。生活の中の楽しみやこだわりを尊重し、困りごとが少しでも改善できる点がないか共に考えることが必要である。

【看護師の注意点と本人・家族に伝えること】
- 転倒による骨折がきっかけでADLが急速に低下する恐れもあるため、ベッド周囲の整理・

導入期

整頓や手すりの設置、歩きやすい運動靴の着用など、環境整備の必要性を伝える。
- 残存機能の維持にリハビリテーションが有効であること、できる部分と介助の必要な部分を見きわめながら自立を促すかかわりが必要なことを伝える。
- 日常生活が薬効により変化しやすく、服薬状況と副作用の状況を正確に把握し、医師と協働することが必要であるため、自己判断で調整しないように伝える。
- 体調の変化や転倒などの際の連絡方法、対処方法を一緒に検討する(在宅医の検討や24時間体制の活用など)。

## 2 訪問時のアセスメントと看護ケア

優先度 ★★★とても高い ★★☆やや高い ★☆☆高い

| アセスメント | 観察項目 | ケアのポイント |
|---|---|---|
| ★★★ 安全を保つ | | |
| ・錐体外路症状(振戦、筋固縮、寡動・無動、姿勢反射障害など)により転倒・転落リスクがある<br><br>床の状態、障害物の有無、照明の明るさ、階段や段差の有無など | ・症状と進行度<br>・治療内容と副作用症状<br>・On-Off現象、Wearing-Off現象<br>・ジスキネジア、ジストニア(→p.179)<br>・幻覚・妄想<br>・ADL(日常生活動作)状況<br>・危険に対する認識、危険を回避する知識の有無、行動の自立度、自己認識、性格<br>・移動経路 | ・環境調整をする<br>　・段差を減らす<br>　・足元がよく見えるように照明を使う<br>　・障害物を取り除く<br>　・滑りにくい履物<br>　・歩行補助器具の使用<br>　・ベッドの高さ調整　など<br>・残存機能の維持向上のためのリハビリテーションを行う<br>・ライフスタイルに合わせて確実に内服できるように工夫を考える |
| ・薬物療法による副作用出現の可能性 | ・疾患に対応した診療科の医師を受診しているか<br>・服薬アドヒアランス(→p.188)<br>・本人の身体的課題、不安、治療参加状況、生活実態などを医師は承知しているか | ・副作用についての対処方法を共に考え、主治医と連携する<br>・診療を適切に受けているかを把握し、改善できる点があれば援助をする |

| アセスメント | 観察項目 | ケアのポイント |
|---|---|---|
| ★★★ 動く | | |
| ・錐体外路症状（振戦、筋固縮、寡動・無動、姿勢反射障害など）による運動機能の低下、ADLの低下、症状の進行に伴う廃用症候群（拘縮、褥瘡など）<br>・薬物療法による副作用出現の可能性 | ・症状と進行度<br>・治療内容と副作用症状<br>・On-Off現象、Wearing-Off現象<br>・ジスキネジア、ジストニア<br>・幻覚・妄想<br>・ADL状況<br>・姿勢保持能力、筋力、関節可動域<br>・皮膚の状態<br>・生活環境、室内環境 | 【褥瘡予防】<br>・体圧分散（圧迫、ずれの排除）ケア<br>・スキンケア<br>・栄養状態改善の検討<br>・筋力や関節可動域を維持するリハビリテーションの実施 |
| ・疾患によるボディイメージの変化（不自由な体で外出するのは恥ずかしい、など羞恥・屈辱などを感じて）で動くことに対する意欲低下をもたらす可能性<br>・社会環境的要因により外出した際のさまざまなバリアにより動くのが大変な状況をつくり出す可能性 | ・症状の日内変動に合わせた本人のこだわりや決まりごと、工夫など<br>・本人の気持ち、自尊心、意欲<br><br>トランスファーボード、車椅子、スロープ、段差解消機、電動車椅子など | ・本人の希望や気持ちを見いだし、その援助をする<br>・本人のもつ能力を活かし、できるところは自力で行い、できないところを介助する<br>・家の中で動きやすい環境をつくる<br>手すりの設置、福祉用具の活用、家の中の温度差がない状態にする、和式トイレを洋式トイレへ変更、布団からベッドへ変更、畳の生活から椅子の生活など<br>・ヘルパーなど社会資源を活用し、移動や外出がしやすい環境を整える |
| ★★★ 食事をする | | |
| ・錐体外路症状（振戦、筋固縮、寡動・無動など）や薬物療法による日内変動による巧緻動作の低下があり、食事時間の延長や、食べこぼしがある | ・覚醒状態<br>・食欲<br>・姿勢保持力<br>・食事動作・時間<br>・摂食嚥下能力（反復唾液嚥下テスト・水飲みテスト・フードテストなど） | ・なるべく車椅子へ移動し、姿勢を整えて食事をするよう促す<br>・自助具の活用を勧める<br>・食具を使って食べることが難しい場合は、手に持って食べられるように食形態を工夫する（パンやおにぎりなど） |

導入期

| アセスメント | 観察項目 | ケアのポイント |
|---|---|---|
| ・さらに進行すると嚥下機能の低下がみられ、誤嚥に注意する必要がある<br>・本人のペースに合わせた食事の時間的な束縛は、家族の介護負担感に影響を与える | ・口腔内の観察(舌苔、口腔乾燥、義歯)<br>・食事内容と量<br>・食事の調達や準備<br>・家族の介助状況 | ・嚥下障害がみられる場合は飲み込みやすい食形態を選択する(とろみをつける、冷たいゼリーなど)<br>・口腔ケアを行う |
| ・初期の栄養障害は少ないが、エネルギー代謝の亢進がみられる | ・栄養障害の有無(血清アルブミンなどの血液検査所見、身体計測、低栄養のスクリーニング) | ・他職種と連携し、社会資源をうまく活用して食生活を援助する<br>　ヘルパーによる買い物・調理、配食サービス<br>・摂食嚥下リハビリテーションでは、言語聴覚士や作業療法士と協働して実施する |

★★★ 排泄する

| アセスメント | 観察項目 | ケアのポイント |
|---|---|---|
| ・自律神経障害や抗パーキンソン病薬の副作用により、便秘や排尿障害を起こしやすい | ・排泄の状態(尿、便の量、性状、回数、排泄時間、失禁、尿意便意、残尿感、残便感、腸蠕動音、腹部緊満)<br>・排泄に対する感情(緊張など精神的ストレス、羞恥心)<br>・排泄行動の自立度(排泄の自覚、排泄場所への移動、衣類の着脱などの準備や後始末、清潔の保持)<br>・排泄習慣(時間、間隔、トイレ様式、おむつ、パッドの使用)<br>・検査データ(血液検査・尿検査・排尿機能検査、残尿量、尿流量率など) | 【便秘へのケア】<br>食事の工夫<br>・必要な食事量と水分摂取を促す<br>・乳酸菌、食物繊維(不溶性、水溶性)発酵食品、腸内細菌食品と特殊栄養食品(オリゴ糖)などを勧める<br>排便習慣の確立<br>・起床後、冷たい水や牛乳を飲み、胃結腸反射を利用して排便を試みるよう伝える<br>・便意があるときは、すみやかに排便できるよう支援する<br>・洗浄便座で肛門刺激を試みる<br>運動<br>・腹筋や背筋を鍛えるよう促す<br>・座位姿勢を確保する<br>・腹部マッサージ、温罨法を行う |

| アセスメント | 観察項目 | ケアのポイント |
|---|---|---|
| 上記のようなケアを行っても排便が困難な場合は<br>・薬物（内服薬や坐薬、浣腸剤）の使用を検討する<br>・摘便（直腸に便が詰まって自力で出せない際は肛門付近にある便塊を取り除く） | | **排便姿勢・環境整備**<br>・足底が床に着き、やや前傾になって膝を曲げた腹圧がかけやすい姿勢をつくるため、便座の高さや手すりの調整をする |
| | 排尿障害は大きく分けて蓄尿障害と排出障害があり、両方が合併していることもある。障害に合わせた選択が必要 | 【排尿障害へのケア】<br>・薬物療法や清潔間欠導尿、膀胱留置カテーテル、おむつやパッドの使用を本人・家族と共に検討する |

## ★★★ 清潔を保つ

| アセスメント | 観察項目 | ケアのポイント |
|---|---|---|
| ・疾患の進行によるセルフケア能力の低下により清潔の保持が困難になる可能性 | ・本人の疾患、病歴、処方薬、医療的な処置、医師の指示、検査データ<br>・訪問時の健康状態 | 【環境調整】<br>・居室から浴室への移動を可能にする<br>・住宅改修や福祉用具の使用を本人・家族の思いや要望を尊重しながら、ケアマネジャーと連携して整える |
| | バイタルサイン、水分や食事摂取状況、睡眠や排泄の状況、皮膚の状態（浮腫、皮膚の脆弱度など、パーキンソン病の日内変動の状況） | 滑りにくい床材、手すりの設置、段差解消、すのこ、シャワーチェア、介助バー、バスボード、入浴用リフトなど |
| 運動機能障害や感覚障害、行動認知障害、廃用症候群の有無 | ・身体能力<br>・本人や家族の思い、要望<br>・住環境（浴室環境） | ・清潔ケアにかかわる他職種（訪問介護サービス、通所サービス、訪問入浴サービスなど）と連携、協働する<br>・安全に入浴ができるよう訪問日程の確認、情報交換、ケア方法の提案助言などを行う |

### 本人・家族からよくある質問・相談

**Q** よだれが多くて困っています。対処方法はありますか？

**A** パーキンソン病は唾液を無意識に飲み込む動きが少なくなります。そのため口の中に唾液が溜まってよだれが出ます。唇を閉じる力も弱くなり、流涎の原因となります。薬の調整で喉の動きがよくなる可能性があります。
また、なるべく意識して唾液を飲み込むようにします。ガムを噛んだりアメをなめることで、無意識に喉の動きがよくなることもあります。外出時はガーゼを厚く当てたマスクをつけたり、タオルなどで時々口元を押さえるなどの方法があります。

導入期

| アセスメント | 観察項目 | ケアのポイント |
|---|---|---|

### ★★★ 休息する

| アセスメント | 観察項目 | ケアのポイント |
|---|---|---|
| ・睡眠障害出現の可能性がある<br><br>ドパミンアゴニスト、MAO-B阻害薬内服による幻覚・妄想、せん妄が起こる可能性がある | 【睡眠障害のタイプ】<br>・夜間睡眠障害（パーキンソニズムに関連した入眠障害、夜間頻尿、うつ、幻覚・妄想、疼痛による頻回中途覚醒、REM睡眠行動異常症）<br>・覚醒障害（日中過眠、突発的睡眠）<br><br>・症状と進行度<br>・治療薬による副作用の有無<br>・自力体位変換ができるか、ポジショニングの状況<br>・廃用症候群の程度、疼痛の有無<br>・本人・家族の思い、意欲<br>・これまでの対処方法、生活習慣、室内環境 | 【睡眠環境調整】<br>・日中の十分な活動を促す<br>・日中十分光を浴びることを促す<br>・昼寝は15時よりも前に短時間（20〜30分程度）にとどめる<br>・就寝前の食事、刺激物、喫煙、飲水を避けるよう伝える<br>・適温で静かな環境をつくる<br>・眠前のリラックス習慣をつくる<br>・規則正しい入眠時間などを伝える<br>・自力体位変換ができない場合、体位変換やポジショニングの指導、適切なマットレスの導入を検討する<br>・薬剤による治療（→p.189） |

### ★★★ QOLを維持する

| アセスメント | 観察項目 | ケアのポイント |
|---|---|---|
| ・長期に慢性経過をたどるため、残された人生の日々を心理的、社会的活動に由来する満足感、生きがい、幸福感をもって過ごせるか否かは、重要な問題である<br>・本人や家族の負担軽減支援が必要である | ・公的支援制度や社会資源サービスの認識と利用状況<br>・家族の介護力（疾患に関する理解、受容、医療不信の有無、適切な治療を受けているか）<br>・疾患重症度（ホーン＆ヤール重症度分類→p.179） | ・医師が状態に見合ったホーン＆ヤール重症度の評価をしているか確認する<br>・重症度により医療費や介護、福祉で受けられる支援が異なるため、各自治体に受けられる制度の基準を問い合わせ、本人の不利益とならないようにする<br>・生活上の注意点、生活指導、緊急時の対応を確認し、本人と家族の不安や負担を最小限にするよう努める |

| アセスメント | 観察項目 | ケアのポイント |
|---|---|---|
| | ・認知症、うつ、転倒、運動合併症の状況<br>・睡眠障害の有無<br>・本人と家族のこれまでの暮らし、思い、希望、価値観 | ・本人や家族の希望する生活の実現へ向けて共に考える |

### ★★★ 家族・社会とのつながりをもつ

| アセスメント | 観察項目 | ケアのポイント |
|---|---|---|
| ・本人はADLが徐々に低下して、いずれ日常生活のほとんどに介助を要する状況になり、自分が家族の負担になっていると気兼ねを感じていることが多い<br>・家族は本人の病状が進行していく姿を見るのがつらいと感じる | ・本人の発達段階<br>・日常生活力<br>・家庭内での役割<br>・本人や家族の機能や形態<br>・経済的負担<br>・家族との関係性、コミュニケーションパターン<br>・社会とのつながり<br>・家族の介護力、健康状態 | 【家族内のニーズの競合への対処】<br>・傾聴と共感<br>・専門的知識、情報の提供<br>・本人の体調管理を共に考える<br>・家庭内の役割分担を再調整する<br>・デイサービス利用やショートステイの活用を検討する<br>・家族の生活リズムの安定化を支援する<br>・予防的病状管理、介護をする家族の健康管理に努める<br>・家族のこだわり、思いに合わせてケアを組み立てる<br>・本人や家族の療養場所選択や、サービス利用などの意思決定ができるよう支援する |

### ★★★ コミュニケーションをとる

| アセスメント | 観察項目 | ケアのポイント |
|---|---|---|
| ・症状や薬の副作用によるコミュニケーション障害を起こす可能性<br>・コミュニケーション障害により孤立化、精神活動の低下により抑うつや認知機能の低下をきたす可能性がある | ・運動障害の有無<br>　仮面様顔貌、構音障害、嗄声、小声、書字障害(小字症)、視覚障害、流涎<br>・精神障害の有無<br>　抑うつ、不安、認知機能の障害<br>・本人と家族の訴え<br>・感情表出<br>・家族関係 | ・コミュニケーション訓練<br>　腹式呼吸、ブローイング訓練、発声訓練、表情筋体操、表情筋マッサージ<br>・流涎があれば取り除く<br>・挨拶や返事をしてもらう機会を設け、本人が発語できるようにする<br>・本人のことをていねいに理解したいという姿勢を示す<br>・コミュニケーションが困難な理由を家族に伝え、家族のストレスに共感しながら、克服するための方法を共に考える |

| アセスメント | 観察項目 | ケアのポイント |
|---|---|---|

## ★★☆ 環境を整える

| | | |
|---|---|---|
| ・疾患の進行によるセルフケア能力の低下があり、本人が快適に過ごせる環境調整が困難になる<br>・自然治癒力を高め、生命力の消耗を最小限にするよう環境を整える必要がある | ・室内環境(窓の有無、換気の状況、シーツの汚れ、ほこり、室温調整状況、騒音の有無)<br>・介護者の認識、介護状況 | ・新鮮な空気や陽光、暖かさ、清潔さ、静かさなどを適切に整える |

## ★☆☆ 呼吸をする

| | | |
|---|---|---|
| ・自律神経症状からoff時に息苦しさを感じる<br>・抗精神病薬の副作用で布団が重く感じたり、息苦しさを感じることもある<br>・嚥下障害による誤嚥性肺炎の可能性も考慮して観察を継続する必要がある | ・十分なガス交換ができているか(呼吸数、呼吸音、リズム、深さ、経皮的酸素飽和度測定、呼吸困難感の有無)<br>・前傾姿勢で胸や腹部が圧迫されていないか<br>・精神的ストレスの有無 | ・適切な食事、栄養確保、筋力が維持できるよう支援する<br>・呼吸訓練、排痰訓練を行う<br>・前傾姿勢の改善を行う<br><br>・深呼吸<br>・肩甲骨や腹部まわり、股関節、骨盤周囲の柔軟性を維持するため、ストレッチや体操、マッサージ |

## ★☆☆ 体温を維持する

| | | |
|---|---|---|
| ・自律神経障害により体温調節が難しくなる<br>・発汗障害が出る<br><br>多汗→低体温症<br>無汗→うつ熱 | ・バイタルサイン<br>・発汗の有無、水分出納状況、末梢冷感の有無<br>・寝具や衣類での調整が十分か<br>・室温調整の状況 | ・発汗時は着替えを行う<br>・靴下の着用を促す<br>・衣類、室温調整(エアコンなど)を行う<br>・体温上昇時はクーリングを行う |

---

**MEMO　アドヒアランス**

世界保健機関(WHO)では、アドヒアランスを「患者が、自分が同意した医療者の勧めに一致した行動(服薬、食事療法、生活習慣の変容など)をとっている程度」と定義している。

この定義は従来の「医療者の指示に患者がどの程度従っているか」というコンプライアンスの概念とは異なる。治療における患者の積極的参加と、患者－医療者間の良好なコミュニケーションが効果的な診療のための必要条件とされている。

## ★パーキンソン病における睡眠、覚醒障害の治療

> **推奨**
> 1) パーキンソン病に伴う夜間の一般的睡眠障害には催眠鎮静薬を用いる（グレードC1）
> 2) 振戦、寝返り困難などパーキンソニズムに関連した睡眠障害には、眠前に抗パーキンソン病薬を増量し、夜間頻尿、うつ、幻覚・妄想による睡眠障害にはそれぞれに対応した治療を行う（グレードC1）
> 3) REM睡眠行動異常症にはクロナゼパムを試みる（グレードC1）
> 4) 下肢静止不能症候群にはドパミンアゴニスト、クロナゼパムを試みる（グレードB）
> 5) 覚醒障害には、夜間睡眠障害の改善と並行してドパミンアゴニストの減量を試みる（グレードC1）

「パーキンソン病治療ガイドライン」作成委員会編：パーキンソン病治療ガイドライン2011．医学書院，東京，2011：146．より転載

---

**MEMO　症状コントロールのコツ**

ドパミン補充薬は内服し始めて数年経つと、効果が不安定になるという特徴がある。
薬を服用後一定時間が経つと、効果が切れて動けなくなるWearing-Off現象や、日中歩行できていても、朝方は筋強剛のために寝返りがうてないなど一日のうちでも症状の変化があるOn-Off現象、薬が最も効いているときに手足や舌、口唇が勝手に動くジスキネジアなどが生じる。症状の出現状態が日常生活にどのように影響しているかをアセスメントし、体の動きがよい時間に食事や運動、家事や趣味活動が行えるよう症状をコントロールする必要がある。

---

**MEMO　胃瘻の選択**

栄養障害が高度となったときの対応に胃瘻の選択がある。しかし、「身体に孔を開けたくない」「胃瘻というと延命治療のイメージがする」など、迷っている経過の中で経鼻胃管が行われるケースも多い。また、栄養注入はしないが、「静脈注射や皮下注射による補液を選択する」「何もせず、自然の経過に任せる」「明らかに誤嚥性肺炎を起こすことがわかっているが、口から食べることを選択する」こともできる。

---

**本人・家族からよくある質問・相談**

**Q**　医療費の助成は受けられますか？

**A**　重症度分類のヤールⅢ度以上では、特定疾患医療費助成制度、また身体障害者福祉法による制度が使用可能となり、医療費の公的助成を受けることができます。
日常生活に著しい障害がある（身体障害者手帳1級または2級、障害年金1級の交付を受けている）場合は全額公費負担となりますが、障害の程度によっては生計中心者の所得に応じて自己負担が必要となります。
医療費助成の申請をする時は、まず都道府県の窓口から「臨床調査個人票（診断書）」などの書類を入手し、難病指定医を受診します（臨床調査個人票は都道府県の指定を受けた「難病指定医」だけが記載できます）。難病指定医が病気の状態について記載した臨床調査個人票に、必要な書類を添えて都道府県に提出し、認定されると、指定難病医療受給者証が交付され、自己負担上限額管理表と共に送付されます。

**安定期**

## 安定期 この時期は?

▶ 運動障害、摂食嚥下障害、感覚障害、自律神経障害、精神症状などの症状が軽度であったり、コントロールされている。
▶ 症状に対する必要な医療処置や環境調整がされ、日常生活の障害への対応法も確立している。

## 看護の目標

- 身体状況が安定して過ごせるように、診療・治療および看護が受けられる。
- 疾患の進行、新たな合併症出現、それによる日常生活障害が発生した際、適切に対処できる。
- QOLの向上をめざし、安全に外出など社会参加活動ができる。

## 1 訪問時のアセスメントと看護ケア

優先度 ★★★とても高い ★★☆やや高い ★☆☆高い

| アセスメント | 観察項目 | ケアのポイント |
|---|---|---|
| ★★★ 安全を保つ | | |
| ・錐体外路症状（振戦、筋固縮、寡動・無動、姿勢反射障害など）により転倒・転落リスクがある | ※導入期に準じる（→p.182） | ※導入期に準じる（→p.182） |
| ・薬物療法による副作用出現の可能性 | ※導入期に準じる（→p.182） | ※導入期に準じる（→p.182） |
| ・長期の臥床状態にあった場合、廃用症候群、免疫力の低下から感染のリスクがある | ・感染リスクに対する本人や家族の認識、予防行動の有無<br>・風邪症状、発熱、おう吐、下痢、発疹など皮膚の異常の有無<br>・胃瘻や膀胱瘻、膀胱留置カテーテルの実施があれば、管理状況 | ・感染リスクに対してスタンダードプリコーション（標準予防策）の実施<br>・カテーテルなど医療処置管理<br>・口腔ケアを行う |

| アセスメント | 観察項目 | ケアのポイント |
|---|---|---|
| ★★★ 動く | | |
| ・錐体外路症状（振戦、筋固縮、寡動・無動、姿勢反射障害など）による運動機能の低下、ADLの低下、症状の進行に伴う廃用症候群（拘縮、褥瘡など）<br>・薬物療法による副作用出現の可能性 | ・症状と進行度<br>・治療内容と副作用症状<br>・On-Off現象、Wearing-Off現象<br>・ジスキネジア、ジストニア<br>・幻覚・妄想<br>・ADL状況<br>・姿勢保持能力、筋力、関節可動域<br>・皮膚の状態<br>・生活環境、室内環境 | 【褥瘡予防】<br>・体圧分散（圧迫、ずれの排除）ケア<br>・スキンケア<br>・栄養状態改善の検討<br><br>・筋力や関節可動域を維持するリハビリテーションの実施<br><br>・薬物療法の長期化に伴う副作用や効果の減弱がないか、日内変動や機能レベルをアセスメントし、生活リズムを調整したり、必要な介助を行う<br>・必要時、医師へ薬の調整を依頼する |
| ・疾患によるボディイメージの変化（不自由な体で外出するのは恥ずかしい、など羞恥・屈辱などを感じて）で動くことに対する意欲低下をもたらす可能性<br>・社会環境的要因により外出した際のさまざまなバリアにより動くのが大変な状況をつくり出す可能性 | ※導入期に準じる（→p.183） | ※導入期に準じる（→p.183） |
| ★★★ 食事をする | | |
| ・錐体外路症状（振戦、筋固縮、寡動・無動など）や薬物療法による日内変動による巧緻動作の低下があり、食事時間の延長や食べこぼしがある | ※導入期に準じる（→p.183） | ※導入期に準じる（→p.183） |

安定期

| アセスメント | 観察項目 | ケアのポイント |
|---|---|---|
| ・さらに進行すると嚥下機能の低下がみられ、誤嚥に注意する必要がある<br>・本人のペースに合わせた食事の時間的な束縛は家族の介護負担感に影響を与える | | |
| ・エネルギー代謝の亢進、慢性的な摂食障害により、微量元素の不足、栄養障害をきたしている可能性がある | ・栄養障害の有無（血清アルブミンなどの血液検査所見、身体計測、低栄養のスクリーニング） | ・管理栄養士と連携し、不足する栄養補助食品の提案などを行う |

### ★★★ 排泄する

| アセスメント | 観察項目 | ケアのポイント |
|---|---|---|
| ・自律神経障害や抗パーキンソン病薬の副作用による便秘や排尿障害を起こしやすい<br>・活動量の低下による腸蠕動運動の低下、排便に適した姿勢がとれない、度重なる便意の抑制で直腸性便秘をきたしやすい | ※導入期に準じる（→p.184） | ※導入期に準じる（→p.184） |

### ★★★ 清潔を保つ

| アセスメント | 観察項目 | ケアのポイント |
|---|---|---|
| ・疾患の進行によるセルフケア能力の低下により清潔の保持が困難となる可能性がある | ・本人の疾患、病歴、処方薬、医療的な処置、医師の指示、検査データ<br>・訪問時の健康状態<br>　バイタルサイン、水分や食事摂取状況、睡眠や排泄の状況、皮膚の状態［浮腫、皮膚の脆弱度など、パーキンソン病の日内変動の状況］ | ・居室から浴室への移動を可能にする<br>・住宅改修や福祉用具の使用を本人・家族の思いや要望を尊重しながら、ケアマネジャーと連携して整える<br>　滑りにくい床材、手すりの設置、段差解消、すのこ、シャワーチェア、介助バー、バスボード、入浴用リフトなど |

| アセスメント | 観察項目 | ケアのポイント |
|---|---|---|
| | ・身体能力<br>〔運動機能障害や感覚障害、行動認知障害、廃用症候群の有無〕<br>・本人や家族の思い、要望<br>・住環境（浴室環境） | ・清潔ケアにかかわる他職種（訪問介護サービス、通所サービス、訪問入浴サービスなど）と連携、協働する<br>・安全に入浴ができるよう訪問日程の確認、情報交換、ケア方法の提案助言などを行う<br>・本人の病態や身体能力から、より安全なサービスや介助方法への変更など他職種で連携協働して支援をする |

### ★★★ 休息する

| アセスメント | 観察項目 | ケアのポイント |
|---|---|---|
| ・睡眠障害出現の可能性がある<br>〔ドパミンアゴニスト、MAO-B阻害薬内服による幻覚・妄想、せん妄が起こる可能性がある〕 | ※導入期に準じる（→p.186） | ※導入期に準じる（→p.186） |

### ★★★ QOLを維持する

| アセスメント | 観察項目 | ケアのポイント |
|---|---|---|
| ・長期に慢性経過をたどるため、残された人生の日々を、心理的、社会的活動に由来する満足感、生きがい、幸福感をもって過ごせるか否かは重要な問題である<br>・本人や家族の負担軽減支援が必要である | ※導入期に準じる（→p.186） | ※導入期に準じる（→p.186） |
| ・病状が進行する中で本人の意思決定が今後困難となる可能性もあり、起こりうる症状の変化や選択肢など情報提供を行う必要がある | ・行きたい場所ややりたいこと、趣味や楽しみなど | ・看護師との信頼関係を築く中で引き出し、活動を制限している心理的、社会的バリアを取り除き、生きがいのある人生を送ることを支援する |

安定期

| アセスメント | 観察項目 | ケアのポイント |
|---|---|---|
| ・嚥下機能の低下により経口摂取が困難になった際、胃瘻を造設するかしないかの選択や、誤嚥性リスクはあるが、食べさせるか食べさせないかなどの意思決定を家族と共に話し合うことが重要である | | ・本人・家族が意思決定するプロセスの中で揺れ動く気持ちに寄り添い、タイミングを見きわめ、決定のプロセスを支え、本人・家族が納得できるような支援を行う |

★★★ 家族・社会とのつながりをもつ

| アセスメント | 観察項目 | ケアのポイント |
|---|---|---|
| ・本人はADLが徐々に低下して、いずれ日常生活のほとんどに介助を要する状況になり、自分が家族の負担になっていると気兼ねを感じていることが多い<br>・家族は本人の病状が進行していく姿を見るのがつらいと感じる | ※導入期に準じる（→p.187） | ※導入期に準じる（→p.187） |

★★★ コミュニケーションをとる

| アセスメント | 観察項目 | ケアのポイント |
|---|---|---|
| ・症状や薬の副作用によるコミュニケーション障害は導入期に比べさらに進行している<br>・コミュニケーション障害による孤立化、精神活動の低下により抑うつや認知機能の低下をきたす可能性がある | ・運動障害の有無<br>仮面様顔貌、構音障害、嗄声、小声、書字障害（小字症）、視覚障害、流涎<br>・精神障害の有無<br>抑うつ、不安、認知機能の障害<br>・本人と家族の訴え<br>・感情表出<br>・家族関係 | ・コミュニケーション訓練<br>腹式呼吸、ブローイング訓練、発声訓練、表情筋体操、表情筋マッサージ<br>・流涎があれば取り除く<br>・あいさつや返事をしてもらう機会を設け、本人が発語できるようにする<br>・本人のことをていねいに理解したいという姿勢を示す<br>・コミュニケーションが困難な理由を家族に伝え、家族のストレスに共感しながら、克服するための方法を共に考える |

| アセスメント | 観察項目 | ケアのポイント |
|---|---|---|
| | | ・家族の葛藤を理解・共有し、認知症に対する正しい理解を促し、適切にコミュニケーションをとり、本人が安心するプロセスを家族にもみてもらい体験できるようにしていく |

### ★★☆ 環境を整える

| アセスメント | 観察項目 | ケアのポイント |
|---|---|---|
| ・疾患の進行によるセルフケア能力の低下があり、本人自身による快適に過ごせる環境調整が困難になる<br>・自然治癒力を高め、生命力の消耗を最小限にするよう環境を整える必要がある | ※導入期に準じる（→p.188） | ※導入期に準じる（→p.188） |

### ★★☆ 呼吸をする

| アセスメント | 観察項目 | ケアのポイント |
|---|---|---|
| ・疾患の進行により、寝たきりになったことが原因で呼吸筋の廃用性萎縮、胸郭の可動性の低下、嚥下障害により誤嚥したものの喀出困難により、誤嚥性肺炎のリスクがある | ・十分なガス交換ができているか（呼吸数、呼吸音、リズム、深さ、経皮的酸素飽和度測定、呼吸困難感の有無）<br>・前傾姿勢で胸や腹部が圧迫されていないか<br>・精神的ストレスの有無<br>・嚥下機能、栄養状態 | ・適切な食事、栄養確保、筋力が維持できるよう支援する<br>・呼吸訓練、排痰訓練を行う<br>・前傾姿勢の改善を行う<br>　　・深呼吸<br>　　・肩甲骨や腹部まわり、股関節、骨盤周囲の柔軟性を維持するため、ストレッチや体操、マッサージ<br>・必要時吸引器の準備、吸引指導<br>・口腔ケア、食事形態や、水分のとろみづけなどを検討する |

### ★★☆ 体温を維持する

| アセスメント | 観察項目 | ケアのポイント |
|---|---|---|
| ・自律神経障害により体温調節が難しくなる<br>・発汗障害が出る<br>　多汗→低体温症<br>　無汗→うつ熱 | ※導入期に準じる（→p.188） | ※導入期に準じる（→p.188） |

増悪期

## 増悪期　この時期は？

▶ 日常生活に重度の障害を生じている。
▶ 本人は上下肢の随意運動や構音、発声に重度の障害を生じ、意思伝達に困難がある。
▶ 水分や栄養摂取が困難で全身状態の低下、心身の苦痛症状の増加により支援を多く必要とすることから、介護負担の増加がある。

## 看護の目標

- 本人と家族が希望する場所で療養を継続できる。
- 心身の苦痛が緩和される。
- 本人と家族が不安なく、在宅療養を継続できる。

### 1 訪問時のアセスメントと看護ケア

優先度　★★★とても高い　★★☆やや高い　★☆☆高い

| アセスメント | 観察項目 | ケアのポイント |
|---|---|---|
| ★★★ 安全を保つ | | |
| ・病状が進行し、寝たきりによる廃用症候群の進行による身体損傷リスク、また随意運動障害や意思伝達困難、認知症の進行により危険を回避することが困難になる | ・バイタルサイン（呼吸数、血圧、心拍数、体温、SpO$_2$）<br>・意識レベル<br>・嚥下障害<br>・食事や水分摂取状況<br>・咽頭分泌物の有無<br>・心肺機能の低下<br>・起立性低血圧の有無<br>・筋萎縮、筋力低下、関節拘縮、変形の有無<br>・精神症状、認知機能の低下の有無<br>・疼痛の有無<br>・消化管運動の状態<br>・機能的失禁、尿路感染の有無<br>・呼吸器感染<br>・褥瘡の有無 | ・介護保険の要介護度が適切でなければ変更申請を行い、十分な社会資源の活用やサービス調整を行う<br>・医療保険での訪問看護の回数を必要に応じて増やし、本人と家族が安心して在宅療養が継続できるようにする<br>・訪問診療の導入を検討する<br>・嚥下困難な際の治療薬の継続方法を検討する<br>・吸引器の準備、指導を行う<br>・経口摂取ができない際の胃瘻造設の選択など、治療、延命の意思決定支援<br>・心身の苦痛をアセスメントし、緩和ケアを行う。具体的には呼吸困難感緩和のためのオピオイド使用の検討、肺炎を伴う呼吸困難には酸素投与など医師と連携する |

| アセスメント | 観察項目 | ケアのポイント |
|---|---|---|
| ★★★ **動く** | | |
| ・運動機能の低下、ADLの低下、症状の進行に伴う廃用症候群（拘縮、褥瘡など） | ・症状と進行度<br>・治療内容と副作用症状<br>・ADL状況<br>・姿勢保持能力、筋力、関節可動域<br>・皮膚の状態<br>・室内・床内環境 | 【褥瘡予防】<br>・体圧分散（圧迫、ずれの排除）ケア<br>・スキンケア<br>・栄養状態改善の検討<br>・拘縮予防や関節可動域を維持するリハビリテーションの実施 |
| ★★★ **食事をする** | | |
| ・終末期には嚥下機能の低下がみられ、誤嚥に注意が必要になる<br>・誤嚥性肺炎のリスクがありながら、本人または家族はできる限り経口摂取を継続したいと願うこともある | ・覚醒状態、食欲<br>・姿勢保持力<br>・食事動作・時間<br>・摂食嚥下能力<br>・口腔内の観察（舌苔、口腔乾燥、義歯）<br>・食事内容・量<br>・食事の調達や準備<br>・家族の介助状況<br>・栄養障害の有無（血清アルブミンなどの血液検査所見、身体計測、低栄養のスクリーニング） | ・口腔ケア<br>・摂食嚥下リハビリテーション<br><br>言語聴覚士や作業療法士との協働<br><br>・食事や水分摂取が困難になってきた際、胃瘻を造設する、補液のみ行う、肺炎のリスクがあっても「本人が食べたいというので食べさせたい」など、本人・家族の揺れ動く気持ちをくみとる |
| ★★★ **排泄する** | | |
| ・疾患の進行、廃用症候群により、排尿障害が出現する<br>・腸蠕動運動の低下、食事量や水分量低下に伴い、排便回数の減少、自力排便困難が出現する | ・排泄の状態（尿、便の量、性状、失禁の有無、腸蠕動音、腹部緊満）<br>・排泄方法（おむつや尿とりパッド、ポータブルトイレや便器の使用など）<br>・利尿薬、緩下薬、便秘を助長する薬剤の使用<br>・食事、水分量 | 【便秘へのケア】<br>・可能であれば、食事や水分の調整<br>・腹部マッサージ、温罨法<br>・薬物の使用を検討する<br><br>上記のようなケアを行っても排便が困難な場合<br>・薬物（内服薬や坐薬、浣腸剤）の使用を検討する<br>・摘便 |

増悪期

| アセスメント | 観察項目 | ケアのポイント |
|---|---|---|
| | | 【排尿障害】<br>・状態に合わせ、おむつやパッドの使用、尿閉では間欠的導尿や膀胱留置カテーテルの検討を行う<br>・介護負担の軽減のために膀胱留置カテーテルが選択されることもあるが、膀胱炎の必発があることを説明する<br>・ヘルパーの依頼やおむつの工夫で留置カテーテルの回避ができないかなどを検討する |

### ★★★ 清潔を保つ

| アセスメント | 観察項目 | ケアのポイント |
|---|---|---|
| ・疾患の進行によるセルフケア能力の低下により清潔の保持が困難になる可能性 | ※導入期に準じる（→p.185） | ※導入期に準じる（→p.185） |

### ★★★ 休息する

| アセスメント | 観察項目 | ケアのポイント |
|---|---|---|
| ・睡眠障害出現の可能性がある<br><br>ドパミンアゴニスト、MAO-B阻害薬内服による幻覚・妄想、せん妄が起こる可能性がある | ※導入期に準じる（→p.186） | ※導入期に準じる（→p.186） |

### ★★★ QOLを維持する

| アセスメント | 観察項目 | ケアのポイント |
|---|---|---|
| ・終末期において、本人の尊厳を維持し、症状緩和が適切に行われ、その人らしく最期まで保てるよう支援する必要がある | ・公的支援制度や社会資源サービスの認識と利用状況<br>・家族の介護力<br>・本人や家族のこれまでの暮らし、思い、希望、価値観 | ・療養上の注意点、介護方法、緊急時の対応を確認し、ショートステイやデイサービスを利用し家族のレスパイト（一時休息）を図るなど、家族の不安や負担を最小限にする<br>・本人や家族の希望する生活の実現へ向けて共に考える |

### ★★★ 家族・社会とのつながりをもつ

| アセスメント | 観察項目 | ケアのポイント |
|---|---|---|
| ・日常生活のすべてにおいて介助を要する状況になる | ・本人の発達段階<br>・日常生活能力<br>・家庭内での役割 | 【家族内のニーズの競合への対処】<br>・傾聴と共感<br>・専門的知識、情報の提供 |

| アセスメント | 観察項目 | ケアのポイント |
|---|---|---|
| ・意志疎通が困難で、食事や水分摂取が困難となり全身状態が低下する<br>・心身の苦痛の緩和に加え、日々の日常生活への支援を多く必要とする<br>・上記の理由から十分な看護・介護量を確保する必要がある | ・本人や家族の機能や形態<br>・経済的負担<br>・家族との関係性、コミュニケーションパターン<br>・社会とのつながり<br>・家族の介護力、健康状態 | ・本人の体調管理<br>・家庭内の役割分担を再調整する<br>・デイサービス利用やショートステイの活用の検討<br>・家族の生活リズムの安定化を支援<br>・予防的病状管理、介護者の健康管理に努める<br>・家族のこだわり、思いに合わせたケアを組み立てる<br>・本人や家族が療養場所選択や、サービス利用などの意思決定ができるよう支援する<br>・訪問看護の24時間体制(24時間、苦痛緩和の対応ができる往診医がいる、必要な看護・介護の提供など)を整え、なるべく自宅療養を継続できるよう支援する<br>・快・不快や喜怒哀楽などの感情、人との絆を感じ取る力など、人間らしい部分が末期まで維持されることを説明する<br>・家族のストレスに共感しながら、本人や家族の残された時間が有意義になるように支える |

> 家族の心身の状態によって在宅看取りが困難な場合もある。必要となったときはいつでも入院できる医療体制を確保し、家族が安心できるようにする

### ★★★ コミュニケーションをとる

| アセスメント | 観察項目 | ケアのポイント |
|---|---|---|
| ・本人は日常生活のすべてにおいて介助を要する状況になり、意志疎通が困難になる | ・症状悪化や薬の副作用によるコミュニケーション障害の程度<br>・コミュニケーション障害により孤立していないか<br>・精神活動の低下により抑うつや認知機能の低下の有無 | ・本人のことをていねいに理解したいという姿勢を示す<br>・苦痛を言語で表出することが難しくなるため、呼吸状態などバイタルサインや発声、顔の表情、体全体の緊張など十分な観察で患者の苦痛の程度を判断する |

| アセスメント | 観察項目 | ケアのポイント |
|---|---|---|

### ★★★ 呼吸をする

| アセスメント | 観察項目 | ケアのポイント |
|---|---|---|
| ・嚥下機能の低下、誤嚥性肺炎を繰り返し、肺炎に伴う呼吸困難感出現の可能性 | ・十分なガス交換ができているか<br><br>呼吸数、呼吸音、リズム、深さ、経皮的酸素飽和度測定、呼吸困難の有無<br><br>・精神的ストレスの有無 | ・呼吸介助、排痰ケア、吸引を行う<br>・呼吸筋疲労緩和のためハッカ油による温罨法、リラクゼーションマッサージを行う<br>・肺炎による呼吸困難には気管支拡張薬や肺理学療法など可能な限りの包括的リハビリテーションを継続する<br>・NPPV（非侵襲的陽圧換気）や在宅酸素療法の導入、モルヒネ投与を検討し、医師と協働して積極的に緩和ケアを行う |

### ★★☆ 環境を整える

| アセスメント | 観察項目 | ケアのポイント |
|---|---|---|
| ・疾患の進行によるセルフケア能力の低下があり、本人が快適に過ごせる環境調整が困難<br>・自然治癒力を高め、生命力の消耗を最小限にするよう環境を整える必要がある | ※導入期に準じる（→p.188） | ※導入期に準じる（→p.188） |

### ★☆☆ 体温を維持する

| アセスメント | 観察項目 | ケアのポイント |
|---|---|---|
| ・自律神経障害により体温調節が難しい<br>・発汗障害が出る<br><br>多汗→低体温症<br>無汗→うつ熱 | ※導入期に準じる（→p.188） | ※導入期に準じる（→p.188） |

〈文献〉

1) 正野逸子，本田彰子編著：関連図で理解する在宅看護過程．メヂカルフレンド社，東京，2014．
2) 小田嶋裕輝，河原田まり子：パーキンソン病患者の介護者の負担に関する文献的考察．SCU journal of design & nursing 2014；Vol.8(No.1)：11-17．
3) 秋山智，小川一枝，小倉朗子，他：第三章看護実践（共通する方法論）．神経難病看護 知の体系化 専門学習のためのテキスト概要2014；22-66．
   http://nambyocare.jp/results/topics2/pdf.html
4) 上野まり，中村順子，本田彰子，他編：家族看護を基盤とした在宅看護論．日本看護協会出版会，東京，2014．
5) 山崎あけみ，原礼子編：家族看護学19の臨床場面と8つの実践例から考える．南江堂，東京，2008．
6) 菅原美樹，瀬戸奈津子編著：基礎と臨床がつながる 疾患別看護過程．学研メディカル秀潤社，東京，2015．
7) 長谷川雅美，林優子監修：疾患と看護過程 実践ガイド．医学芸術社，東京，2007．

# IX 小児の脳性麻痺

経過別 ケア項目：解説ページ

| ケア項目 | 導入期 | 安定期 | 安定期<br>（増悪期） |
|---|---|---|---|
| 呼吸をする | p.208 | p.214 | p.220 |
| 体温を維持する | p.212 | p.217 | p.223 |
| 食事をする | p.209 | p.215 | p.221 |
| 排泄する | p.212 | p.217 | p.223 |
| 休息する | p.212 | p.219 | p.223 |
| 環境を整える | p.213 | p.219 | p.223 |
| 動く | p.212 | p.218 | p.223 |
| 清潔を保つ | p.210 | p.216 | p.221 |
| 安全を保つ | p.213 | p.219 | p.224 |
| コミュニケーションをとる | p.210 | p.217 | p.222 |
| 家族・社会とのつながりをもつ | p.211 | p.218 | p.222 |
| QOLを維持する | p.211 | p.218 | p.222 |

よくある質問・相談　p.213

# 小児の脳性麻痺　在宅ではココが重要！

## 疾患の特徴

- 脳の運動野の損傷が原因で起こる運動障害・神経障害。多くの場合、乳幼児健診時に、運動発達の異常で発見される。
- 合併症としては、けいれん（てんかん）発作、知的障害、言語障害、視覚・聴覚障害などが挙げられる。

### 主な症状

1. **上気道の狭窄**
   - 機能的狭窄
     （舌根沈下、下顎・舌根後退、頸部過伸展、喉頭軟化症）
   - 構造的狭窄
     （鼻腔狭窄、アデノイド）
2. **気管や気管支の狭窄**
   - 機能的な狭窄
     （気管・気管支狭窄、軟化症）
   - 構造的狭窄
     （脊椎や腕頭動脈による圧迫、胸郭の扁平化に伴う気管・気管支の変形）
3. **胸郭の可動性の制約**
   - 脊柱の側彎や胸椎の前彎傾向
   - 胸郭の扁平化などの変形や腹部膨満
   - 胸郭・脊柱の変形や肩・股関節の拘縮および筋緊張亢進に伴う呼吸筋と呼吸補助筋との協調障害

### 換気障害
- 閉塞性換気障害
  - 気管・気管支軟化症
  - 気管支喘息
- 拘束性換気障害
  - 胸郭の拡張障害

### 感染
- 嚥下障害による誤嚥性肺炎
- 換気障害に伴う分泌物貯留による肺炎

→ 呼吸不全

### 引き起こされる困難
- 気管切開
- 胃瘻
- 呼吸器の選択

# 看護のめざすゴール

- 症状コントロールができ、社会資源を利用しつつ、その人がその人らしく、家族も自分の人生を楽しめ、安定した生活を送ることができる。
- 症状悪化時、家族が対処方法を理解し、すみやかに対処することができる。

**導入期**
- 信頼関係を築き、環境調整を行い、症状が安定した在宅生活を送ることができる。

**進行期**
- 介護者の意思決定に寄り添い、医療機器の導入時期を乗り越える。

**安定期（増悪期）**
- 医療機器の取り扱いに慣れ、安定した体調の中で在宅生活を送ることができる。
- 入退院を繰り返しながら、在宅生活を楽しめる。

★けいれん発作のコントロール

| 症状 | 本人の状態 | 引き起こされる困難 |
|---|---|---|
| 脳性麻痺のタイプ<br>1. 痙性型（約70％）<br>　精神遅滞とけいれんと嚥下障害を伴う<br>2. 舞踏病アテトーシス型（約20％）<br>　不随意運動あり<br>　精神発達正常<br>　けいれんなし<br>3. 運動失調型（約10％）<br>　動きの統制がとれない<br>　筋肉衰弱とふるえ<br>4. 混合型<br>　痙性型と舞踏病アテトーシス型<br>　子どもではこのタイプが多い | けいれんとは<br>「脳の神経細胞が過剰に放電（興奮）することにより、発作性の状態が何回も反復して生じる、慢性的な病的状態」<br>- けいれん重積による脳損傷<br>- 発作による事故<br>- 頻回な発生による発達障害、機能障害 | - 呼吸状態の悪化<br>- けが<br>- 誤嚥・窒息<br>- 発熱<br>- 機嫌よく遊べない |

けいれんのコントロールがQOL向上のポイントとなる

# 在宅看護のケアポイント

- 療養生活が長い（出生時から始まっている）脳性麻痺児の介護者は、こだわりが強い傾向がある
    - 療養生活が長いと、独自のやり方がありその他の方法を受け入れないこともある。
    - 脳性麻痺児は、はじめての場所やはじめての人は苦手で、慣れるのに時間がかかる。

- 導入期では、介護者との信頼関係を築くことが重要
    - 介護者は、子どものことをわかってくれると思える人なら受け入れやすい。
    - 介護者は、子どもの気持ちを代弁するので、その気持ちをキャッチする。
    - 本人の表情や反応は、介護者に聞きながらケアを行うのが、本人の気持ちを理解する近道である。
    - 社会資源のはじめての導入時は、それまでの長い期間、主な介護者である母親ががんばっていたことが多いので、ねぎらいの言葉をかける。
    - 医療行為が増えると、外出機会が減り、社会とのつながりが少なくなっているため、訪問時に話をしたいと思う介護者も多い。
    - 信頼関係が築けると、子どもの昔の話やこれまでの経過などを話し始め、本人のことをより理解できる。

---

**MEMO** 小児医療のマネジメント

　脳性麻痺児は症状コントロールができているうえで、社会資源を利用して安定した生活を送ることができる。在宅で頼りにしたいのが、「相談支援専門員」である。相談支援専門員の役割は、平成18年に施行された「障害者自立支援法*」に基づく。
　必要な障害福祉サービスにかかわる給付やそのほかの支援を行うことがメインの仕事であり、当事者ニーズに寄り添ったサービス展開がどれだけできるかがポイントとなる。そのためには、社会資源の充実と体調管理を含めての訪問看護師との共同も必要となり、体制づくりが今後の課題となる。

＊障害者自立支援法：ノーマライゼーションの理念に基づき、障害者が自立して暮らせる社会や施策づくりをめざしたもの。

---

**MEMO** 訪問看護が導入されるパターン

　訪問看護が導入されるのは、以下の2パターンが多い。

**パターン1**　3～5歳になり体重が増えたことで入浴困難になり、体調管理も含め訪問看護を導入する。

**パターン2**　中学生くらいまでは何とか医療行為はなく、経口摂取も時間をかけて行っていた。しかし、成長に伴い呼吸状態と全身状態が悪化して、誤嚥を繰り返し、胃瘻や気管切開などのデバイスが増えたことにより、訪問看護を導入する。

## 導入期　この時期は？

▶ 在宅中での導入では、症状は安定していることが多いが、抗けいれん薬を調整中のことがある。
▶ 環境調整で導入される。

## 看護の目標

● 信頼関係を築き、環境調整を行い、症状が安定した在宅生活を送ることができる。

### 1　初回訪問のポイント

★ 家族や友達以外の人の出入りに慣れていない。
- 特に脳性麻痺児の母親は、慣れていない人が入ることで、子どもが緊張をすることを嫌がる傾向があり、現状の生活を変えたがらないことが多い。
- 周囲に、わが子が障害児であると言えない場合、人の出入りが少ない。

★ 脳性麻痺は、出生時から病気の歴史があり、母親が主介護者で看ていることが多い。母親との信頼関係が大切になってくる。

★ 医療依存度の高い症例は、環境調整（＝体調安定）が在宅生活継続のカギになる。

> **CASE** 5歳女児　発達の遅れにより診断を受ける
> 正常分娩で出生したが、6か月健診時に発達の遅れを指摘されて病院受診し、脳性麻痺の診断を受ける。
> 2歳から療育機関の通園に通い始める。首は座っていないが、寝返りはでき、ずりばいをする程度。経口で食事ができる。けいれんはときどきみられる程度。体重12kgを超え、母親も腰を痛めており、療育機関に相談した。療育機関からの在宅看護支援要請があった。

【考えておきたいこと】
1. 風呂の環境や入浴方法
● 出生時からの入浴法を継続していることが多く、体重増加に伴う工夫が必要なことを伝える必要がある。

2. 症状コントロールの方法
● 体調やけいれんのコントロール方法とけいれんのパターンや頻度を理解することで、気をつけなければならないことがわかる。

導入期

## 3. 母親の希望するケアや要望
- 母親の要望がはっきりしていると、ケアに入りやすいが、母親との信頼関係がないとケアに入れない場合もある。
- 母親はケア方法にこだわりがあり、同じようにできないと信頼されない。
- 小さいころから離れる時間が少なく、母子の距離が近い。他者を受け入れるのに時間を要することがある。手伝ってはほしいけど、他人には入られたくないという葛藤がある。まだ、家族でがんばれるという思いもある。

## 4. 社会資源の活用
- 状態が落ち着いていたら、ヘルパーなどの社会資源の活用も考慮する。
- 社会資源の活用方法を誰からも聞いていないこともあるため、情報提供が必要なこともある。
- 家族と同じ方法の抱っこで入浴させてほしいという希望も多い。

## 5. フィジカルアセスメント
- けいれんのタイプおよびけいれんのコントロールはどのようにしているか。
- 自動運動が少なく、腹筋が少ないことで便秘になることが多いため、排便コントロールや腹部状態を確認する。
- 摂食時の座位姿勢やむせ具合。

### 【看護師の注意点と本人・家族に伝えること】
- 母親の話を傾聴し、困りごとを明らかにする。
- はじめからすべてを話す人はいないため、どのようなかかわりがよいか母親の希望や要望を聞く（出生時から療養を続けてきており、母親だから全部自分でやらないといけないと思っていることが多い）。
- 訪問回数の希望やケアのこだわりなどを確認する。
→子どもが障害児であることを周囲に言えないと、人の出入りがほとんどない状態で、他人が来るときはきれいにしないといけないと考えることが多い。訪問回数が多いとストレスが溜まる場合がある。少ない回数で訪問していても、信頼関係を築くことができると必要な回数入れるようになる。
- 訪問看護でできることも伝える。
→訪問看護の内容を理解してないことが多い。必要があればお留守番看護や摂食ケア、リハビリテーションなどができる。
- 初回は、母親の反応をみながら、ひと通りフィジカルアセスメントし、少しずつ確認する。また、今までの経過や母親の希望を中心に話を聞く。
- 入浴方法や摂食の様子を見学させてほしいと伝える。

> **CASE** 16歳男児、呼吸状態不安定になり胃瘻造設、気管切開、呼吸器管理
>
> 　経管栄養で管理されていたが、成長に伴い側彎が進み、GER（胃食道逆流）もみられるようになった。肺炎を繰り返すため、呼吸状態不安定になり、気管切開術と喉頭分離術、胃瘻造設後退院となった。自発呼吸はあるが、寝るとSpO₂が低下するため夜間は呼吸器を装着している。
>
> 　医療行為が一気に増えたことで、母親が不安になり、訪問看護導入となった。
>
> 　病院からの依頼で、退院前カンファレンスも開催されている。

## 【考えておきたいこと】

### 1. 家族の医療行為の習得状況
- 子どもが大きくなっていると、父親がケアに参加しているケースが少ないことがある。家族の中で母親以外ケアできる人がいるかの確認をする
- 母親が体調を崩すことも予想して対応する。

### 2. 室内環境
- 必要があれば、退院前カンファレンスの後に自宅訪問し、室内環境を主介護者（母親の場合が多い）と相談する。
- イメージがつかない場合は、他家庭の見学をするのもひとつの方法。時間がなければ、他家庭の在宅看護風景の写真だけでも見せるとイメージがわきやすい。

### 3. 医療機器の手続きの確認

### 4. 医療制度の確認（自費の有無）

### 5. 多職種との連携
- 医療依存度が高いと、かかわっている人数は多くなる。さらに学童期であるため学校との連携も必要になる。
- 相談支援専門員がかかわっていても、医療的ケアの必要な子どもの調整に慣れていないことも多く、協働することが必要である。

### 6. 呼吸器条件や肺機能の状態
- 状態が悪くなってからの気管切開や胃瘻造設、呼吸器管理になることも多く、肺機能が低下していることがほとんどである。

### 7. 痰の性状や量
- 状態の悪化、感染の繰り返しにより気管の線毛運動に障害があることも多い。
- 排痰が自力で難しく、痰が貯留する可能性がある。

### 8. 側彎の程度
- 程度によっては片肺がほとんど機能していないこともある。

9. 気切孔・胃瘻の状態
- 直前まで経口栄養をがんばっていたり、呼吸障害によりカロリー消費している場合は、低栄養状態になっていることもあり、手術後に創部の治癒遅延が考えられる。

【看護師の注意点と本人・家族に伝えること】
- 病院で行っていたことを在宅で行う際の物品を確認する。
- 病院と在宅での環境が違うことを伝え、病院では室温湿度が空調で管理されているが、在宅では昼と夜の気温差や季節によっても湿度が安定しないことを説明する（痰の管理やカニューレの閉塞予防には室温湿度や加湿が重要である）。
- 医療機器が導入される際、退院時の環境調整が在宅生活にスムーズに移行できるポイントとなる。
- 退院後安定するのが2週間後以降なので、役所へ出向くことが必要な手続きは退院までに済ませておく。
- 在宅に移行してから起こりうる、病院との環境の違いやそばに医療従事者がいないことによる不安を確認し、対応を伝える。
- 夜間でも心配なことや今までと違うことがあれば、連絡してもよいことを伝える。
- 初回は、話を聞くことと1晩過ごせるように環境調整をしっかり行う。
- 退院後2週間はさまざまなことが起こりうるため、こまめに訪問することを伝え、訪問スケジュールを決める（母親の反応をみながら決定する）。

## 2 訪問時のアセスメントと看護ケア

優先度　★★★とても高い　★★☆やや高い　★☆☆高い

| アセスメント | 観察項目 | ケアのポイント |
|---|---|---|
| ★★★ 呼吸をする | | |
| ・筋緊張やけいれんがあり、呼吸状態が不安定になることがある<br>・側彎や扁平胸郭により肺の形状の変化や肺の膨らみが悪く換気不全になる<br>・GER（胃食道逆流）があることが多いのと、摂食時に誤嚥性肺炎を起こしやすい | ・側彎の程度<br>【呼吸状態】<br>・エア入り<br>・左右差<br>・肺雑音の有無<br>【摂食方法】<br>・首の角度や姿勢<br>・むせの有無<br>・食事の形状や量 | ・筋緊張をほぐし、リラクゼーションできることを行う<br>・呼吸リハビリテーション<br>・呼吸器感染時や誤嚥性肺炎の予防に努め、早期発見対応できるようにする<br>・呼吸状態の悪化時は、病院や往診と連携する |

| アセスメント | 観察項目 | ケアのポイント |
|---|---|---|
| ・抗けいれん薬の使用方法や、頓用薬使用の目安を把握しアドバイスできるようにする | 【けいれんの状態】<br>・SpO₂低下を伴っていないか<br>・1日何回あるか（けいれんの間隔）<br>・どのような刺激で起こりやすいか<br><br>【けいれんコントロール】<br>・抗けいれん薬の種類や効果<br>・けいれんの頻度やタイプ<br>・けいれんが身体に与える影響<br>・けいれん時呼吸をしているか、顔色が悪くないか | ・けいれんを誘発する刺激を避ける<br><br>> 小さいけいれんが多くなって、大きいけいれんがある場合は、早めに坐薬などを使用すると大きなけいれんにつながらないこともある<br><br>> 酸素を使用していないとSpO₂モニターをもっていないことも多い |

## ★★★ 食事をする

| アセスメント | 観察項目 | ケアのポイント |
|---|---|---|
| ・摂食困難があると体重が増えないこともある<br>・摂食時の姿勢や首の角度で誤飲する可能性がある<br>・食事の形状が合っているか<br>・摂食中にけいれんが起こる可能性 | ・体重や身長<br>・食事の形状や量<br>・嚥下機能<br>・摂食時の姿勢や首の角度（抱っこや座位保持）<br>・食事時間<br>・食事の嗜好<br>・栄養や微量元素の不足がないか<br>・嘔気、嘔吐の有無<br>・摂食中のけいれんの有無 | ・食事介助<br><br>> 姿勢や嚥下評価、母親に確認しながら行う<br><br>・言語聴覚士（ST）が介入している場合は連携をとり、在宅でもかかわれるようにする<br>・摂食時のけいれん時の対応 |

導入期

| アセスメント | 観察項目 | ケアのポイント |
|---|---|---|
| ★★★ 清潔を保つ | | |
| ・入浴中は本人の反り返りや緊張があり、介護者の腰への負担がある<br>・入浴中にけいれんがあったり、体動が激しいと落としてしまう危険もある（特に浴室から出るときに危険性がある） | ・入浴回数<br>・入浴方法<br>・入浴前の体調<br>・入浴中のけいれんの有無<br>・けいれんのタイプと頻度 | 【入浴介助】<br>・母親に聞きながら、入浴介助する<br>・介助が2人必要であれば、看護補助やヘルパー導入を検討する<br>【福祉用具や社会資源の検討】<br>・吸引が必要なければヘルパーによる入浴が可能か検討する<br>・シャワーチェアや入浴関係の福祉用具の検討<br>　▶助成内に収まるかどうかも考慮する |
| ・入浴中に加湿され、吸引が必要になることもある | ・入浴中の吸引の必要性 | ・入浴前に体温の確認をし、必要時浴室の近くに吸引器を常備しておく |
| ・毎日入浴していないことがある | ・皮膚トラブルの有無<br>・皮膚の状態<br>・おむつの交換頻度 | ・毎日入浴しない場合は、清拭や陰部洗浄、手浴・足浴などを行う |
| ★★★ コミュニケーションをとる | | |
| ・言語的コミュニケーションが難しいため非言語的コミュニケーション（ノンバーバルコミュニケーション）がメインとなる<br>・知的障害も伴っており、道具を使うのも難しいため、表情の読み取りが大切であり、独自の表現方法が存在する<br>・喜怒哀楽の表現方法を理解することが大事である | ・はじめは表情・表現の読み取りが難しいため、介護者に確認しながらケアを行う | ・喜怒哀楽、快・不快の表現方法を理解するように努める<br>・体に触るときは声かけをしてから行う<br>　▶声かけをしないと緊張してしまうときがある |

| アセスメント | 観察項目 | ケアのポイント |
|---|---|---|
| **★★★ 家族・社会とのつながりをもつ** | | |
| ・主介護者が9割といわれる母親に介護負担が集中していることが多い<br>・障害児をもつ親の離婚率が高く、ひとり親の場合もあり、介護負担が増す | ・家族構成<br>・家族の関係性<br>・家族それぞれの発達段階や社会的役割<br>・家族の介護力<br>・社会資源(ヘルパー、通園・通所、ショートステイ)の活用の有無<br>・福祉用具の利用の有無<br>・助成制度の活用の有無 | ・介護者の負担軽減のためレスパイト(一時休息)入院やヘルパー、留守番看護などの活用を勧める |
| ・同胞がいない場合は特に社会とのつながりが希薄な場合が多い<br>・親としての子育てイメージが崩れたり、他者と比較し、傷ついていることも多い | ・介護者の表情や行動<br>・環境整理(部屋が片づいているか、掃除されているか)<br>・地域との交流 | ・障害児をもつ家族は罪悪感を抱きやすい。また、母親は自責の念を抱きやすいため、家族の気持ちを傾聴し、共感する態度で接する |
| **★★★ QOLを維持する** | | |
| ・活動に制限があるため、成長発達に必要な刺激が少ない<br>・同世代との交流が少ないことが多い | ・今までの生活状況<br>・家族の希望 | ・外出や同世代とふれあい、五感刺激を行う<br>　　刺激が増えることでけいれん増加につながらないか注意を!<br>・外出機会を増やす支援をする |

導入期

| アセスメント | 観察項目 | ケアのポイント |
|---|---|---|
| ★★☆ 体温を維持する | | |
| ・環境温や湿度で体温変動することがある<br>・けいれんが多いと体温が高めになることがあり、発汗も多い<br>・緊張やけいれん、拘縮により末梢冷感が出やすい | ・体温<br>・脈拍<br>・水分出納<br>・末梢冷感の有無<br>・体熱感<br>・皮膚色 | ・温湿度計の設置<br>・掛け物の調整や電気毛布、湯たんぽ導入を検討する<br>・夏は熱がこもるため、保冷剤やエアコンマットの使用により熱がこもらないよう工夫する<br>・マッサージをする |
| ★★☆ 排泄する | | |
| ・腹筋が少ないことと自動運動が少ないことで、便秘になりやすい | ・腹満<br>・腹部緊満感<br>・腸雑音<br>・腹部のガス貯留<br>・自力排便の有無<br>・薬の使用<br>・排便方法（綿棒刺激、坐薬使用、浣腸使用） | ・薬の調整<br>・腹部マッサージ<br>・腹部温罨法<br>・食事で食物繊維を多くするなど腸内環境を整える |
| ★★☆ 休息する | | |
| ・抗けいれん薬の使用により睡眠時間が長い可能性がある<br>・睡眠障害がある可能性がある | ・睡眠時間<br>・薬の使用（抗けいれん薬や睡眠薬）<br>・日中の活動時間 | ・リラックスできるようマッサージや抱っこをする |
| ★★☆ 動く | | |
| ・運動障害があり関節拘縮、筋力低下を起こしやすい | ・運動機能（麻痺の程度、左右差）<br>・運動発達<br>　・定頸の有無<br>　・寝返り<br>　・座位<br>　・ずり這い<br>・関節可動域<br>・補助具の有無 | ・マッサージやストレッチ<br>・関節可動域の確認<br>・拘縮予防<br>・理学療法士や作業療法士と連携し、ケアの提供をする |

| アセスメント | 観察項目 | ケアのポイント |
|---|---|---|
| ★★☆ 安全を保つ | | |
| ・自動運動が少ないことや薬の副作用、外出機会が少ないことにより、骨密度が少なく骨折しやすい | ・ベッドの周辺環境<br>・おむつ交換や体位変換の仕方 | ・ベッド周辺が危険のないように整える<br>・おむつ交換や体位変換時の骨折を防ぐ |
| ★☆☆ 環境を整える | | |
| ・環境温や湿度により体温変動することがある<br>・音により緊張する場合がある<br>・介護者が若いため環境が整っていることが多い | ・室温<br>・湿度<br>・衛生状況<br>・明るさ<br>・騒音 | ・室温、湿度の調整 |

> **MEMO** ノンバーバルコミュニケーションを読み取る
> 　脳性麻痺児ははじめての人や場所に慣れるのに時間を要することが多いため、反応をみながらかかわったほうがよい。
> 　特にノンバーバルコミュニケーション（非言語的コミュニケーション）の読み取りは重要で、それを理解するためには、介護者の協力が必要不可欠であり、介護者との信頼関係が重要であり、まずは訪問看護師を受け入れてもらえるように経過の傾聴から始めるとスムーズに導入できることが多い。

### 家族からよくある質問・相談

**Q** 病院から訪問看護を入れてみてはどうかと言われたのですが、訪問看護は何をしてくれるのですか？　ヘルパーさんとはどう違うのですか？

**A** 体調管理や、入浴・吸引、留守番もできますよ。
困っていることや、お子さんの体調で迷っていることも相談してもいいんですよ。
ヘルパーさんは介護的なところのお手伝いをしてもらってると思いますが、医療的なケアはできないこともあるので、医療的なケアは看護師が行います。
気になることがあれば、医師とも連携します。

## 進行期

**進行期** この時期は？ ▶ 成長に伴い側彎の進行や肺機能の低下、誤嚥や逆流をすることによる誤嚥性肺炎を繰り返し、入退院を繰り返す。

## 看護の目標

● 介護者の意思決定に寄り添い、医療機器の導入時期を乗り越える。

## 訪問時のアセスメントと看護ケア

優先度 ★★★とても高い ★★☆やや高い ★☆☆高い

| アセスメント | 観察項目 | ケアのポイント |
|---|---|---|
| ★★★ 呼吸をする | | |
| ・誤嚥や逆流による肺炎の繰り返しがあると、気管切開・胃瘻造設の選択を迫られる<br>・けいれんや緊張時の呼吸状態の程度 | ・側彎の程度<br>【呼吸状態】<br>・エア入り<br>・左右差<br>・肺雑音の有無<br>【摂食方法】<br>・首の角度や姿勢<br>・むせの有無<br>・食事の形状や量<br>【けいれんの状態】<br>・SpO₂低下を伴っていないか<br>・1日何回あるか（けいれんの間隔）<br>※小さいけいれんが多くなって、大きいけいれんがある場合は、早めに坐薬などを使用すると大きなけいれんにつながらないこともある<br>・どのような刺激で起こりやすいか | ・意思疎通が難しい児に代わり、気管切開、胃瘻の造設の決断を親が行うことについて、親の葛藤や迷いの気持ちに寄り添う<br>・気管切開・胃瘻の情報提供を行い、意思決定に寄り添う<br>・重症化する前に、肺炎を早期発見し、抗菌薬投与や往診や病院と連携する<br>・気管切開や胃瘻を選択しない場合も、親の気持ちに寄り添い状態観察する |

| アセスメント | 観察項目 | ケアのポイント |
|---|---|---|
| | 【けいれんコントロール】<br>・抗けいれん薬の種類や効果<br>・けいれんの頻度やタイプ<br>・けいれんが身体に与える影響<br>・けいれん時呼吸をしているか、顔色が悪くないか | 酸素を使用していないとSpO₂モニターをもっていないことも多い |
| ・側彎や扁平胸郭による肺機能の低下が考えられる(片肺が機能していない可能性もある)<br>・嚥下機能の低下により、吸引を何度も行うことで、気道軟化症の可能性がある | ・呼吸器設定<br>・痰の性状や量<br>・カフアシストの導入の有無<br>・気管切開部やカニューレ管理 | ・気管切開や呼吸器をつけてのはじめての退院時は、退院前カンファレンスにより、在宅生活がスムーズにできるよう手続きや物品の確認をする<br>・気管切開や胃瘻造設、呼吸器導入後は毎日訪問看護が入り、在宅でのトラブルに対応する<br><br>特に排痰をしっかり行い、カニューレ閉塞を防ぐ |

### ★★★ 食事をする

| | | |
|---|---|---|
| ・肺炎を繰り返すようになると、胃瘻造設までは経管栄養で行っていることが多い<br>・逆流があったり唾液の誤嚥があると、喉頭分離術を行うことが多い<br>・胃瘻造設後も経口と併用する場合もある | ・食事の形状や量<br>・嚥下機能<br>・摂食時の姿勢や首の角度(抱っこや座位保持)<br>・食事時間<br>・体重や身長<br>・食事の嗜好<br>・栄養や微量元素の不足がないか<br>・嘔気、嘔吐の有無 | ・胃瘻をすると何も食べられなくなると考える家族も多いため、状態をみながらできることを伝える<br>・胃瘻についての情報提供をする<br>・胃瘻を選択しない家族に対しても、意思決定を尊重する |

進行期

| アセスメント | 観察項目 | ケアのポイント |
|---|---|---|
| ・胃瘻への全面注入にすると、経口ではカロリーが摂れてなかったのと摂食に1時間以上かけていることもまれではないため、そのカロリー消費がなくなるため、体重が増加する | ・摂食中のけいれんの有無<br>・経管栄養と併用している場合は、経口摂取量<br>【胃瘻造設後】<br>・胃瘻周囲の皮膚状態<br>・胃残の有無<br>・胃残の性状<br>・腹部症状（腹満、腹部緊満感、腸雑音、腹部のガス貯留） | ・胃瘻造設後は、こまめに訪問し、トラブルに対応する<br><br>【考えられるトラブル】<br>・接続外れ<br>・注入後のロック忘れ<br>・胃瘻の脇漏れ<br>・皮膚トラブル（肉芽形成など）<br>・胃瘻の詰まり（薬剤注入時が多い）<br>・接続チューブやイルリガートルの洗浄方法（汚れが落ちない） |

### ★★★ 清潔を保つ

| アセスメント | 観察項目 | ケアのポイント |
|---|---|---|
| ・体重増加に伴い、入浴介助が困難になってくる<br>・医療依存度が増えたことにより、入浴方法の検討が必要 | ・入浴回数<br>・入浴方法<br>・入浴前の体調<br>・入浴中のけいれんの有無<br>・けいれんのタイプと頻度<br>・入浴中の吸引の必要性<br>・おむつの交換頻度<br>・呼吸器を外せる時間の有無 | 【入浴介助】<br>・母親に聞きながら、入浴介助する<br>・介助が2人必要であれば、看護補助やヘルパー導入を検討する<br>・入浴前に体温の確認をし、必要時浴室の近くに吸引器を常備しておく<br>・毎日入浴しない場合は、清拭や陰部洗浄、手浴・足浴など検討する<br><br>【福祉用具や社会資源の検討】<br>・吸引が必要なければヘルパーによる入浴が可能か検討する<br>・シャワーチェアや入浴関係の福祉用具の検討<br><br>助成内に収まるかどうかも考慮する<br><br>・入浴方法の検討<br>・入浴場所の検討<br>・入浴回数の検討<br>・福祉用具やリフト、ヘルパー、訪問入浴の検討<br>・吸引が必要な場合は看護師とヘルパーでの入浴が必要となる |

| アセスメント | 観察項目 | ケアのポイント |
|---|---|---|
| **★★★ コミュニケーションをとる** | | |
| ・言語的コミュニケーションが難しいため、非言語的コミュニケーション（ノンバーバルコミュニケーション）がメインとなる<br>・知的障害を伴い、道具を使うのも難しいため、表情の読み取りが大切であり、独自の表現方法が存在する<br>・喜怒哀楽の表現方法を理解することが大事である | ※導入期に準じる（→p.210） | ※導入期に準じる（→p.210） |
| **★★☆ 体温を維持する** | | |
| ・環境温や湿度で体温変動することがある<br>・けいれんが多いと体温が高めになることがあり、発汗も多い<br>・緊張やけいれん、拘縮により末梢冷感が出やすい | ※導入期に準じる（→p.212） | ※導入期に準じる（→p.212） |
| **★★☆ 排泄する** | | |
| ・腹筋が少ないことと自動運動が少ないことで、便秘になりやすい<br>・尿の溜め出しをする<br>・排尿時力が入り緊張する | ・腹満<br>・腹部緊満感<br>・腸雑音<br>・腹部のガス貯留<br>・自力排便の有無<br>・薬の使用<br>・排便方法（綿棒刺激、坐薬使用、浣腸使用）<br>・排尿回数 | ・薬の調整<br>・腹部マッサージ<br>・腹部温罨法<br>・食事で食物繊維を多くするなど腸内環境を整える<br>・尿が出にくかったり、濃縮尿の場合は水分を多めにする<br>・膀胱炎を繰り返すようなら、導尿が必要な場合もある |

## 進行期

| アセスメント | 観察項目 | ケアのポイント |
|---|---|---|
| | ・排尿の1回量<br>・尿の性状・量 | |

### ★★☆ 動く

| アセスメント | 観察項目 | ケアのポイント |
|---|---|---|
| ・拘縮や側彎が進み寝たきりになることも多い<br>・側彎や骨突出、低栄養により、褥瘡リスクが高くなる | ・運動機能（麻痺の程度、左右差）<br>・関節可動域<br>・拘縮の程度<br>・骨突出部の皮膚症状 | ・マッサージやストレッチ<br>・関節可動域の確認<br>・拘縮予防<br>・理学療法士や作業療法士と連携し、ケアの提供をする<br>・マットレスの検討（体圧分散、エアマットレス） |

### ★★☆ 家族・社会とのつながりをもつ

| アセスメント | 観察項目 | ケアのポイント |
|---|---|---|
| ・主介護者が9割といわれる母親に介護負担が集中していることが多い<br>・障害児をもつ親の離婚率も高いためシングルの場合もあり、介護負担が増す<br>・同胞がいない場合は社会とのつながりが希薄な場合が多い<br>・親としての子育てイメージが崩れたり、他者と比較し、傷ついていることも多い<br>・成長と共に、体重・身長が増加し、介護者の身体的負担が増す | ※導入期に準じる（→p.211） | ※導入期に準じる（→p.211） |

### ★★☆ QOLを維持する

| アセスメント | 観察項目 | ケアのポイント |
|---|---|---|
| ・入退院を繰り返すことにより、より刺激がない生活になる<br>・外出機会が減る | ・今までの生活状況<br>・家族の希望 | ・体調管理<br>・環境整備<br>・体調のよい日や機嫌のよい日は外出したり、遊んで楽しく過ごせるようにする |

| アセスメント | 観察項目 | ケアのポイント |
|---|---|---|
| ・生命の危機に瀕し、生活を楽しむ余裕がなくなる | | |

### ★☆☆ 環境を整える

| アセスメント | 観察項目 | ケアのポイント |
|---|---|---|
| ・カニューレ閉塞を防ぐ意味でも湿度を保つことは重要である | ※導入期に準じる（→p.213） | ※導入期に準じる（→p.213） |

### ★☆☆ 休息する

| アセスメント | 観察項目 | ケアのポイント |
|---|---|---|
| ・抗けいれん薬の使用により睡眠時間が長い可能性がある<br>・睡眠障害がある可能性がある | ※導入期に準じる（→p.212） | ※導入期に準じる（→p.212） |

### ★☆☆ 安全を保つ

| アセスメント | 観察項目 | ケアのポイント |
|---|---|---|
| ・自動運動が少ないことや薬の副作用、外出機会が少ないことにより、骨密度が少なく骨折しやすい | ・ベッドの周辺環境<br>・おむつ交換や体位変換の仕方 | ・ベッド周辺が危険のないように整える<br>・おむつ交換や体位変換時の骨折を防ぐ<br>・体重・身長の増加に合わせたケア方法や福祉用具を導入し、危険を回避する |

> **MEMO　介護者に余裕がないときこそ、時間をかけて話を聴く**
> 　体調変化の時期は介護者が余裕がなく、葛藤や迷いの中で毎日のケアをしている。
> 　医療者の言葉が届かないこともあり、自分の信念でケアも自己流になることも多い。親をねぎらい、ゆっくり時間をかけて話を聴くことも大切である。
> 　子どもに対して自責の念があり、気管切開や胃瘻造設に対してもこれ以上傷をつけたくないと思っている親が多い。また、医療行為が増えることで、子どもの学校生活にも影響を及ぼすことも決断できない要因の1つといえる。
> 　ケアの根拠をわかりやすい言葉で話すと、介護者は納得することもある。信頼関係を築いたうえで時間をかけて寄り添う。

## 安定期（増悪期）

**この時期は？**

▶ 医療機器の導入により、気道や換気の確保、栄養の確保ができたことで体調が安定してくる。

▶ 気管切開・胃瘻造設を選択しない場合は、体調の変化が続き、入院期間が長くなる。

## 看護の目標

- 医療機器の取り扱いに慣れ、安定した体調の中で在宅生活を送ることができる。
- 入退院を繰り返しながら、在宅生活を楽しめる。

## 訪問時のアセスメントと看護ケア

優先度　★★★とても高い　★★☆やや高い　★☆☆高い

| アセスメント | 観察項目 | ケアのポイント |
|---|---|---|
| ★★★ 呼吸をする | | |
| ・気管切開や呼吸器管理になったことで、吸引が容易になり換気も保てるようになる<br>・喉頭分離術をしていれば、誤嚥性肺炎はなくなる<br>・痰が硬いとカニューレ閉塞を起こす恐れがある<br>・痰の管理をしっかり行うことで、体調を崩すことなく過ごせる | ・側彎の程度<br>【呼吸状態】<br>・エア入り<br>・左右差<br>・肺雑音の有無<br>【摂食方法】<br>・首の角度や姿勢<br>・むせの有無<br>・食事の形状や量<br>【けいれんの状態】<br>・SpO₂低下を伴っていないか<br>・1日何回あるか（けいれんの間隔）<br>　※小さいけいれんが多くなって、大きいけいれんがある場合は、早めに坐薬などを使用すると大きなけいれんにつながらないこともある<br>・どのような刺激で起こりやすいか | ・気管カニューレの取り扱いや呼吸器管理方法を伝える<br>・排痰介助を行い方法も家族と共有する<br>・痰を硬くしないように加湿を十分かけたり、ネブライザーを行う<br>　※ヒーターつき回路への変更も念頭に入れておく<br>・気道粘液除去装置（商品例：カフアシスト）の指示があれば行う<br>・腹臥位や呼吸リハビリテーションなど、作業療法士と共同で行う |

| アセスメント | 観察項目 | ケアのポイント |
|---|---|---|
| | 【けいれんコントロール】<br>・抗けいれん薬の種類や効果<br>・けいれんの頻度やタイプ<br>・けいれんが身体に与える影響<br>・けいれん時呼吸をしているか、顔色が悪くないか ― 酸素を使用していないとSpO₂モニターをもっていないことも多い<br><br>・呼吸器設定<br>・痰の性状や量<br>・カフアシストの導入の有無<br>・気管切開部やカニューレ管理 | |
| ★★★ **食事をする** | | |
| ・注入で行うことが多いが、楽しみ程度に摂食することもある<br>・注入は、栄養剤だけではなくペースト食、水分補給として味噌汁の上澄みやスープを注入することもある | ・誤嚥の有無<br>・体重、身長<br>・検査データ（タンパク質や微量元素で不足しているものがないかの確認） | ・胃瘻管理<br>・全身状態が落ち着いてきたら、ペースト食など希望を聞きながら注入するものを決める |
| ★★★ **清潔を保つ** | | |
| ・体重増加に伴い、入浴介助が困難になってくる<br>・医療依存度が増えたことにより、入浴方法の検討が必要 | ※進行期に準じる（→p.216） | ※進行期に準じる（→p.216） |

安定期（増悪期）

| アセスメント | 観察項目 | ケアのポイント |
|---|---|---|
| ★★★ コミュニケーションをとる | | |
| ・言語的コミュニケーションが難しいため非言語的コミュニケーション（ノンバーバルコミュニケーション）がメインとなる<br>・知的障害も伴っており、道具を使うのも難しいため、表情の読み取りが大切であり、独自の表現方法が存在する<br>・喜怒哀楽の表現方法を理解することが大事である | ※導入期に準じる（→p.210） | ※導入期に準じる（→p.210） |
| ★★★ 家族・社会とのつながりをもつ | | |
| ・介護者が高齢になり、介護負担が増す<br>・医療機器の増加により、荷物が多く、1人介助での外出が大変になる | ・家族構成<br>・家族の関係性<br>・家族それぞれの発達段階や社会的役割<br>・家族の介護力<br>・社会資源（ヘルパー、通園・通所、ショートステイ）の活用の有無<br>・福祉用具の利用の有無<br>・助成制度の活用の有無<br>・地域との交流 | ・介護者の負担軽減のため訪問看護やヘルパー、ショートステイなどレスパイト（一時休息）を増やす<br>・外出支援や移動支援にもヘルパーを入れる<br>・通所などで他者とのかかわりをもてるように支援する |
| ★★★ QOLを維持する | | |
| ・医療機器の導入により、体調が安定し、表情が豊かになり、反応がよくなる | ・今までの生活状況<br>・家族の希望 | ・家族力がある場合は、家族で出かけられるよう日々の体調管理を行う<br>・外出先での過ごし方を事前に伝えておく |

| アセスメント | 観察項目 | ケアのポイント |
|---|---|---|
|  |  | ・家族の希望があれば、外出支援の時間を設ける |
| ★★☆ 体温を維持する | | |
| ・環境温や湿度で体温変動することがある<br>・けいれんが多いと体温が高めになることがあり、発汗も多い<br>・緊張やけいれん、拘縮により末梢冷感が出やすい | ※導入期に準じる（→p.212） | ※導入期に準じる（→p.212） |
| ★★☆ 環境を整える | | |
| ・環境温や湿度により体温変動することがある<br>・音により緊張する場合がある<br>・介護者が若いため環境が整っていることが多い | ※導入期に準じる（→p.213） | ※導入期に準じる（→p.213） |
| ★★☆ 排泄する | | |
| ・腹筋が少ないことと自動運動が少ないことで、便秘になりやすい | ※導入期に準じる（→p.212） | ※導入期に準じる（→p.212） |
| ★☆☆ 休息する | | |
| ・抗けいれん薬の使用により睡眠時間が長い可能性がある<br>・睡眠障害がある可能性がある | ※導入期に準じる（→p.212） | ※導入期に準じる（→p.212） |
| ★☆☆ 動く | | |
| ・運動障害があり関節拘縮、筋力低下を起こしやすい | ※進行期に準じる（→p.218） | ※進行期に準じる（→p.218） |

安定期（増悪期）

| アセスメント | 観察項目 | ケアのポイント |
|---|---|---|
| ★☆☆ **安全を保つ** | | |
| ・自動運動が少ないことや薬の副作用、外出機会が少ないことにより、骨密度が少なく骨折しやすい | ・ベッドの周辺環境<br>・おむつ交換や体位変換の仕方 | ・ベッド周辺が危険のないように整える<br>・おむつ交換や体位変換時の骨折を防ぐ<br>・体重・身長の増加に合わせたケア方法や福祉用具を導入し、危険を回避する |

★ **起こりうる呼吸器のトラブルの例**

| | 前徴 | 予防対策 |
|---|---|---|
| カニューレ閉塞 | 痰の性状が硬くなってきたら、ネブライザーの回数を増やしたり加温加湿器の設定を上げる | カニューレ交換必要 |
| | 吸引チューブ挿入時の引っかかり感があるか | |
| | 異常な呼吸音がするときは、詰まりかけていることがある | |
| | 気道内圧の上昇 | |
| 回路トラブル | 換気量低下や分時換気量低下 | リークがある（穴が開いている、接続ゆるみなど）→回路交換必要 |
| | 呼吸数の著しい増加 | 回路内の水分の貯留→ウォータートラップや回路内の水除去 |
| | 加温加湿器の高温アラーム | 加温加湿器の水の補充忘れ→水の補充 |

〈文献〉
1) 重症心身障害児在宅療養支援マニュアル作成委員会編：訪問看護師のための重症心身障害児在宅療養支援マニュアル．東京都福祉保健局障害者施策推進部居住支援課，東京，2011．
2) 前田浩利：医療依存度の高い小児及び若年成人の重度心身障がい者への在宅医療における訪問看護師、理学療法士、訪問介護員の標準的支援技術の確立とその育成プログラムの作成のための研究．厚生労働科学研究費補助金障害者対策総合研究事業，東京，2016．

# X 超低出生体重児

経過別 ケア項目：解説ページ

| ケア項目 | 導入期 | 安定期 | 軽快期 |
|---|---|---|---|
| 呼吸をする | p.230 | p.234 | p.238 |
| 体温を維持する | p.231 | p.237 | p.239 |
| 食事をする | p.230 | p.235 | p.239 |
| 排泄する | p.232 | p.236 | p.240 |
| 休息する | p.232 | p.236 | p.240 |
| 環境を整える | p.232 | p.237 | p.239 |
| 動く | p.232 | p.235 | p.239 |
| 清潔を保つ | p.231 | p.236 | p.239 |
| 安全を保つ | p.233 | p.237 | p.240 |
| コミュニケーションをとる | p.231 | p.237 | p.239 |
| 家族・社会とのつながりをもつ | p.233 | p.236 | p.238 |
| QOLを維持する | p.231 | p.237 | p.240 |

よくある質問・相談　p.233

# 超低出生体重児 在宅ではココが重要！

## 疾患の特徴

- 出生時の体重が1000g未満の児を「超低出生体重児」と呼ぶ。
- 特に、在胎週数28週未満の超低出生体重児は長期のフォローが必要となる。
  - 肺サーファクタントの産生や分泌が不十分なため、長期の人工呼吸器管理に伴う肺疾患や脳性麻痺、精神発達遅延、視力障害などのリスクが高い。

| 主な症状（退院後まで影響が残る症状） | 引き起こされる困難 |
| --- | --- |
| ● 胎児仮死・新生児仮死<br>● 脳（頭蓋内）出血<br>● PVL（脳室周囲白質軟化症）<br>● HIE（低酸素性虚血性脳症） | ● 重症心身障害児の可能性 |
| ■呼吸器<br>【慢性肺疾患】<br>・長期の人工呼吸器管理の影響<br>・出生体重1,000g未満の50％にみられる | ・呼吸器感染症の罹患時に重症化しやすい<br>・成長してくると、酸素カニューレを自分で外し、付けていられなくなる<br>・慢性肺疾患が重症だと体重が増えにくい |
| ■眼科<br>【未熟児網膜症】<br>・出生時の未熟性により、網膜の血管が伸びていない<br>・不安定な時期の過剰な酸素投与により、網膜血管が拡張・蛇行・異常増殖し、近視や乱視、網膜剥離の可能性もある<br>・発症率は、出生体重1,500g未満で約60％、在胎28週未満ではほぼ100％となる<br>■耳鼻科<br>【難聴】<br>・低出生体重児は、難聴のリスクファクターとして挙げられる<br>・低出生体重児は、退院前に聴力検査を行う | ・成長発達に影響を及ぼす<br>・早期発見・早期介入が大切になってくる |

【注意欠陥・多動性障害(ADHD)や学習障害】
・超低出生体重児の約半数において、学習障害などのリスクをもつといわれている

→

・小学校入学後に発達障害が目立ってくることがある
・学校生活に影響を及ぼす

## 看護のめざすゴール

- さまざまな機能が未熟な状態で出生しているが、その子なりに成長していることを伝え、家族と共に成長発達を見守り、共に喜びを分かちあう。
- 育児を通して家族として成長し、解決能力を高める。

- 今までいなかった自宅に退院することにより、家族全員が児のいる生活に慣れる。

- トラブルに対応し、解決策がわかってくる。

- 児の成長に伴い、肺の機能が常時酸素がなくても生活できる状態になり、保育園に入園すれば、母親は仕事復帰できる。

## 在宅看護のケアポイント

◎ 在宅酸素使用で退院となることが多い。
- 長期の人工呼吸器使用など、中枢性の無呼吸が残ると酸素投与が必要な状態で退院する。
- 酸素の使用法や環境整備が必要となる(特に入浴方法)。

◎ すべての機能に未熟性が残る。
- 呼吸、体温、排泄、発達において注意が必要である。
- 風邪をひくと重症化してしまう可能性があるため、室温、湿度、着衣の選択が重要となる。

◎ 哺乳が不得意な児が多い。
- 協調運動がうまくできず、経管栄養との併用で退院することもある。
- 食事はできる場合もあり、早めに離乳食を進めることもある。

導入期

# 導入期 **この時期は?**
▶ 人生ではじめて病院以外の環境に触れる。
▶ 未熟性が残っている。

## 看護の目標

● 今までいなかった自宅に退院することにより、家族全員が児のいる生活に慣れる。

## 1 初回訪問のポイント

★ 退院して、はじめて自宅に帰る喜びを家族と共に喜ぶ。

★ 環境整備をいかに整えるかが、退院後2週間スムーズに過ごせるかのポイントとなる。

> **CASE** 0歳男児　在胎24週、体重580gで誕生
> 24週3日、体重580gで出生。初産。切迫早産で20週から入院管理。前期破水あり、CRP上昇にて帝王切開で出生し、アプガー 3/5。RDS(呼吸窮迫症候群)であり呼吸器管理となる。
> 　29週1日に抜管するが、無呼吸が頻発し、ネーザルCPAP管理で軽減がみられる。32週3日に呼吸器の離脱を試みるが、$SpO_2$のふらつきがみられ、経鼻酸素0.75Lの使用を開始した。
> 　退院時修正月齢2か月、体重2,800gで退院となる。哺乳中や啼泣時、入眠時に$SpO_2$低下がみられるため、在宅酸素0.25L使用で自宅に帰る。
> 　未熟児網膜症があるが、レーザー治療はしておらず、定期的な外来フォローが必要である。

**【考えておきたいこと】**
- 家族は告知後、これから起こる身体変化、見通しが立たない今後の生活への不安や悲嘆を抱えている。
- 室内環境(温湿度やベッドの位置など)。
- 哺乳量や哺乳回数。
- 家族構成。
- 退院後のサポート体制。
- 母親は自責の念を抱いていることが多い。
- 人生ではじめて外の空気に触れるため、体温調整ができているか確認したほうがよい(体温と末梢冷感の有無)。
- 時間帯が合えば、哺乳状況の確認(母乳または瓶哺乳)。
- 呼吸状態と酸素濃縮器の使用確認。

### 【看護師の注意点と本人・家族に伝えること】

1. 退院前
- 退院前カンファレンスである程度の情報を把握しておく。
- 児の居室スペースの室内環境を調整する(病院とは違い、日光の影響や風、1日の寒暖差があることを伝える)。
- 哺乳回数や体重の増加ペースを確認する(自律哺乳になっておらず、哺乳回数が8回以上の場合は退院前に回数調整をするよう伝える。体重があまり増えない場合は、特殊ミルクを使用している場合がある)。
- 入浴方法の確認をし、注意点を伝える。
- 担当の保健師と顔合わせしておく。
- 児の退院は、父親の休みに設定されることが多いが、訪問体制が整わないことが多い。事前に伝えておけば平日に設定することが可能か確認する(なるべく週の前半で依頼する。難しければ、週末でも退院日に合わせて訪問する)。
- 退院後は、生活が安定するまで、訪問予定回数が3回以内であっても緊急事態の可能性も考え、特別指示書を出すよう病院側に依頼する。
- 外来日を確認する。

2. 退院当日
- 初産の低出生体重児の場合、両親とも育児に不慣れで洋服選び1つとっても迷うことが多いため、退院当日に訪問に入ることが理想。
- 自宅に戻ったことを喜び、その日の過ごし方を確認しておく。
- 環境が変わって児が眠れないことがあることと、病院にいるときに昼夜逆転している可能性があることを伝える。
- 外気にはじめて触れ、疲れて寝ることがあるため、ある程度の時間が経過したら、起こして哺乳するよう伝える。
- 退院日は環境に慣れることに精いっぱいなので、入浴しないか退院前に病院で入浴してから退院するよう伝える。
- 当日はポイントをしぼってフィジカルアセスメントし、詳細は後日、段階的に行ってもよい。当日は家族も余裕がないことが多い。
- 初回は、家族の話を中心に聞き、環境整備を行う。

3. 退院後2週間
- 訪問回数・時間の確認と生活が安定するまで(おおむね2週間)は、訪問回数をそのつど相談しながら決める。基本的には、退院翌日も訪問する(サポート体制がある場合は1日あけて訪問する)。
- 退院後2週間で、可能なら保健師と同行訪問する機会を設ける。

# 2 訪問時のアセスメントと看護ケア

優先度 ★★★とても高い ★★☆やや高い ★☆☆高い

| アセスメント | 観察項目 | ケアのポイント |
|---|---|---|
| ★★★ 呼吸をする | | |
| ・免疫機能が未熟なため、感染しやすく、呼吸器系は重症化しやすい<br>軽い風邪でも気管支炎や肺炎になる<br>・初乳を与えていれば、ある程度の免疫機能がついていることもある | ・呼吸状態（エア入り、左右差、肺雑音の有無、$SpO_2$値、呼吸数、陥没呼吸の有無） | ・低酸素状態の観察方法を説明する<br>・感染を防ぐ<br>特に兄弟姉妹から感染しやすい<br>・風邪に罹患したときは、早めに医療機関を受診するよう説明する |
| ・呼吸機能の未熟性と長期の呼吸器管理に伴う侵襲により、在宅酸素療法が導入されることが多い | ・在宅酸素療法の確実な投与がされているか | ・在宅酸素を安全に使用できるように支援（使用方法の確認）<br>・在宅酸素を使用しながら、哺乳や入浴をしている場合は、カニューレ内にカビがつく可能性があることを説明する |
| ★★★ 食事をする | | |
| ・哺乳力が弱い<br>・協調運動が不十分なことがある<br>・哺乳に時間をかけていることがある | ・哺乳力<br>・哺乳回数<br>・1回の哺乳量<br>・直接母乳の回数<br>・体重の増減 | ・ミルク量が足りているかの確認<br>事前にミルク量の下限を医師に確認しておく<br>・1週間に1度は体重測定を行い、1日の体重増加率を計算する<br>・必要に応じて、ミルクを作る際の1回量を調整する<br>・低出生体重児は、正期産児より体重が少なめなので、直接母乳時乳首をくわえるまで時間を要することがある。訪問時は授乳介助を行い、直接母乳の様子を観察する |

| アセスメント | 観察項目 | ケアのポイント |
|---|---|---|

### ★★★ 清潔を保つ

| | | |
|---|---|---|
| ・酸素を装着しながらの入浴になる場合は、動線を考慮する<br>・皮膚が未熟なため、おむつかぶれや汗疹が出やすい | ・皮膚症状<br>・おむつ交換の頻度 | ・入浴介助<br>・入浴方法の検討（家族と共に家庭の事情に合う方法を考える） |

### ★★★ コミュニケーションをとる

| | | |
|---|---|---|
| ・泣くことで、自分の欲求を伝えるので、どうして泣いているのか理解する必要がある<br>・好きな遊びは何かを探る | ・表情<br>・しぐさ | ・啼泣時の欲求を考える<br>　・抱っこ<br>　・空腹<br>　・おむつ（排尿・排便）<br>　・眠い　など<br>・表情を見ながら、好きな遊びをする |

### ★★★ QOLを維持する

| | | |
|---|---|---|
| ・早産で出産したことに母親が罪悪感を抱いていることがある | ・母親のしぐさ・表情・発言 | ・母親の話を傾聴する<br>・成長を家族と共に喜ぶ |

### ★★☆ 体温を維持する

| | | |
|---|---|---|
| ・体温調整が未熟なことがある<br>・皮下脂肪が少ない | ・体温<br>・末梢冷感の有無 | ・室温や時期に合わせた洋服の選択方法を伝える<br>　暑い→眠れなかったり、汗疹が出たりする<br>　寒い→末梢冷感が出たり、低体温になり、循環障害や便秘を誘発する |

---

**MEMO　ミルクの1日量のめやす**

一般的な成熟児のミルクの量以下のとおりである。超低出生体重児の場合は最低摂取量を医師に確認しておく。
・新生児：400〜500mL/日（125〜150mL/kg）
・3か月児：750〜850mL/日（140〜160mL/kg）
・6か月児：950〜1,000mL/日（130〜155mL/kg）

導入期

| アセスメント | 観察項目 | ケアのポイント |
|---|---|---|
| ★★☆ 環境を整える | | |
| ・体温調整が未熟なため、環境温で体温が左右されることがある<br>・環境により、睡眠が短くなることがある | ・温度、湿度<br>・衛生状態<br>　兄弟姉妹がいると片づけや掃除が行き届かないこともある<br>・騒音の有無<br>・睡眠状況（夜間睡眠、昼寝の時間帯・長さ） | ・呼吸器系の未熟性もあり、酸素使用時は特に湿度を保つよう伝える |
| ★★☆ 排泄する | | |
| ・腸管が未熟なことがある<br>・呼吸が悪いと、なるべく泣かせないようにするため、腹筋が少ないことが多い | ・腹部症状（腹満、緊満感、腸雑音、腹壁色）<br>・排便回数、性状 | ・腹部状態をみてから、必要なケアを行い、排便コントロールする（腹部マッサージ、温罨法、綿棒刺激、ガス抜き、浣腸） |
| ★★☆ 休息する | | |
| ・低出生体重児は、特に音に過敏な場合があり、小さな音でもはじめはすぐ目覚めてしまうことが多い | ・睡眠状態（兄弟姉妹がいるときでも眠れているか、夜間の覚醒回数） | ・ぐずってなかなか寝つかないときの原因を共に考える |
| ★★☆ 動く | | |
| ・運動機能が正常に発達するか、成長がゆっくりなこともあるため経過をみていく必要性がある<br>・水頭症がなくても出生後の脳出血やPVL（脳室周囲白質軟化症）があった場合は特に注意してみていく<br>　後遺症がない場合も多い | ・成長発達の確認<br>　・定頸<br>　・寝返り<br>　・お座り<br>　・つかまり立ち<br>　・ハイハイ<br>　・歩行<br>・原始反射消失の有無<br>・未熟児網膜症や難聴がある場合は、視力や聴力の評価 | ・発達段階に応じて成長発達の促す遊びの提供をする<br>　音の鳴るもの、色彩のやさしいもの、視覚的に見やすい黄色を取り入れているもの、自分で持って音を鳴らせるもの　など<br>・うつぶせの時間を設ける（未定頸時は、無理しない） |

| アセスメント | 観察項目 | ケアのポイント |
|---|---|---|
| ★★☆ 家族・社会とのつながりをもつ | | |
| ・兄弟姉妹の療育も同時に行っている場合がある | ・家族構成<br>・兄弟姉妹のコミュニティ<br>・家族のサポート力<br>・発達段階<br>・地域との交流 | ・授乳・沐浴・おむつ交換などの育児方法の説明をする |
| ★☆☆ 安全を保つ | | |
| ・SIDS（乳幼児突然死症候群）予防 | ・ベッド上の環境 | ・ベッドを整理して、大きなぬいぐるみなどは置かないことを伝える |

> **MEMO　成長発達と予防接種の知識は必須**
> 　低出生体重児の訪問看護は、正常な正常発達を把握したうえで、修正月齢での成長発達をみていく必要がある。また、予防接種の知識も必要となる。
> 　成長発達の知識があることで、次の段階を予測し、発達を促す支援を行うことができる。
> 　住んでいる地域の予防接種情報は、保健師とも連携して入手する必要がある。

---

**家族からよくある質問・相談**

**Q** この気候（春）だと、何を着たらいいですか？　肌着は必要ですか？　暑い日もありますよね。

**A** 体や手足を触ってみて、調整してください。短着と長着でいいと思いますが、まだ夜間は寒いので厚めの洋服がいいと思います。厚すぎると動きにくくて、泣いて怒る場合があるので、動きやすい洋服がいいかもしれませんね。肌が弱いので、肌着は着ていたほうがいいですね。

**Q** 予防接種は近くの小児科でもいいんでしょうか？　大学病院だと遠いし、1人で行くのは大変なんです。同時接種でもいいですか？

**A** 主治医の先生に確認してみます。近隣の小児科の先生にも紹介状をもっていけば、診てくれるかどうかを事前に問い合わせたほうがいいですね。保健師さんにも聞いてみます。同時接種については、それぞれの医師の見解があるので、確認してみましょうね。

安定期

# 安定期 この時期は?

▶ 自宅の環境に慣れて、外出するようになる。
▶ 生活のリズムができてくる。

## 看護の目標

● トラブルに対応し、解決策がわかってくる。

## 訪問時のアセスメントと看護ケア

優先度 ★★★とても高い ★★☆やや高い ★☆☆高い

| アセスメント | 観察項目 | ケアのポイント |
|---|---|---|
| ★★★ 呼吸をする | | |
| ・呼吸機能の未熟性と長期の呼吸器管理に伴う侵襲により、在宅酸素療法が導入されることが多い<br>・免疫機能が未熟なため、感染しやすく、呼吸器系は重症化しやすい → 軽い風邪でも気管支炎や肺炎になる<br>・初乳を与えていれば、ある程度の免疫機能がついていることもある → 低出生体重児の母親は産後の体調変化や精神的ダメージで少ないことも多い<br>・導入期よりも呼吸器系機能が整い、覚醒時は$SpO_2$のふらつきがなくなってくる。啼泣時も顔色が悪くならなくなってくる<br>・起きていると、酸素チューブを外してしまうようになる | ・呼吸状態(エア入り、左右差、肺雑音の有無、$SpO_2$値、呼吸数、陥没呼吸の有無)<br>・在宅酸素療法の確実な投与がされているか | ・在宅酸素を安全に使用できるように支援(使用方法の確認)<br>・在宅酸素を使用しながら、哺乳や入浴をしている場合は、カニューレ内のカビに注意することを説明する<br>・低酸素状態の観察方法を説明する<br>・感染を防ぐ → 特に兄弟姉妹から感染しやすい<br>・風邪に罹患した時は、早めに医療機関に受診するよう説明する |

| アセスメント | 観察項目 | ケアのポイント |
|---|---|---|
| ・日中酸素を外せるようになっても、風邪をひくと必要なこともある | ・酸素を外しても、呼吸状態の悪化がみられないか（多呼吸、陥没呼吸の増強など） | ・日中の訪問中に酸素を外す時間を設けて、外す時間を延ばしていく |

### ★★★ 食事をする

| アセスメント | 観察項目 | ケアのポイント |
|---|---|---|
| ・体重増加、哺乳量の確保ができるようになる<br>・哺乳量が増えなければ、離乳食を早めに進める場合もある | ・哺乳力<br>・哺乳回数<br>・1回の哺乳量<br>・直接母乳の回数<br>・体重の増減<br>・身体計測<br>・離乳食を開始できるか<br>　・定頸<br>　・哺乳量の増加<br>　・大人の食事を見ているか（興味が出てきているか）<br>・離乳食摂取時の口や舌の動き | ・哺乳量が足りていれば、離乳食の準備として、麦茶や白湯、赤ちゃん用ジュースなどを与え始める<br>・定頸後、食事に対しての意欲をみながら、離乳食開始の時期を母親と共に決める<br>・離乳食開始時は、一緒に与え、進めるめやすを伝える<br>　初産の場合は、離乳食の進め方や食べていい食材について知らないことがあるので、形状や食材選びも一緒に行う |

### ★★★ 動く

| アセスメント | 観察項目 | ケアのポイント |
|---|---|---|
| ・運動機能が正常に発達するか、成長がゆっくりなこともあるため経過をみる必要性がある<br>・水頭症がなくても出生後の脳出血やPVLがあった場合は特に注意する（後遺症がない場合も多い） | ・成長発達の確認<br>　・定頸<br>　・寝返り<br>　・お座り<br>　・つかまり立ち<br>　・ハイハイ<br>　・歩行<br>・原始反射消失の有無<br>・未熟児網膜症や難聴がある場合は、視力や聴力の評価 | ・運動・認知・情緒面の成長発達を確認し、必要なら療育センターを紹介する<br>・発達が少し遅れている程度であれば、理学療法士と共同して発達を促す運動を取り入れる |

安定期

| アセスメント | 観察項目 | ケアのポイント |
|---|---|---|

### ★★★ 家族・社会とのつながりをもつ

| アセスメント | 観察項目 | ケアのポイント |
|---|---|---|
| ・夜間睡眠をとれることで、生活のペースができてくる<br>・復職に向け、保育園のことを考え始める<br>・状況によっては、保育園入園が難しい場合は、経済的困難をきたす場合がある | ・保育園の受け入れ状況<br>　・月齢に比べて半年ほどの遅れがある<br>　・風邪をひきやすく重症化しやすい<br>　・夜間酸素投与していても受け入れ可能か<br>・保育園に入園できない場合の会社との話し合い | ・母親の不安や困りごとを傾聴する<br>・必要があれば保育園側と話をする |

### ★★☆ 排泄する

| アセスメント | 観察項目 | ケアのポイント |
|---|---|---|
| ・粉ミルクの増加や離乳食開始に伴い、便が硬くなる可能性がある<br>・腸の未熟性が残っていると、離乳食開始で、下痢や便秘になることがある | ・腹部症状（腹満、緊満感、腸雑音、腹壁色）<br>・排便回数、性状<br>・便秘の有無<br>　母乳を多く飲んでいる時期は、便秘になることは少ないが、粉ミルクが増えると便秘がちになる | ・腹部状態をみてから、必要なケアを行い、排便コントロールする（腹部マッサージ、温罨法、綿棒刺激、ガス抜き、浣腸）<br>・離乳食は、水分を多めに摂取するよう説明する |

### ★★☆ 休息する

| アセスメント | 観察項目 | ケアのポイント |
|---|---|---|
| ・少しの音で起きなくなる<br>・夜間熟睡し、夜間覚醒回数が減ってくる<br>・夜泣きをすることがある | ・睡眠状態（兄弟姉妹がいるときでも眠れているか、夜間の覚醒回数） | ・夜間の睡眠確保ができていない場合は原因を共に考える |

### ★★☆ 清潔を保つ

| アセスメント | 観察項目 | ケアのポイント |
|---|---|---|
| ・酸素を外せるようになってくると、家族で入浴できるような支援が必要 | ・皮膚症状<br>・おむつ交換の頻度 | ・はじめは、父親のいる日（週末など）に家族だけで一緒に入浴することを試し、平日もできるように調整する |

| アセスメント | 観察項目 | ケアのポイント |
|---|---|---|
| ★★☆ 安全を保つ | | |
| ・SIDS予防<br>・うつぶせ寝ができるようになったら、注意が必要（SIDSのリスクファクター） | ※導入期に準じる（→p.233） | ※導入期に準じる（→p.233） |
| ★★☆ コミュニケーションをとる | | |
| ・喃語を話せるようになる | ・表情<br>・しぐさ<br>・喃語の頻度 | ・啼泣時の欲求を考える<br>　・抱っこ　・おむつ（排尿・排便）<br>　・空腹　　・眠い　　など<br>・表情を見ながら、好きな遊びをする<br>・喃語を話しているときは、目を見て相づちをうつように伝える |
| ★★☆ QOLを維持する | | |
| ・育児に対しての希望と、今後の不安も出てくる | ・母親のしぐさ・表情・発言 | ・母親の話を傾聴する<br>・成長を家族と共に喜ぶ<br>・気候や時間帯を考慮し、外出を促す |
| ★☆☆ 体温を維持する | | |
| ・体温調整が未熟なことがある<br>・皮下脂肪が少ない | ※導入期に準じる（→p.231） | ※導入期に準じる（→p.231） |
| ★☆☆ 環境を整える | | |
| ・体温調整が未熟のため、環境温で体温が左右されることがある<br>・環境により、睡眠が短くなることがある | ※導入期に準じる（→p.232） | ※導入期に準じる（→p.232） |

> **MEMO　母親の仕事復帰**
> 　現在の家族構成として、核家族が大多数を占めており、共働きで家計を支えていることが多い現状がある。育児休業は出生後から発生し、低出生体重児だと修正月齢6か月程度で復帰を迫られる。
> 　また、病院の退院自体が生後3か月程度はかかるため、退院後3か月程度で仕事復帰を考えなければならないということを理解しておく必要がある。その時期は、やっと生活が安定し、日中酸素を外せるかどうかという時期のため、母親の不安も大きくなる。

## 軽快期

### この時期は？
▶ 成長発達が著しく、できることが増えてくる。
▶ 体重も増え、集団生活が可能になってくる。

## 看護の目標

● 児の成長に伴い、肺の機能が常時酸素がなくても生活できる状態になり、保育園に入園すれば、母親は仕事復帰できる。

## 訪問時のアセスメントと看護ケア

優先度　★★★とても高い　★★☆やや高い　★☆☆高い

| アセスメント | 観察項目 | ケアのポイント |
|---|---|---|
| ★★★ 呼吸をする | | |
| ・風邪をひかなければ、酸素OFFになることもあるが、風邪をひいたときは、酸素が必要になることがある<br><br>〔3歳くらいまではお守りとして濃縮器は置いておいたほうがよい〕<br><br>・集団生活をしてみて、はじめて風邪をひく場合も少なくない | ・呼吸状態（エア入り、左右差、肺雑音の有無、SpO₂値、呼吸数、陥没呼吸の有無）<br>・在宅酸素療法の確実な投与がされているか | ・在宅酸素を安全に使用できるように支援する（使用方法の確認）<br>・在宅酸素を使用しながら、哺乳や入浴をしている場合は、カニューレ内のカビに注意することを説明する<br>・低酸素状態の観察方法を説明する<br>・感染を防ぐ<br>〔特に兄弟姉妹から感染しやすい〕<br>・風邪に罹患したときは、早めに医療機関に受診するよう説明する<br>〔風邪をひいて呼吸がつらそうなときは無理をせず、酸素を使うようにと伝える〕 |
| ★★★ 家族・社会とのつながりをもつ | | |
| ・保育園の慣らし保育で風邪がうつり長引く可能性がある | ・保育園にどの程度通園できているのか確認する<br>・保育園での様子 | ・慣らし保育中でも希望があれば、体調確認で訪問する |

| アセスメント | 観察項目 | ケアのポイント |
|---|---|---|
| **★★☆ 環境を整える** | | |
| ・活動範囲が広がり、けがをしないような配慮が必要 | ・手の届くところに危険がないか | ・目を離せない時期になるので、そばを離れるときは十分に気をつけるよう伝える |
| **★★☆ 食事をする** | | |
| ・歯の萌出と舌の動きをみながら離乳食を進めていく | ・離乳食の量と形状<br>児の状態と離乳食の形状が合っているか<br>・離乳食の回数<br>・哺乳回数と1回量 | ・食事介助をする<br>・食材や調理法など、母親と相談しながら決める<br>・保育園入園につなげられるように計画的かつ段階的に進める |
| **★★☆ 動く** | | |
| ・活動性が増してくる<br>・自分で遊びの幅を広げていく | ・成長発達の確認<br>・定頸<br>・寝返り<br>・お座り<br>・つかまり立ち<br>・ハイハイ<br>・歩行<br>・原始反射消失の有無<br>・未熟児網膜症や難聴がある場合は、視力や聴力の評価 | ・成長発達の確認 |
| **★★☆ 清潔を保つ** | | |
| ・代謝がよくなり、汗疹が出やすい | ・皮膚症状<br>・おむつ交換の頻度 | ・夜間の発汗が多いようなら、朝に軽くシャワーするなどして、皮膚を清潔に保つよう伝える |
| **★★☆ コミュニケーションをとる** | | |
| ・喃語を話せるようになる | ※安定期に準じる（→p.237） | ※安定期に準じる（→p.237） |
| **★☆☆ 体温を維持する** | | |
| ・活動的になってくると、筋肉もつき体温調整が可能になってくる | ※導入期に準じる（→p.231） | ※導入期に準じる（→p.231） |

軽快期

| アセスメント | 観察項目 | ケアのポイント |
|---|---|---|
| **★☆☆ 休息する** | | |
| ・夜間も1回程度しか起きなくなり、昼寝の時間は短くなる<br>・体力がついて、日中の活動不足があれば寝つきが悪いときがある | ・睡眠状態<br><br>兄弟姉妹がいるときでも眠れているか、夜間の覚醒回数 | ・母親の困りごとがあれば傾聴する |
| **★☆☆ 安全を保つ** | | |
| ・SIDS予防<br>・うつぶせ寝ができるようになったら、注意が必要（SIDSのリスクファクター） | ※導入期に準じる（→p.233） | ※導入期に準じる（→p.233） |
| **★☆☆ 排泄する** | | |
| ・活動的になり、腹筋がついてくると便秘が解消されやすい<br>・便秘傾向であれば、食材や水分を増やす | ・排便回数・量 | ・便秘時の食事を指導する |
| **★☆☆ QOLを維持する** | | |
| ・同級生との成長発達の差を感じる<br>・保育園に通園し、遊びのバリエーションが増えたり、同年代とのふれあいをもてたりする | ※導入期に準じる（→p.231） | ※導入期に準じる（→p.231） |

> **MEMO　母親の仕事復帰後の注意**
> 　母親が仕事に復帰する際は、復帰後の体制を確認しておく。
> 　保育園に通いはじめても、毎日続けていると疲れて、風邪をひきやすくなる。風邪をひいて、保育園に行けなくなると、フルタイムで働いている状態でも仕事を休まざるをえなくなる。正期産の子どもでも1年間は風邪をひきやすいが、低出生体重児はより、風邪をひいたときに長引きやすく、無理をすると重症化しやすい。

〈文献〉
1）N.R.C.Roberton：ロバートン新生児集中治療マニュアル．メディカ出版，大阪，1996．

# 在宅でのケアに役立つ資料

## 安楽のためのポジショニング

- 在宅では家庭のタオル、クッションなどを使ってポジショニングを工夫する。
- 褥瘡予防、肺痰、呼吸困難緩和のためにも行う。

### 仰臥位

- ベッドとの隙間ができないように肩の下や頸部にも枕を敷くと、筋緊張、関節がほぐれやすい。

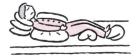

### 側臥位

- 枕を抱いてもらい、股関節と膝を共に屈曲させる。
- 左右の足をずらした形でタオルなどを使い安定させる。

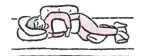

### ファーラー位

- 上体を30°～60°起こし、腰を屈曲する。上体を起こすとき、殿部がずれないこと。
- 起こした後、背抜きをする。

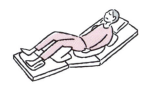

### 起座位・前屈位

- 強い呼吸困難時に行う。
- 肺うっ血改善、横隔膜の圧迫除去になる。

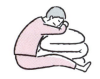

### 下肢挙上

- 血行低下時、下肢浮腫の改善時に行う。
- 血流を上半身へ戻す。

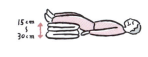

### 麻痺のある患者の良肢位(仰臥位)

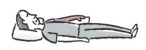

- 麻痺側上肢は少し高くする。
- 麻痺側足部が重いふとんで圧迫されないように注意する。
- 下肢が外旋しないように、大転子～大腿骨頸部の裏に丸めたタオルなどを入れるとよい。

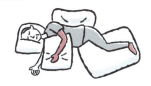

[麻痺側を上にする場合]
- 麻痺側の下肢をのせる枕は、膝から足部までのる大きさとする。
- 肩は肩甲骨を前方に引き出して枕にのせる。

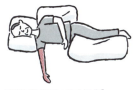

[麻痺側を下にする場合]
- 麻痺側の肩甲骨を前方に引き出す。

# 用手的呼吸・排痰介助

- 在宅では吸引器が手元にないこともあり、用手的呼吸・排痰介助が有用な場面が多い。
- 胸郭はバケツの取手と同じ動きをすることに注意しながら行う。

### 仰臥位

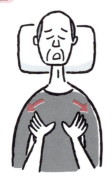  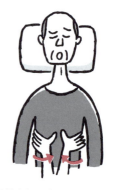

①鎖骨の下にハの字になるように両手を置く。
②呼気と共に胸郭の動きにあわせて手をスライドさせる。

**ポイント** 排痰させる場合には両手を左右に小刻みにゆすりながらスライドさせる

③肺下葉は腋窩から肋骨下縁に合わせて手をおく。
④呼気とともに胸郭の動きにあわせて手をスライドさせる。

**ポイント** 排痰させる場合には両手を左右に小刻みにゆすりながらスライドさせる

### 側臥位

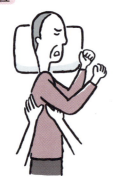  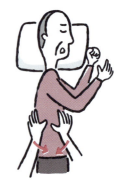

①腋窩と背部を挟むように手を置く。

②呼気と共に胸郭の動きにあわせて手をスライドさせる。

## クーリング

- 表在性の大きな動脈部位へ行う。
- アイスノンなどを使用する。
- 熱を発していても、悪寒戦慄のあるときは行わない。
- 家族にも貼付部位を指導する。

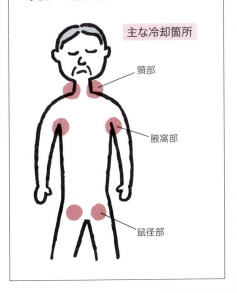

主な冷却箇所：頸部、腋窩部、鼠径部

## 便秘へのケア

- マッサージ、温熱刺激で副交感神経活性化を促す。
- 簡便で危険が少ないので、本人・家族も実施可能。

★腹部マッサージ

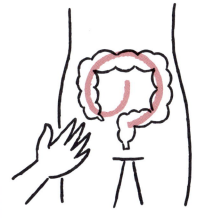

臍を中心に、腸の走行に沿って「の」の字を書くようにマッサージを行う。

★腰背部温罨法

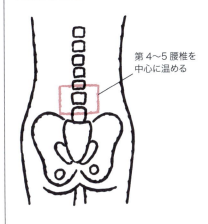

第4～5腰椎を中心に温める

★腹部・腰背部温罨法

在宅では、ぬれたタオルを耐熱ビニール袋に入れて、電子レンジで加熱するとよい。反応をみながら温度を調整する。

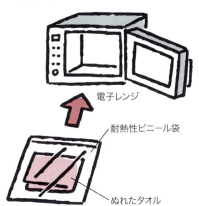

電子レンジ
耐熱性ビニール袋
ぬれたタオル

# 疾患別索引

## Ⅰ 大腸がん

**あ行**
- アロマセラピー 9
- 意識レベル 12
- 意思決定支援 22
- オピオイド 6, 21
- オピオイドスイッチング 14
- 温罨法 6

**か行**
- がん性腹水貯留 24
- 関節拘縮 11
- 緩和ケアチーム 5
- 胸水 26
- 緊急コール 28
- グリーフケア 3
- クーリング 11
- 傾眠 25
- 下血 2
- 血便 2
- 下痢 2
- 抗がん剤 10
- 向精神薬 8
- 呼吸困難感 26

**さ行**
- 在宅看取り 5, 23
- 在宅用点滴ポンプ 9
- 酸素療法 26
- 循環不良 24
- 症状コントロール 4
- 褥瘡 5
- 食欲不振 18
- 自律神経機能 7
- 睡眠環境 9
- スキンケア 25
- ストーマ 10
- スピリチュアルペイン 3, 16
- せん妄 27

**た行**
- 退院前カンファレンス 5
- 対症療法 26
- 多職種連携 5
- 弾性ストッキング 25
- 腸閉塞 2
- 鎮静 26
- 低栄養 18, 24
- 転移 2
- 転倒予防 8
- 疼痛コントロール 3
- 疼痛の評価 20
- 疼痛評価スケール 12

**は行**
- 排便コントロール 10
- ビリーブメントケア 30
- 貧血 2
- 腹水穿刺 24
- 浮腫 24
- 便秘 2, 10
- 補助療法 4

**や行**
- 薬物療法 26
- やせ 18
- 輸液 8, 28
- 抑うつ 10

**ら行**
- リンパ浮腫 24
- リンパマッサージ 25
- 冷罨法 6
- レスキュー・ドーズ 6

**略語**
- CVポート 9

## Ⅱ 脳卒中

**あ行**
- 安静臥床 35
- 意識障害 34
- 一過性脳虚血発作 35
- 溢流性便失禁 42
- 運動麻痺 34, 45
- 嚥下障害 35
- 嚥下評価 39

**か行**
- 合併症 35
- 感覚障害 34, 45
- 関節可動域 38, 46
- 関節拘縮 35
- 嵌入便 42
- 筋力低下 35
- 血圧 35
- 血圧降下薬 39
- 血栓予防薬 39
- 言語障害 43
- 構音障害 34, 43
- 高血圧 34
- 高血圧性脳出血 35
- 高脂血症 34
- 誤嚥性肺炎 40, 46

**さ行**
- 再梗塞 46
- 再発予防 39
- サルコペニア 47
- 失語 34, 43
- 循環障害 39
- 食事摂取困難 39
- 褥瘡 35
- 自律神経機能 39
- 心房細動 34
- 生活機能障害 34
- 精神障害 35
- 摂食嚥下リハビリテーション 39

**た行**
- 脱水 39, 46
- 知覚低下 35
- 低栄養 39
- 糖尿病 34
- 徒手筋力テスト 38

**な行**
- 尿路感染 42
- 脳梗塞 34
- 脳出血 35

**は行**
- 肺炎予防 36
- 排尿障害 42
- 廃用症候群 35
- 半側空間無視 48
- 皮膚障害 54
- 便秘 42
- ポジショニング 38

**ま行**
- 麻痺 40
- めまい 34

**ら行**
- リハビリテーション 33, 53
- リハビリテーション看護 34
- 良肢位 38

## Ⅲ 慢性心不全

**あ行**
- 息切れ 69, 74
- 意識レベル 78
- 右心不全 62
- うっ血 62
- うつ状態 66
- 塩分・水分制限 68, 71

**か行**
- 喀痰 69
- 活動制限 70
- 感染 66, 69, 71
- 感冒症状 67
- 血圧 66, 69
- 口渇 68
- 口腔ケア 69
- 高体温 69
- 呼吸困難 69

**さ行**
- 左心不全 62
- 循環不全 77

| | | | | | | |
|---|---|---|---|---|---|---|
| 心機能 | 62 | さ行 | | 拒食 | 118 | |
| 心拍出量 | 62 | 在宅酸素療法 | 84, 90 | 拒否 | 121 | |
| 心負荷 | 65, 69 | 酸素濃縮器 | 91 | 言語的コミュニケーション | 111 | |
| 心予備能 | 64 | 酸素マスク | 95 | 口腔ケア | 121 | |
| スピリチュアルペイン | 75 | 酸素流量 | 86, 94 | 高血圧 | 119 | |
| 喘鳴 | 69 | 酸素療法 | 84 | 抗血栓薬 | 115 | |
| **た行** | | スキンケア | 87 | 行動・心理症状 | 103 | |
| 体重測定 | 66 | 摂食障害 | 80 | 興奮 | 117 | |
| タンパク質摂取 | 71 | 全身性炎症 | 80 | 誤嚥 | 126 | |
| チアノーゼ | 69 | 足浴 | 87 | **さ行** | | |
| 低栄養 | 71 | **た行** | | 室温調整 | 108 | |
| 低体温 | 69 | 体位ドレナージ | 86 | 終末期 | 124 | |
| 転倒予防 | 68 | 痰 | 86 | 食事制限 | 119 | |
| **な行** | | チアノーゼ | 87 | 食事欲求 | 118 | |
| 入浴 | 69 | 低酸素血症 | 80 | 褥瘡 | 127 | |
| 尿量減少 | 69 | **な行** | | 人工的栄養・水分補給 | 103 | |
| **は行** | | 二酸化炭素血症 | 80 | 水分摂取 | 108 | |
| 肺うっ血 | 63 | 入浴 | 94 | 睡眠 | 113 | |
| 肺炎症状 | 67 | **は行** | | スキンシップ | 122 | |
| 肥満 | 66 | 肺音 | 88 | 清潔行動 | 121 | |
| 頻尿 | 69 | 肺性心 | 80, 88 | 摂食行動 | 119 | |
| 福祉用具 | 68 | 排痰ケア | 86 | **た行** | | |
| 服薬 | 67 | ばち指 | 87 | タッチング | 122 | |
| 浮腫 | 67, 72 | ハフィング | 86, 89 | 窒息 | 120 | |
| 便秘 | 69 | ヒュー・ジョーンズの分類 | 89 | 中核症状 | 103 | |
| 膀胱炎症状 | 67 | 浮腫 | 87 | 転倒・転落予防 | 115 | |
| **ま行** | | 便秘 | 87 | 糖尿病 | 119 | |
| 末梢冷感 | 77 | ポジショニング | 99 | **な行** | | |
| | | 保湿 | 87 | 入浴 | 121 | |
| **Ⅳ COPD** | | **や・ら行** | | 認知機能障害 | 103 | |
| | | 用手的排痰法 | 96 | 認知症の経過 | 104 | |
| **あ行** | | 予防接種 | 88 | **は行** | | |
| 栄養障害 | 80 | るいそう | 80 | 徘徊 | 115 | |
| 液性免疫 | 88 | **略語** | | 廃用症候群 | 130 | |
| **か行** | | $CO_2$ナルコーシス | 87 | 被害妄想 | 106 | |
| 咳嗽 | 80 | HOT | 84 | 非言語的コミュニケーション | | |
| 喀痰 | 80 | | | | 111 | |
| 活動制限 | 80 | **Ⅴ 認知症** | | 皮膚トラブル | 127 | |
| 感染予防 | 88 | | | 不穏 | 120 | |
| 喫煙 | 85 | **あ行** | | 服薬管理 | 108 | |
| ギャッジアップ | 99 | アロマセラピー | 125 | 不潔な行為 | 121 | |
| 急性増悪 | 88 | 意思決定 | 125 | ポジショニング | 130 | |
| 吸入 | 86 | 異食 | 118 | **ま行** | | |
| 禁煙 | 84 | 栄養状態 | 118 | マッサージ | 125 | |
| 筋力低下 | 80 | 嚥下障害 | 119 | 看取り | 125 | |
| 口すぼめ呼吸 | 89 | 嚥下体操 | 119 | 物盗られ妄想 | 117 | |
| 頸静脈怒張 | 87 | 温電法 | 125 | **や・ら行** | | |
| 経皮的酸素飽和度 | 80, 94 | **か行** | | 抑うつ | 110 | |
| 高カロリー栄養剤 | 86 | 介護負担 | 127 | リハビリテーション | 119 | |
| 呼吸機能障害 | 81 | 家事 | 113 | 臨死期 | 132 | |
| 呼吸困難感 | 80 | 過食 | 118 | レクリエーション | 113 | |
| 呼吸不全 | 81 | 関節拘縮 | 130 | **略語** | | |
| 呼吸補助筋 | 80 | 緩和ケア | 124 | BPSD | 103 | |
| 骨格筋機能障害 | 80 | 基礎疾患 | 107 | | | |

245

## Ⅵ 統合失調症

**あ行**
- アカシジア　150
- 飲水　153
- うつ熱　144
- 温罨法　142

**か行**
- 過飲水　142, 153
- 活動性　155
- 起立性低血圧　145
- 筋力低下　155
- 幻覚　134
- 幻視　134
- 倦怠感　148
- 幻聴　134
- 更衣　145
- 抗精神病薬　137
- 誤嚥性肺炎　144
- 呼吸器疾患合併　144

**さ行**
- 自我障害　134
- 思考障害　134
- 脂質異常　144
- ジストニア　150
- 失禁　155
- 褥瘡　155
- 身体合併症　150
- 錐体外路症状　145
- 清潔行動　149
- 精神機能の障害　134
- 整容　149
- セルフケア自立　137
- 相談支援専門員　139

**た行**
- 体重管理　144
- 脱水　144
- 中途覚醒　148
- 昼夜逆転　142
- 糖代謝異常　144

**な行**
- 入眠困難　148

**は行**
- パーキンソニズム　150
- 被毒妄想　142
- 肥満　144
- 病識　138
- 副作用　137, 144
- 腹部マッサージ　142
- 服薬アドヒアランス　141
- 服薬支援　137
- 不眠　142

**ま行**
- 脈拍　144

- 妄想　134

**や行**
- 夜間のトイレ　145
- 薬物調整　153

## Ⅶ ALS

**あ行**
- 意思決定　159
- 意思決定支援　166
- 医療的処置　166
- 胃瘻造設　158
- 運動ニューロン　158
- 嚥下障害　158
- 嚥下状況　163
- 温罨法　164

**か行**
- 外出支援　173
- 眼球運動障害　171
- 患者会　171
- 関節可動域訓練　174
- 気管切開　158
- 気道浄化　163, 170
- 気道粘液除去装置　170
- 吸引　170
- 球麻痺症状　163
- 筋力低下　158
- 口文字　165
- 車椅子　173
- 構音障害　158
- 口腔ケア　170
- 呼吸筋麻痺　158
- 呼吸困難　158, 163
- 呼吸理学療法　170
- コミュニケーション支援機器　167

**さ行**
- 災害への備え　170
- 酸素消費量　176
- 残存機能　158
- 舌の動き　163
- 人工呼吸器　158
- 随意運動　158
- 生活障害　160

**た行**
- 体位変換　174
- 退院前カンファレンス　160
- 転倒予防　162
- トイレ　164

**は行**
- 排痰　170
- バギング　170
- 発語　165
- 発熱　168

- 非侵襲的陽圧換気　163
- 皮膚トラブル　164
- 腹部マッサージ　164
- 便秘　164
- 膀胱炎　167
- ポジショニング　174

**ま・や・ら行**
- 文字盤　165
- 薬物療法　175
- 用手換気　170
- 冷罨法　165

**略語**
- NPPV　163

## Ⅷ パーキンソン病

**あ行**
- アカシジア　179
- アドヒアランス　188
- 安静時振戦　178
- 意欲低下　183
- 胃瘻　189
- うつ　178
- 運動障害　179, 194
- 運動症状　178
- 運動療法　179
- 栄養障害　184
- 嚥下障害　179

**か行**
- 覚醒障害　186
- 合併症　179
- 寡動　182
- 緩和ケア　200
- 気管支拡張薬　200
- 吸引　200
- 筋強剛　178
- 車椅子　183
- 頸部のこわばり　181
- 構音障害　179, 181
- 抗精神病薬　179
- 誤嚥　184
- 誤嚥性肺炎　188
- 呼吸介助　200
- 呼吸訓練　188
- 孤立化　187

**さ行**
- 在宅酸素療法　200
- 残存機能　182
- 自助具　183
- ジスキネジア　179
- ジストニア　179
- 姿勢反射障害　178
- 重症度分類　179
- 終末期　198

| | | |
|---|---|---|
| 食具 | 183 | |
| 食事 | 184 | |
| 褥瘡 | 179, 197 | |
| 自律神経障害 | 178, 184 | |
| 振戦 | 182 | |
| 随意運動障害 | 196 | |
| 錐体外路症状 | 179 | |
| 睡眠障害 | 178, 186 | |
| 精神障害 | 194 | |
| 摂食嚥下リハビリテーション | 184 | |
| セルフケア能力 | 188 | |
| 前傾姿勢 | 188 | |

**た行**
| | |
|---|---|
| 体圧分散 | 197 |
| 多系統変性疾患 | 178 |
| 手のふるえ | 181 |
| 動作緩慢 | 181 |
| 特定疾患医療費助成制度 | 189 |
| ドパミン補充薬 | 189 |

**な行**
| | |
|---|---|
| 認知機能の低下 | 187 |
| 認知症 | 178 |

**は行**
| | |
|---|---|
| 肺炎 | 179 |
| 排痰 | 188, 200 |
| 排尿障害 | 184 |
| 排便習慣 | 184 |
| 廃用症候群 | 183 |
| パーキニズム | 179 |
| 発汗障害 | 188 |
| 非運動症状 | 178 |
| 非侵襲的陽圧換気 | 200 |
| 副作用 | 179, 184 |
| 便秘 | 184 |
| 包括的リハビリテーション | 200 |
| 歩行障害 | 181 |
| ボディイメージの変化 | 183 |

**ま行**
| | |
|---|---|
| マッサージ | 200 |
| 無動 | 178 |

**や・ら行**
| | |
|---|---|
| 薬物療法 | 179 |
| 抑うつ | 187 |
| 流涎 | 187 |

**略語**
| | |
|---|---|
| NPPV | 200 |

## Ⅸ　小児の脳性麻痺

**あ行**
| | |
|---|---|
| 胃食道逆流 | 208 |
| 医療依存度 | 221 |
| 医療機器 | 207 |
| 医療制度 | 207 |
| 胃瘻 | 202, 207 |
| 運動野 | 202 |
| 温罨法 | 212 |

**か行**
| | |
|---|---|
| 回路トラブル | 224 |
| 家族の医療行為 | 207 |
| カニューレ閉塞 | 220 |
| 換気障害 | 202 |
| 関節可動域 | 212 |
| 感染 | 202 |
| 気管切開 | 202 |
| 筋緊張 | 208 |
| けいれん | 202, 208 |
| 言語障害 | 202 |
| 抗けいれん薬 | 209 |
| 拘縮予防 | 212 |
| 喉頭分離術 | 215 |
| 誤嚥性肺炎 | 208 |
| 呼吸器の選択 | 202 |
| 呼吸不全 | 202 |
| 呼吸リハビリテーション | 220 |

**さ行**
| | |
|---|---|
| 視覚障害 | 202 |
| 室内環境 | 207 |
| 自動運動 | 213 |
| 食事介助 | 209 |
| 褥瘡 | 218 |
| ストレッチ | 212 |
| 摂食困難 | 209 |
| 相談支援専門員 | 204 |
| 側彎 | 207 |

**た行**
| | |
|---|---|
| 多職種連携 | 207 |
| 痰 | 207 |
| 知的障害 | 202, 210 |
| 聴覚障害 | 202 |
| 低栄養 | 218 |
| てんかん | 202 |

**な行**
| | |
|---|---|
| 入浴 | 210 |
| 濃縮尿 | 217 |

**は行**
| | |
|---|---|
| 肺炎 | 214 |
| 排痰 | 207 |
| 非言語的コミュニケーション | 210, 213 |
| 福祉用具 | 210 |
| 腹部マッサージ | 212 |
| 便秘 | 217 |
| 扁平胸郭 | 208 |

**ま行**
| | |
|---|---|
| マッサージ | 212 |
| 末梢冷感 | 212 |

## Ⅹ　超低出生体重児

**あ行**
| | |
|---|---|
| うつぶせ寝 | 240 |
| おむつ交換 | 233, 236 |

**か行**
| | |
|---|---|
| 汗疹 | 231 |
| 原始反射 | 235 |
| 呼吸器感染症 | 226 |
| 呼吸状態 | 234 |

**さ行**
| | |
|---|---|
| 在宅酸素療法 | 230 |
| 重症心身障害児 | 226 |
| 授乳 | 233 |
| 循環障害 | 231 |
| 視力 | 235 |
| 成長発達 | 233 |

**た行**
| | |
|---|---|
| 退院前カンファレンス | 229 |
| 体温調整 | 231 |
| 体重 | 235 |
| 注意欠陥・多動性障害 | 227 |
| 聴力 | 235 |
| 啼泣 | 231, 237 |
| 低酸素状態 | 230 |
| 低体温 | 231 |
| 低酸素性虚血性脳症 | 226 |

**な行**
| | |
|---|---|
| 喃語 | 237 |
| 難聴 | 226, 235 |
| 乳幼児突然死症候群 | 233 |
| 脳室周囲白質軟化症 | 226 |
| 脳出血 | 232 |

**は行**
| | |
|---|---|
| 肺炎 | 230 |
| 排便コントロール | 236 |
| 皮膚症状 | 231, 236 |
| 腹部症状 | 236 |
| 保育園 | 236, 238 |
| 哺乳 | 227, 235 |

**ま行**
| | |
|---|---|
| 末梢冷感 | 231 |
| 慢性肺疾患 | 226 |
| 未熟児網膜症 | 226, 235 |
| ミルク量 | 230 |
| 気管支炎 | 230 |

**や・ら行**
| | |
|---|---|
| 予防接種 | 233 |
| 離乳食 | 235 |

**略語**
| | |
|---|---|
| ADHD | 227 |
| HIE | 226 |
| PVL | 226 |
| SIDS | 233 |

装丁：糟谷一穂
本文デザイン：糟谷一穂
カバー・本文イラスト：橋本 豊
DTP制作：広研印刷

# 生命と生活をどう守る？
## 疾患別 在宅看護ポイントブック

2016年11月2日　第1版第1刷発行

編　著　山岡　栄里
発行者　有賀　洋文
発行所　株式会社 照林社
　　　　〒112-0002
　　　　東京都文京区小石川2丁目3-23
　　　　電話　03-3815-4921（編集）
　　　　　　　03-5689-7377（営業）
　　　　http://www.shorinsha.co.jp/
印刷所　共同印刷株式会社

●本書に掲載された著作物（記事・写真・イラスト等）の翻訳・複写・転載・データベースへの取り込み、および送信に関する許諾権は、照林社が保有します。
●本書の無断複写は、著作権法上での例外を除き禁じられています。本書を複写される場合は、事前に許諾を受けてください。また、本書をスキャンしてPDF化するなどの電子化は、私的使用に限り著作権法上認められていますが、代行業者等の第三者による電子データ化および書籍化は、いかなる場合も認められていません。
●万一、落丁・乱丁などの不良品がございましたら、「制作部」あてにお送りください。送料小社負担にて良品とお取り替えいたします（制作部 ☎0120-87-1174）。

検印省略（定価はカバーに表示してあります）
ISBN978-4-7965-2391-2
©Eri Yamaoka/2016/Printed in Japan